中医特色慢病管理

主 编 池晓玲

全国百佳图书出版单位
中国中医药出版社
·北京·

图书在版编目（CIP）数据

中医特色慢病管理 . 池晓玲主编 . — 北京 : 中国
中医药出版社，2021.10
ISBN 978-7-5132-7150-9

Ⅰ . ①中…　Ⅱ . ①池…　Ⅲ . ①慢性病－中医治疗法
Ⅳ . ① R242

中国版本图书馆 CIP 数据核字（2021）第 173487 号

中国中医药出版社出版

北京经济技术开发区科创十三街 31 号院二区 8 号楼
邮政编码　100176
传真　010-64405721
山东临沂新华印刷物流集团有限责任公司印刷
各地新华书店经销

开本 710×1000　1/16　印张 22.25　字数 316 千字
2021 年 10 月第 1 版　2021 年 10 月第 1 次印刷
书号　ISBN 978-7-5132-7150-9

定价　98.00 元
网址　www.cptcm.com

服 务 热 线　010-64405510
购 书 热 线　010-89535836
维 权 打 假　010-64405753

微信服务号　zgzyycbs
微商城网址　https://kdt.im/LIdUGr
官 方 微 博　http://e.weibo.com/cptcm
天猫旗舰店网址　https://zgzyycbs.tmall.com

如有印装质量问题请与本社出版部联系（010-64405510）

中医特色慢病管理
编 委 会

主　编　池晓玲

副主编　张朝臻　黎　胜

编　委　谢玉宝　萧焕明　施梅姐

　　　　蔡高术　赵朋涛　邓燕妹

　　　　黄健华　林姗姗　罗利娟

吕　序

中医药正在迎来百花盛开、蓬勃发展的春天。

近年来，以习近平同志为核心的党中央强调，中医药是中华民族的瑰宝，把中医药工作摆在了重要且突出的位置。2016 年 2 月，国务院印发了《中医药发展战略规划纲要（2016—2030 年）》，把发展中医药上升为国家战略。2019 年 10 月，全国中医药大会传达学习了习近平总书记关于中医药的重要指示，指示强调："要遵循中医药发展规律，传承精华，守正创新。"此前不久，中共中央、国务院颁发了《关于促进中医药传承创新发展的意见》。2021 年 1 月，国务院办公厅又印发了《关于加快中医药特色发展的若干政策措施》。这些都彰显了党中央、国务院对中医药事业的高度重视。

中医药学是一个宝库，有着取之不尽的宝贵经验和文明成果。对急性病来说是如此。从古至今，在无数次瘟疫流行的时候，中医药一次又一次地护佑着中华民族的根。2003 年，在"非典"爆发时，中医药是我们对付SARS 的武器；面对 2019 年年末出现的新冠肺炎，中医药又一次成为了我们抗击疫情的利器。

对慢性病来说更是如此。不论古代的"风痨臌膈"，还是现代的高血压、糖尿病、心脏病、慢性传染性疾病，中医药人用渊博、深沉和慈爱，为世人打开一扇扇治疗的窗，创造出数不尽的神奇疗效。

如今，新时代对中医药有了新的需求，慢病管理事业的发展尤其需要中医药，中医药依然让我们充满自信，充满希望。

中医理论中的天人相应生态观、形神合一生命观、五脏为枢整体观、

1

邪正相争发病观、以平为期治疗观、未病先防养生观等，已经将诊断、治疗、预防、保健、养生、康复的全套药物和非药物疗法加以囊括，此乃慢病管理的雏形。纵观中医药学的发展史，虽然经过几千年的洗礼，但是因为其核心理论的正确性，在现代社会依然有着重要价值及强大生命力。

然而，在汲取中医药学养分的时候，作为新一代的中医药人，我们也不曾忘记，"守正"需要"创新"，才能使中医药学这棵大树长青，使更多的中医药后继者得到荫庇和成长。因此，长期以来，广东省中医院始终将"充分发挥中医药特色与优势，提高中医药临床疗效"作为发展的主旋律，探索中医药在预防保健领域的优势，成立了全国第一家"治未病中心""中医慢病管理中心"，并逐步形成了未病、欲病、慢病三个层次的中医"治未病"服务体系。

其中，肝病慢病管理中心由池晓玲教授带领的团队负责。池晓玲教授为岭南名医、广东省名中医、广东省中医院肝病科学术带头人，从事中医肝病临床及教学工作近40年。她提出并推广实施肝病多维立体系列疗法体系，体系中之慢病管理系列具有鲜明的中医特色，临床实践取得良好效果，深受同行认可，并吸引了大批中医同道参观交流、进修学习。

本书为其中医特色慢病管理思想、慢病管理实践的心得，相信能为各位读者带来耳目一新的感觉，更相信能为全国慢病管理事业带来启示。

吕玉波

2021 年 8 月 20 日

叶　序

———————————————————————————————

　　"传承精华，守正创新"是习近平总书记对中医药工作做出的重要指示。在这一新的历史时期，中医药学的临床实践也正在经历着积极的变革和蓬勃的发展。新冠疫情让我们清楚地看到，这个世界并没有完美无缺的医学；同时，这场疫情也再次证明了中国医疗体系的优越性，再次证明了中医药在中国医疗体系架构中的不可替代性。自古"大疫出大医"，在这场疫情中，中医药经受了实践的考验。在未来护佑中华民族甚至世界各民族人民的道路上，中医人仍然重任在肩。在科学技术快速发展的今天，如何在坚持中医理论内核的前提下，借助现代科技手段，实现自身快速发展，将是中医药学能否从根本上实现自强的决定性因素。借助现代科学手段不断认识、阐释中医药学的理论内涵，是摆在当代中医药人面前的一项重要任务，更是实现中医药走向世界的历史使命。

　　我与池晓玲教授合作进行临床研究十余载，历经国家"十一五""十二五""十三五"等科技重大专项研究。重大专项承载了国家在关键领域的核心战略需求，不仅是科研课题，更是国家使命。因此，这些项目往往时间紧、任务重、责任大。池晓玲教授带领的团队不论在牵头还是在参与这些项目的过程中，都显示出了能啃硬骨头、能打攻坚战的精神。

　　"十二五"期间，在广东省中医院的支持下，池晓玲教授成立了全国首个中医特色肝病慢病管理门诊，将中医特色慢病管理进一步融入临床科研。这一举措明显提高了临床科研管理成效：首先是中医特色慢病管理革新了医患互动模式；其次，强调"身心同治"的理念，健康教育结合心理疏导，对于建立医患互信、提高患者依从性有很大帮助；第三，中医特色慢病管理能够为临床科研的开展提供大量病源及宝贵数据。据了解，中医特色慢病管理的介入为国家"十二五"科技重大专项项目获得良好的受试者依从性提供了关键支持，并形成了很好的示范效应。基于这一成功经验，池教授团队牵头了国家"十三五"中医药防治重大传染病专项领域首个肝病中医特色慢病管理课题——中医阻断慢性乙型肝炎轻症肝纤维化的特色慢病管理研究。目前这项纳入全国 11 个分中心的研究已进入收官阶段。从中期结果来看，这一研究模式能够发挥中医药治疗的特色优势，在提高受试者依从性、阻断慢性乙型肝炎轻症肝纤维化方面发挥了重要作用。而本书的出版，既是池晓玲教授及其团队数十年对中医特色慢病管理思考、探索、实践的成果，也是他们牵头的国家"十三五"科技重大专项项目的成果之一。

《中医特色慢病管理》一书是池晓玲教授团队多年来对中医特色慢病管理的思考、探索、实践、心得之集成。是书从探索中医特色慢病管理的缘起讲起，从中医哲学、中医学的生命观到建立全方位全生命周期诊疗模式切入主题，探讨如何结合中医特色发挥其"预测、预防、康复、养生、保健"的作用；附录中的"中医特色慢病管理方案示例"分别以慢性乙型肝炎、肝硬化、脂肪肝、自身免疫性肝炎等病例为代表，详细介绍了针对不同病种、不同年运、不同季节的个体化、专科化中医特色慢病管理方案。作者基于十余年的实践经验，分享了从医多年的心得体会，回顾并展望了中医特色慢病管理对临床、科研、教学、人才培养等方面的积极意义。

本书不仅展示了池晓玲教授基于长期实践对于防治重大传染病的思考，也能为开展各个疾病领域的慢病管理提供借鉴和启发。相信本书的出版，将对提高临床疗效、提高科研管理成效大有裨益。

国家重大传染病防治专项"十一五"至"十三五"
慢性乙型肝炎课题首席专家
北京中医药大学东直门医院教授　博士生导师

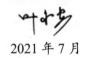

2021 年 7 月

杨　序

党的十八大以来，以习近平同志为核心的党中央把以人民为中心、维护人民健康摆在更加突出的位置，做出一系列实施健康中国战略的决策部署。

建设健康中国，慢病管理是关键。《"健康中国 2030"规划纲要》提出了"实施慢性病综合防控战略"的任务要求，明确了降低"重大慢性病过早死亡率"的目标。我国心脑血管疾病、癌症、呼吸系统疾病、糖尿病等慢性病的发病率呈现逐年上升趋势，慢性病已成为严重威胁民众健康和生命质量的重大公共卫生问题。

建设健康中国，中医药优势独特。《中国防治慢性病中长期规划（2017—2025 年）》提出要"发挥中医药在慢性病防治中的优势和作用"。中医药学在由"治病"向"健康"理念转型中具有先天优势。首先，健康中国战略强调个人是健康第一责任人，而对于个人及家庭而言，中医养生保健技术方法可及、可用、可靠，方便开展自助式中医健康干预。其次，中医药强调"治未病"，而慢性病与日常生活习惯密切相关，中医药在养生、保健等方面具有传统优势，对于减少诱发慢性病因素、有效预防和控制慢性病的发生和发展有着重要作用。

然而，如何将慢病管理与中医药结合一直是中医药学界在努力探索和完善的问题，池晓玲教授是业内将慢病管理与中医药完美结合的佼佼者。

20 世纪 90 年代，池晓玲教授在西安跟师于我。她热爱中医事业，热衷于中国传统文化，在此后数十年的临床、科研、教学工作中，逐渐成为享誉国内的肝病中医名家。她是广东省中医院肝病科主任，广东省名中医，全国老中医药专家学术经验继承人，中医哲学访问学者，国家

"十一五""十二五"中医重点肝病专科学术带头人及项目负责人，国家中医肝病重点专科协作组组长之一，国家中医药管理局二级实验室"中医肝病免疫实验室"主任，广东省保健协会首席专家顾问，兼任世界中医药学会联合会肝病专业委员会副主任委员、世界中医药学会联合会方药量效专业委员会副主任委员、中华中医药学会肝胆病分会副主任委员等职。几十年来，她坚持从中国传统文化中汲取营养，擅长运用中国古代哲学思想指导临床诊疗，提出并实施多维立体系列疗法体系治疗肝病，疗效显著，而中医特色慢病管理是其肝病多维立体系列疗法体系中的重要一环。

在本书中，作者不仅分享了多年来对中医特色慢病管理的探索、实践、心得等，更难能可贵的是，毫无保留地为读者展示了他们团队慢病管理的全过程及针对不同病种、不同体质、不同季节的中医特色慢病管理方案。通过对全书的浏览，可清晰地了解其中医特色之所在：首先在于"个性化"，根据中医学"因时制宜"原则，制订针对不同季节的慢病管理方案，按照节气、季节等进行随访；根据"因人制宜"原则，结合五形人体质及中医九种体质，制订针对不同体质的慢病管理方案。其次在于"全方位全生命周期"，根据中医学"治未病"理论，构建"未病先防""已病防变""病后防复"的全方位全生命周期的慢病管理方案。第三在于"系列性"，《黄帝内经》提出"杂合以治"的治疗思想，本书作者在慢病患者常规建档评估、随访的基础上，将中医运气学、治未病学、中医体质学、中医养生学、中医康复学等多学科思想融入慢病管理之中，形成了集预测、预防、治疗、康复、保健于一体的中医特色慢病管理体系。

是书既成，为杏林幸事，更为中医肝病学术界之大事，乐为之序。

首届全国名中医

黄元御长安学术流派首席专家

西安市中医医院名誉院长

杨震

2021 年 6 月

前　言

　　慢性疾病（简称慢病）是指一种长期存在的疾病状态，临床常表现为进行性的组织器官结构的病理改变或功能异常，其特点是起病隐匿、病因复杂、病程长，疾病后期的致死率、致残率高。越来越多的证据表明，慢病与不良生活方式密切相关。因此，国家卫生行政管理部门强调，积极构建符合我国人民健康需求的慢病管理模式。慢病管理应时而兴。

　　慢病管理的历史或许并不长，但疾病预防、疾病管理思想的历史却源远流长。在我国浩瀚的中医学文献中，可以很容易地发现疾病管理的思想火花。如《周易·系辞》曰："君子安其身而后动，易其心而后语，定其交而后求。君子修此三者，故全也。"蕴含了调节情绪以防病的思想。《礼记·缁衣》说："心以体全，亦以体伤。"蕴含了养护、管理形体对精神状态的积极作用。《吕氏春秋·达郁》提出："精气，欲其行也……病之留、恶之生也，精气郁也。"明确了疾病产生的原因，提出的管理之法是使精气、血脉通利流畅为佳。古代医学名著《黄帝内经》更是将疾病预防管理思想推到一个新高度："圣人不治已病治未病，不治已乱治未乱，此之谓也。夫病已成而后药之，乱已成而后治之，譬犹渴而穿井，斗而铸锥，不亦晚乎。"其思想已经包含了健康风险评估和控制。

　　虽然现代医学慢病管理模式在不断变革和改进以更适合病人的个体需求，然而由于其自身的因素，针对病因的单一对抗预防措施远远不能满足疾病预防和养生保健的需求。随着社会的发展，生活节奏加快、工作压力增大、不合理膳食增多等因素使人类的生活方式发生改变，导致诸多慢性疾病如慢性肝炎、高血压、心脑血管疾病、糖尿病等对人体健康的影响越来越明显。与此同时，环境污染导致的生态环境的变化，对健康正在产生严重影响。全球化、城市化、人口流动加剧带来的种种客观压力，也导致人们经常处于应激状态、亚健康状态和精神空虚状态，也影响了慢性疾病的康复。

以上这些都给疾病的防控带来了新的挑战。我们国家在如此严峻的形势下，推广中医"治未病"理论，发挥其疾病防控的作用，就有了新的时代意义。

中医几千年来积累的丰富内容和手段、历代医家积累的临床宝贵经验、中医学经典理论和古今医案的证据，为实现现代中医慢病管理模式的建立提供了方法上的可能性。《中医药创新发展规划纲要（2006—2020年）》中提出，要"注重发挥中医药在临床治疗、预防保健、养生康复等方面的优势和特点，为拓展服务领域、提升防治能力和学术水平服务"，同时将"养生保健与疾病预防方法"和"个体化诊疗方案及其评价方法"的研究列为优先发展领域。而《中医药发展战略规划纲要（2016—2030年）》提出，到2020年，实现人人基本享有中医药服务。推广"治未病"理念作为普及中医药服务的重要途径，被寄予厚望。

然而，无论当前现代医学慢病管理模式，抑或中医慢病管理模式，涵括的内容主要是慢病高危因素的管理、常见症状的管理、常见检查的管理、常用药物的管理、生活方式的管理以及管理效果的评价等，未能完全满足慢病管理"对患者个人或者患者群相关疾病的各种健康危险因素进行监测、分析、评估、预测并进行计划、预防和控制、并有效地利用有限的卫生资源来满足健康需求以达到最大的健康效果"的核心要求。

我们在长期临床及慢病管理实践中，体会到慢病管理模式应该更加强调全程化，并根据社会和患者的需求而不断变革和改善，以更科学和有效的方式为慢病患者提供服务，并提出了"肝病多维立体系列疗法体系之慢病管理系列"。

"肝病多维立体系列疗法体系之慢病管理系列"立足于中国传统文化的时空角度，充分继承了中医学的天人合一、天人相应思想，强调人与自然的统一、人与社会的统一及五脏六腑的整体相关，同时充分吸收并融合了现代科学技术的最新研究成果，提升了关于自然生命、人体健康、疾病的认识及应对方法，建立了以辨证论治为主导的、覆盖全生命周期的、融"预测、预防、治疗、康复、保健"为一体的疾病诊疗模式，将人置于天地之间，置于时空之中，进行辨治与管理。

其中，五运六气学说是"慢病管理系列"实现"预测""预防"等的主要指导思想。针对每年的运气特点，结合患者体质、病情特点等，探求病因、病位、病性及病势，辨别时运、体质、证候，对患者未来一年的情况进行预测，并给予相应的预防措施。而针对性制订防治结合、管治结合、治养结合的个体化慢性肝病中医特色慢病管理方案，是"慢病管理系列"发挥"治疗""康复""保健"等作用的主要手段。通过中医学的五形人、九种体质判定，对患者进行体质辨识，并针对不同的体质情况，给予情志、饮食、运动、生活起居等方面的建议及调整方案，进而采用中医"话疗"形式，对患者进行中医健康理念疏导、健康教育等亦宣亦治的医学干预。"慢病管理系列"从时空的角度出发，揭示了生命的整体性、动态性、开放性、自相似性、自组织性的本质，与现代医学相比，能更好地体现全方位全生命周期的诊疗模式。

本书将详尽论述"肝病多维立体系列疗法体系"的慢病管理系列部分，以冀为广大医学同行、营养师、医学生，甚至患者朋友在疾病管理的道路上，提供一种新的思路，并起抛砖引玉之作用，共同促进中医慢病管理事业的发展。

编写说明

随着社会经济的发展和人民生活方式的改变，尤其是人口老龄化社会的到来，慢病对健康的影响日益突出，已经成为危害中国居民健康的头号公共卫生问题。为此，《国民经济和社会发展第十三个五年规划纲要》和《"健康中国 2030"规划纲要》均提出了"实施慢性病综合防控战略"的任务要求。近年来，中医药迎来高速发展的春天，尤其是对中医诊疗特色的挖掘得到了前所未有的重视，《中国防治慢性病中长期规划（2017—2025年）》更是提出要"发挥中医药在慢性病防治中的优势和作用"。

实际上，以本书主编池晓玲教授为首的医疗团队，在 20 世纪 90 年代即开始关注、探索慢病管理及中医特色元素介入的可能性。2007 年开始在广东省中医院建立和完善慢性肝病中医特色慢病管理体系，2012 年成立全国首个中医特色肝病慢病管理门诊，将慢病管理进一步融入临床治疗与科研中，提高了临床疗效与科研管理成效。发展至今，已连续 10 余年更新慢性肝病中医特色慢病管理方案 40 余版，目前已形成了成熟、完善、专科化的慢性肝病中医特色慢病管理方案。近年来，日益频繁、深入而广泛的中医特色慢病管理学术交流活动，也为本书的编写提供了充分的准备和良好的机遇。

本书突出慢病管理的中医特色，具有系统性和实践性，在系统介绍中医特色慢病管理的基础上，重点论述了中医特色慢病管理在慢性肝病方面的应用。

首先，本书从探索中医特色慢病管理的"缘起"讲起。中医特色慢病管理基于中医哲学指导及中医学对生命的认识，是全方位全生命周期诊疗模式的关键一环，有鲜明的特色与独特的优势，有良好的发展机遇。其次，"探索篇"对慢病管理如何结合中医特色，发挥其"预测—预防—康复—保健"的作用进行了集中解读，也反映了慢病管理与中医特色融合的探索过程。再次，"实践篇"特设以慢性肝病为代表的"中医特色慢病管理方案示例"，以慢性病毒性肝病、肝硬化、脂肪肝、自身免疫性肝病为例，详细展示了针对不同慢性肝病、不同年运、不同季节等的个体化、专科化的中医特色慢病管理方案。同时，基于十余年的实践经验，介绍了临床心得体会，并探讨了中医特色慢病管理对临床、科研、教学、人才培养等方面的积极意义。

本书的出版旨在对探索中医特色慢病管理的中医同道及肝病专科医生起到启发、借鉴作用。

由于认识水平和编写经验有限，谬误在所难免，真诚希望广大中医同道及慢病管理同仁提出宝贵意见，以便进一步修订改进。

《中医特色慢病管理》编委会

2021 年 5 月 3 日

目　录

上篇　缘起篇

第一章　建立中医理论指导下的慢病诊疗模式 / 2

　　第一节　多维立体系列疗法理论体系 / 2

　　第二节　中医学对生命的认识 / 10

　　第三节　全方位全生命周期诊疗模式 / 17

第二章　中医特色慢病管理概述 / 21

　　第一节　中医特色慢病管理概况 / 21

　　第二节　中医特色慢病管理的优势 / 24

　　第三节　中医特色慢病管理的历史机遇 / 30

第三章　中医特色慢病管理源流 / 35

　　第一节　古代中医疾病管理思想源流 / 35

　　第二节　现代中医慢病管理进展 / 43

　　第三节　慢病管理的专科思考 / 53

中篇　探索篇

第四章　建档与评估 / 62

　　第一节　基础建档 / 62

　　第二节　评估 / 66

　　第三节　再评估 / 72

第五章 预测 / 75

　第一节 五运六气简介 / 75

　第二节 五运六气与气候变化预测 / 85

　第三节 五运六气与疾病风险预警 / 90

　第四节 五运六气学说在慢病管理中的运用 / 97

第六章 预防 / 101

　第一节 治未病思想与慢病管理 / 101

　第二节 未病先防 / 104

　第三节 已病防变 / 107

　第四节 病后防复 / 110

第七章 治疗 / 113

　第一节 心理评估与治疗指导 / 113

　第二节 营养评估与治疗指导 / 122

　第三节 用药指导 / 126

第八章 康复 / 130

　第一节 中医康复与指导 / 130

　第二节 现代康复与指导 / 137

　第三节 康复护理与指导 / 144

第九章 养生 / 156

　第一节 养生概要 / 156

　第二节 精神养生 / 162

　第三节 食疗养生 / 168

　第四节 起居养生 / 177

　第五节 运动养生 / 183

　第六节 针灸按摩养生 / 193

　第七节 药物养生 / 197

第十章　随访 / 204

　　第一节　常规随访 / 204

　　第二节　季度随访 / 206

　　第三节　节气随访 / 209

　　第四节　研究型随访 / 212

　　第五节　专题健康讲座随访 / 214

下篇　实践篇

第十一章　中医特色慢病管理流程 / 216

　　第一节　纳入 / 217

　　第二节　建档 / 219

　　第三节　健康风险分析与评估 / 220

　　第四节　确定慢病管理目标 / 225

　　第五节　管理计划 / 225

　　第六节　制订管理方案及宣教 / 227

　　第七节　随访 / 228

第十二章　中医特色慢病管理范例 / 229

　　第一节　慢性乙型肝炎 / 229

　　第二节　肝硬化 / 233

　　第三节　非酒精性脂肪肝 / 237

　　第四节　自身免疫性肝病 / 241

第十三章　中医特色慢病管理实践心得 / 246

　　第一节　整体观念与"治未病"理念的应用 / 246

　　第二节　古今优秀中医技术和临床实践经验的融入 / 248

　　第三节　中医慢病管理模式的完善与推广 / 254

第十四章　中医特色慢病管理实践的成效 / 256

　　第一节　提升临床工作的成效 / 256

　　第二节　提高临床科研管理成效 / 260

　　第三节　丰富临床教学内容 / 263

　　第四节　培养全方位的医学人才 / 266

附　录

一、中医体质辨识量表 / 269

二、生活质量评价量表（SF-36）/ 274

三、慢病自我管理研究测量表 / 277

四、慢性肝病量表 / 279

五、慢性乙型肝炎中医特色慢病管理方案示例 / 282

六、肝硬化中医特色慢病管理方案示例 / 297

七、脂肪肝中医特色慢病管理方案示例 / 308

八、自身免疫性肝炎中医特色慢病管理方案示例 / 321

上篇
缘起篇

慢性疾病的发生、发展是多种因素导致的结果。中医学重视健康,不仅重视形体的健康,而且更重视"神"的和谐,追求"形"与"神"的统一。中医学对疾病的认识,不仅重视邪气的作用,而且更重视正气的主导作用,强调自身因素的重要性。正如《素问·经脉别论》所言:"生病起于过用。"饮食、运动、情志等各方面的"过用",都可导致疾病的发生和发展,慢病更是如此。

人体是一个开放的复杂巨系统,在中医学理论指导下建立的多维立体系列疗法理论体系,从时空的角度出发,采用横向的、有机的、整合的方法,很好地揭示了生命的整体性、动态性、开放性、自相似性、自组织性的本质,因而在对生命复杂现象的直觉观测、灵性感悟、整体把握上具有较强的优势。

目前,我国面临着慢病的巨大挑战,随着《中国防治慢性病中长期规划(2017—2025年)》的颁布,随着中医药春天的到来,富有中医特色的慢病管理迎来了良好的发展机遇。

中医药学几千年来形成的健康观,早已融入中华民族的生活方式中,融入疾病的治疗和管理中,也逐渐融入现代慢病管理的探索中,使中医元素、中医特色与慢病管理有机融合。

把慢性传染性疾病,尤其是我国常见的慢性传染性肝病纳入慢病管理的范畴,有其可行性及必要性。广东省中医院肝病科从2004年起即开始探索、建立和完善慢性肝病的中医特色管理,优化针对慢性肝病的防治结合、管治结合、疗养结合的全生命周期诊疗方案,将慢性肝病从单一的救治模式转向"预测、预防、治疗、康复、保健"一体化防治模式,实现了"全方位、全生命周期"的慢性肝病诊疗服务。

第一章　建立中医理论指导下的慢病诊疗模式

第一节　多维立体系列疗法理论体系

多维立体系列疗法理论体系立足于中国传统文化，充分继承了中医药学天人合一、天人相应思想，强调人与自然的统一、人与社会的统一及五脏六腑的整体相关，将人置于天地之间、置于时空之中进行辨病与辨证，同时充分吸收并融合了现代科学技术的最新研究成果，建立了以辨证论治为主导的、覆盖全生命周期的、融"预测、预防、治疗、康复、保健"于一体的疾病诊疗模式。

多维立体系列疗法理论体系符合钱学森先生提出的"科学技术体系"的理论框架。根据该理论框架，现代科学技术体系主要分为三层：基础理论层次、技术科学层次、工程技术层次。

第一层次的基础理论，是在马克思主义哲学指导之下，宏观地、综合地把握某一科学领域的世界观和方法论，它是一个学科的理论基础。第三层次的工程技术，就是关于技术方法的具体理论，是人改造客观世界的直接理论指导，是对具体技术的阐发。介于上述两者之间的技术科学层次，则是较基础科学层次更为具体的、对于学科领域内的次级分科的阐述，同时在技术方法上给予了理论性的概括和指导，较之工程技术层次则稍显概括与宏观。

多维立体系列疗法理论体系源于中国传统医学，而中国传统医学是对我国人民在长期同疾病做斗争的过程中积累起来的极为丰富的医疗经验的总结，是我国优秀文化的一个重要组成部分。它是在古代的唯物论和辩证法思想的影响下，通过长期医疗实践而逐步形成的独特的医学理论体系。

学科门类是随着科学技术发展所推动的认知进步而形成的。每一个哲学的问题，在分清其内涵和外延后，都会形成一门独立的学科，从而从哲学体系中派生出来。而每一门学科，都可以在钱学森"科学技术体系"的理论框架指导下，划分为三个大的层次。多维立体系列疗法理论体系也不例外，也可进行三大层次的划分。

多维立体系列疗法理论体系在宏观上体现了中国传统哲学在生命实体层面的指导作用，显然，它属于基础理论层次；它的各种诊法、治法及保健理论属于技术科学层次，直接指导着临床和研究工作，扮演着行动纲领和标准的角色；它的具体的临床或科研技术则属于工程技术层次，如刺法、灸法、推拿方法等，这些技术直接作用于研究对象，具有明确的作用目标，在操作层面上给予实施者具体的指导。

一、医道之理——基础理论层次

多维立体系列疗法理论体系发源于中医药学，而中医药学是根植于中国传统哲学而发展起来的，中国传统哲学体现了中国古代人民对自然、社会知识的概括和总结。从历史上看，中国哲学源远流长。从春秋时期至今，两千多年的历史长河中，中国出现了许多哲学家和哲学流派。

《尚书·洪范》中记载了殷周之际提出的五行说，以水、火、木、土、金五种元素作为构成世界的最基本物质。《易经》以乾、坤、震、艮、离、坎、兑、巽八种元素说明自然与社会的关系，并形成了阴阳观念。

春秋战国时期，诸子蜂起，形成了儒、墨、名、法、道、阴阳六家著名的哲学流派，分别在不同层面上影响着中国传统思想。以孔子、孟子为代表的儒家，强调"仁""礼"，以此推衍出一整套的社会政治学说和伦理道德学说，形成了人文主义、个体人格、注重血亲关系、讲求实践理性的文化心理，从而奠定了中国政治、道德、历史、哲学的基础。以老子、庄子为代表的道家，崇尚自然，开启了中国哲学的自然主义先河，对中国哲学中的本体论、辩证法具有较大贡献，与阴阳五行思想一起奠定了中国自然哲学的基础。以墨翟为代表的墨家，崇尚功利，倡导"兼爱""非攻"，他们对同、异等概念的辨析，对中国的分析逻辑学说的发展具有重大意义。除此之外，法家的治术、礼法观念，名家的名实关系辨析，阴阳家的"深观阴阳消息而作怪迂之变"等理论，对中国传统思想都起着不可低估的作用。

汉武帝时，以"罢黜百家、独尊儒术"为文化政策，使先秦诸子哲学转为两汉经学。所谓经学即是训解或阐述儒家经典之学，是汉代以后中国封建社会的正统文化。东汉以后，经学没落，代之而起的是以老庄思想为基础的魏晋玄学，脱胎于道家，具有较强的思辨性。

从东晋、南北朝至隋唐时期，中国哲学的表现形态主要是佛教哲学。这一时期，佛教虽曾表现出一定优势，但终被中国社会环境所限制，最后以儒、释、道三家并存共荣的格局，融入中国文化大体系中。

中国传统哲学的发展影响了中医学的发展。中医学是中国文化的具体形式之一，它体现了朴素的哲学观，具有丰富的临床经验和简单的解剖学知识。由于中国哲学是本体论、认识论和方法论的统一，所以，发源于中医学的多维立体系列疗法理论体系，其形式必然表现出中国哲学的基本特征。它以中国古代朴素的唯物论和自发的辩证法思想即精气学说、阴阳学说和五行学说为基础而建构理论体系，并使这些古老学说成为多维立体系列疗法理论体系的重要组成部分。

（一）精气学说

精气学说是关于宇宙生成及发展变化的一种古代哲学思想。它认为，宇宙是一个万物相通的有机整体，精气是宇宙的本源；精气是存在于宇宙中的运动不息的极细微物质，其自身的运动变化，推动着宇宙万物的发生、发展与变化；人类作为宇宙中的万物之一，亦由精气构成。《易经·系辞上》说"精气为物"，即认为宇宙万物由精气构成。

精，又称精气，在中国古代哲学中，一般泛指气，是一种充塞宇宙之中的无形而运动不息的极细微物质，是构成宇宙万物的本源。在某些情况下，精专指气中的精粹部分，是生成人的本源物质。

中国古代哲学的精气学说奠基于先秦、两汉时期，这一时期正值中医学理论体系的形成阶段，所以，中国古代哲学的精气学说渗透到中医学中，对中医学理论体系的形成，尤其对中医学精气生命理论和整体观念的构建，产生了深刻的影响。

中国古代的精气学说对中医学中精是人生命之本源，气是人生命之维系，人体诸脏腑、形体、官窍均由精化生，人体的各种功能由气推动和调控等理论的产生，具有极为重要的影响。

精气学说认为，精气是自然、社会、人类及其道德精神获得统一的物质基础，精气是宇宙万物的本源，宇宙中的精气充塞于各个有形的物体中间，具有传递信息的中介作用，使万物之间产生感应。这些哲学思想渗透到中医学的体系中，促使中医学形成了同源性思维和万物相互联系的观点，构建了说明人体自身完整性和人与自然、社会环境相统一的整体观念。

现代唯物主义哲学中的"世界的根本是物质"的观点，与精气学说的物质观有相似之处。气是中国古代哲学范畴中一个最重要、最基本的概念，是中华民族独有的、普遍使用的概念。两汉时期发展起来的"元气一气论"，又称元气论，对中国传统文化具有极其深刻的影响，成为中国古人认识世界的自然观。

中医学的精气学说是研究人体精与气的内涵、来源、分布、功能、相互关系以及与脏腑经络关系的系统理论。中医学的精气理论接纳了中国古代哲学精气学说的精髓，将其作为一种思维方法加以引入，与自身固有的理论和实践相融合，创立了独特的中医学精气生命理论。

（二）阴阳学说

阴阳学说是研究阴阳的概念及其运动变化规律，并用以阐释宇宙万事万物的发生、发展和变化的一种古代哲学理论。它是中国古代朴素的对立统一理论，是古人探求宇宙本源和解释宇宙变化的一种世界观和方法论，属于中国古代唯物论和辩证法的范畴。

阴阳，是对自然界相互关联的某些事物或现象的对立双方属性的概括，所谓"阴阳者，一分为二也"。阴阳学说认为，世界是物质性的整体，世界本身是阴阳二气对立统一、相互作用的结果。阴阳二气的相互作用，促成了事物的发生并推动着事物的发展和变化，如《素问·阴阳应象大论》说："阴阳者，天地之道也，万物之纲纪，变化之父母，生杀之本始，神明之府也。"

阴阳学说指导着中医理论，并逐渐形成了中医学特有的思维方法，用来阐释人体的生命活动、疾病的发生原因和病理变化，并指导着疾病的诊断和防治，成为中医学理论体系的重要组成部分。

阴阳学说在疾病的防治方面具有重要的指导作用。养生防病，须根据四时阴阳的变化情况，"法于阴阳"。治疗疾病，则要根据病证的阴阳盛衰等情况，确定治疗原则——阴阳偏盛者，损其有余；阴阳偏衰者，补其不足。然后，再根据药物的四气五味和升降浮沉的阴阳属性，选择适当的药物，调整疾病过程中的阴阳失调，使之向着恢复平衡的方向发展，从而达到治愈疾病和减缓病情的目的。

（三）五行学说

五行学说是中国古代朴素的系统论，和阴阳学说一样，着眼于事物的矛盾作用，着眼于事物的运动和变化，通过事物的结构关系及其行为方式，探索自然界的物质运动及动态平衡。

五行一词，最早见于《尚书》，书中对五行的特性从哲学高度做了抽象概括，指出"五行：一曰水，二曰火，三曰木，四曰金，五曰土。水曰润下，火曰炎上，木曰曲直，金曰从革，土爰稼穑"。此时的五行，已从金、木、水、火、土五种具体物质中抽象出来，上升为哲学概念。

五行学说是研究金、木、水、火、土"五行"的特性、生克制化乘侮规律，并用以阐释宇宙万物的发生、发展、变化及相互关系的一种古代哲学思想，属于中国古代唯物论和辩证法范畴。五行学说认为，宇宙间的一切事物都是由金、木、水、火、土五种基本物质所构成的，自然界各种事物和现象的发展变化，都是这五种物质不断运动和相互作用的结果。

五行学说在中医学的应用，主要是以五行的特性来分析和归纳人体脏腑、经络、形体、官窍等组织器官和精神情志等各种功能活动，构建以五脏为中心的生理病理系统，进而与自然环境相联系，建立天人一体的五脏系统，并以五行的生克制化规律来分析五脏之间的生理联系，以五行的乘侮来阐释五脏病变的相互影响，指导疾病的诊断和防治。因此，五行学说作为中医学主要的思维方法，在中医学理论体系的建立中起着重要作用，而且还对中医临床实践具有重要指导意义。

总之，中医学继承和发展了中国古代哲学中的精气学说、阴阳学说和五行学说，用以阐明人类生命活动及其与外界环境的关系，阐明疾病发生、发展及防治规律以及增进健康、延年益寿和提高劳动能力的措施等，建立了中医学的精气学说、阴阳学说和五行学说。

多维立体系列疗法理论体系把精气学说、阴阳学说和五行学说作为理论基础，运用综合思维方式，分析和解决医学理论和医疗实践中的问题，充分体现了中国传统文化的特点。

二、医道之法——技术科学层次

多维立体系列疗法理论体系的技术科学层次，体现于在中医药基础理论的指导下，形成了针对人体生理、病理状态进行检查、诊断和干预的理论，包括诊法、治则治法、养生康复等理论。这一层理论较具体操作的技术性指导更宏观，同时较第一层的基础理论层次有了更强的针对性，更为具体。

在诊法方面，以中医理论为指导，重视时空因素对自然生命的影响，将人置于天地之间，主要运用"四诊"的方法以及五运六气理论诊察疾病，探求病因、病位、病性及病势，辨别时运、体质、证候，对疾病做出诊断，为治疗提供依据。

在治则治法方面，从整体观念出发，在阴阳五行学说指导下，根据"三因制宜"原则，结合时空概念，将四诊所得进行分析归纳，在分析和总结人体生理、病理和病因病机等的基础上，指导辨证论治，根据辨证结论制订出相应的治疗原则和方法。

治法，即治疗疾病的方法。它与治疗原则不同，原则是指导治法的，治法是原则的体现。如脾气虚证，首先确立扶正以祛邪的治疗原则，然后在此原则指导下采用补气治疗。治法包括治疗大法和具体治法。治疗大法又称基本治法，概括了具体治法中共性的东西，在临床上具有普遍的指导作用，如汗、吐、下、和、温、清、补、消八法。具体治法是对具体病证施行的具体治疗方法，如风热外感病，施用辛凉解表法等。

在养生保健方面，以传统中医理论为指导，遵循生、长、化、收、藏之变化规律，对人体进行科学调养，保持生命健康活力。中国传统养生学强调人与自然的关系，认为人应当顺应自然环境、四时气候的变化，主动调整自我，保持与自然界的平衡，以避免外邪的入侵。《易经·系辞上》云："一阴一阳之谓道""法象莫大乎天地，变通莫大乎四时。"《道德经》云："道法自然。"这些就是养生保健的基本要求，其目的是培养生机，预防疾病，争取健康长寿。

中医学把人体最重要的物质与功能活动概括为精、气、神，认为这是生命之根本，是维持人体整个生命活动的三大要素。早在两三千年前，《易经》《道德经》里面已经包涵了一套很完整的养生原理。古人认为养生之法莫如养性，养性之法莫如养精，精充可以化气，气盛可以全神，神全则阴阳平和，脏腑协调，气血畅达，从而保证身体的健康和强壮。所以精、气、神的保养是最重要的内容，为人体养生之根本。多维立体系列疗法理论体系充分吸收了这些思想和方法，并在此基础上，提出了独具中医特色与优势的慢病管理理论。

三、医道之技——应用技术层次

多维立体系列疗法理论体系的临床具体应用，属于应用技术理论层次，它是指导临床诊疗或研究工作的直接理论，是对具体操作环节给予的详细说明或具体阐释。我们可以把它理解成为"说明书"性质的材料，依据应用技术理论，我们可以直接从事临床、科研的具体操作。

多维立体系列疗法理论体系指导临床操作的理论很丰富，如刺法、灸法、推拿手法、情志疗法等。其指导养生的理论亦有很多种，如太极拳、八段锦、五禽戏等。

概而言之，多维立体系列疗法理论体系的构建，可以按照由宏观到微观、由基础到应用的方法，分为三个层次。研究的不断深入，推动着技术层次的发展；技术能力的提高，有助于深化上层的指导理论，帮助进一步阐明理论的内涵；同时，在宏观层次的基础理论，则对研究思路的拓展和创新有着指导作用。这三个层次是上下交流的开放系统，而非各自为政、互不相干的关系。

这样一个完整的中医药理论体系，完全可以置入整个大科学的体系中去。同时，由于与现代医学的理论背景不同，多维立体系列疗法理论体系的存在可以进一步丰富科学知识体系的结构，这也为学科间互相学习和借鉴提供了基础。

第二节　中医学对生命的认识

对生命的根本看法问题，是每一个医学家或者每一种医学都必须明确回答的问题，因为医学研究的重点就是生命过程，其他系列问题都是在这个基础上展开的。

中医学在对人的生命的研究过程中，认识到人的生命是一种自然现象，是自然界物质运动变化发展到一定阶段的产物，从而对关于生命的最基本问题做出了唯物主义的回答。

一、中医学的生命观

现代医学认为，人体是由多层次组成的统一整体，人的生命运动是自然界一种高级运动形式，机体内部及机体与外界环境之间始终处于动态的矛盾运动过程中。较之现代医学的观点，中医学对于生命的认识更加丰富，更加立体。

（一）生命的起源是两精相搏

《灵枢·本神》说："生之来谓之精，两精相搏谓之神。"新的生命，起源于两精相搏。隋代医家杨上善在《黄帝内经太素》中对此进行了注解："雄雌两神相搏，共成一形，先我身生，故谓之精也。"明代医家张介宾在《类经》中也说："两精者，阴阳之精也。搏，交结也。……故人之生也，必合阴阳之气，媾父母之精，两精相搏，形神乃成。"

中医学把具有生殖能力的物质称之为"精"，即生殖之精，认为男女双方生殖之精的交结抟合，孕育着新的生命，然后妊养十月，一朝分娩，独立的新生命就诞生了。而父母生殖之精和妊娠、分娩过程的正常与否，决定着新的生命的先天禀赋。可见，中医学虽然没有遗传和基因等现代术语，却也以朴素形式表述了类似的认识。

（二）生命的过程是生长壮老已

中医学认为，生命自两精相抟、诞生以后，会不断地变化发展，全生命周期包括生、长、壮、老、已等阶段，每一个阶段都有不同的特点。《灵枢·天年》中详细描述了这些变化的特点："人生十岁，五脏始定，血气已通，其气在下，故好走；二十岁，血气始盛，肌肉方长，故好趋；三十岁，五脏大定，肌肉坚固，血脉盛满，故好步；四十岁，五脏六腑十二经脉，皆大盛以平定，腠理始疏，荣华颓落，发颇斑白，平盛不摇，故好坐；五十岁，肝气始衰，肝叶始薄，胆汁始减，目始不明；六十岁，心气始衰，善忧悲，血气懈惰，故好卧；七十岁，脾气虚，皮肤枯；八十岁，肺气衰，魄离，故言善误；九十岁，肾气焦，四脏经脉空虚；百岁，五脏皆虚，神气皆去，形骸独居而终矣。"

此外，中医学也注意到了在生命发展变化过程中性别的差异，男性表现为以八年为一个阶段的演变规律，而女性则表现为以七年为一个阶段的演变规律。《素问·上古天真论》言："女子七岁，肾气盛，齿更发长。二七，而天癸至，任脉通，太冲脉盛，月事以时下，故有子。三七，肾气平均，故真牙生而长极。四七，筋骨坚，发长极，身体盛壮。五七，阳明脉衰，面始焦，发始堕。六七，三阳脉衰于上，面皆焦，发始白。七七，任脉虚，太冲脉衰少，天癸竭，地道不通，故形坏而无子也。丈夫八岁，肾气实，发长齿更。二八，肾气盛，天癸至，精气溢泻，阴阳和，故能有子。三八，肾气平均，筋骨劲强，故真牙生而长极。四八，筋骨隆盛，肌肉满壮。五八，肾气衰，发堕齿槁。六八，阳气衰竭于上，面焦，发鬓颁白。七八，肝气衰，筋不能动，天癸竭，精少，肾脏衰，形体皆极。八八，则齿发去。"

（三）生命的维持是生克胜复

恒动不止，是生命的基本特征，这个特征体现在生命过程的各个方面。这种恒动的特征，既不是简单地周而复始，也不是杂乱无章地恒动，而是在生命生、长、壮、老、已的发展进程中，体现出生克胜复的基本形式。

所谓生克，即生命活动的各个环节既相互促进，又相互制约，形成了一个动态的、具有自我调控机制的系统。所谓胜复，指生命过程中相互关联的各方，存在着互相更迭为胜的规律，在生理情况下，一方的相对亢进达到一定程度时，往往会趋于衰落；一方的相对不足发展到一定程度后，又可趋于回升。中医理论认为，恒动过程中的自我生克胜复，在运动中维持着生命体的稳定状态，并使生命体始终处于新陈代谢状态。一旦生克胜复停息，生命也就终止了，这种恒动观揭示了生命过程的基本特征。

（四）生命过程是先天与后天共同作用的结果

中医学认为，生命活动是否正常，体质是否强健，与此人出生前和出生后的诸多因素有关，这些因素就被统称为先天和后天。

先天，指的是先天禀赋，它主要与父母有关，父母身体的强壮羸弱、胎儿孕育的足月与否、分娩过程是否顺利等，都可影响先天禀赋。明代医家李中梓在《医宗必读》中指出："婴儿初生先两肾，未有此身，先有两肾。"肾主藏精，肾精又是机体生长、发育与生殖的物质基础，所以，对于各种因先天因素所致病证的诊治，中医往往强调从肾论治。

人出生以后，对于生命过程的延续和机体健康状态的维持，脾胃的消化和吸收功能起着极其重要的作用，正如李中梓所言："盖婴儿既生，一日不再食则饥，七日不食则肠胃涸绝而死。一有此身，必资谷气，谷入于胃，洒陈于六腑而气至，和调于五脏而血生，而人资之以为生者也，故曰后天之本在脾。"

生命过程是先天和后天因素共同作用的结果。要维持旺盛的生机、健康的身体，就必须有良好的先天禀赋和健全的脾胃功能。

然而，对于个体来说，当有自我意识时，先天禀赋已定型，不以个人意志为转移。对此，中医学认为，通过自身积极而合理的调摄，加强后天脾胃的功能，能在一定程度上进行弥补，正如《景岳全书》所说，"故人之自生至老，凡先天之有不足者，但得后天培养之力，则补（先）天之功，亦可居其强半，此脾胃之气所关乎人生者不小。"后天脾胃的调补，主要是通过健康合理的饮食及摄生行为。这一认识，充分肯定了个体在维持、改善和增进自身生命活动及机能状态方面的主动作用，对于不良体质的改善及慢性疾病的调治，具有重要的指导意义。

二、中医学的疾病观

什么是疾病？它是怎样发生的？这是医学必须做出回答的问题。疾病观就是对于这些问题的基本观点，它涉及对健康、疾病等一系列问题的看法。不同的疾病观，引导人们对疾病采取不同的态度和措施。古今中外，对于疾病问题有着种种不同的看法，甚至在今天，人们对疾病这一概念还未取得比较统一的意见。然而数千年来，中医学对这一问题的基本认识却是始终如一的，它做出了比较科学的概括性回答。

（一）疾病非鬼神所为

中医学认为，疾病毫无神秘之处，它是生命活动中难免会有的现象，是一种自然过程，但不等于说不可预防和避免。许多中医经典著作旗帜鲜明地批驳了疾病系鬼神所为的荒谬说法，认为"无形无患"，人有了躯体形骸，进行着生理活动，就常常会出现某些偏差或错误，"气形质具，而疴瘵由是萌生"。因此，对疾病应该抱持积极、主动的态度，无病注重预防，有病则及时采取积极有效的措施加以治疗。春秋战国时期的名医扁鹊强调，患者"信巫不信医"，其病不治。《素问·五脏别论》所说的"拘于鬼神者，不可与言至德""病不许治者，病必不治"等，都体现了上述认识。

疾病既然是一种自然过程，那它就肯定可以被认识，它的变化必然有规律可循，并且各种疾病都是可以治疗的。历代医家在探索疾病的本质及其演变的规律方面做出了不懈的努力，取得了许多成就。伤寒病的六经辨证、温热病的卫气营血辨证和三焦辨证等，都是对疾病变化规律的一种认识。

有些疾病目前之所以治疗效果不理想，是因为对这些疾病的认识还不够透彻和深入，"言不可治者，未得其术也"。还有些疾病则是因为在治疗过程中出现了这样那样的失误，《黄帝内经》中列有专章，讨论疾病诊治过程中出现种种失误的原因及其表现。

（二）疾病是阴阳动态平衡的失调

《黄帝内经》等许多早期的中医学经典著作虽没有直接给疾病下定义，

却对健康的概念进行了阐述，并把它和"不病"联系起来。据此，可以反过来分析疾病的含义。《灵枢·终始》曰："所谓平人者不病，不病者，脉口、人迎应四时也，上下相应而俱往来也，六经之脉不结动也，本末之寒温之相守司也，形肉血气必相称也，是谓平人。"也就是说，机体对外界环境能适应，内部各方面活动相协调，就是健康。由于中医学习惯以阴阳来表征相关事物或同一事物的相对属性，因此，健康又可高度概括为阴阳消长的动态平衡，或者说"阴平阳秘"。而疾病就是人体阴阳动态平衡的失调或被破坏，可具体表现为机体对外界环境变化的适应不良，自身精神心理与形体机能之间关系失常，以及不同脏腑经络功能之间的不够协调等。这些都可用"阴阳不和""阴阳失却协调"加以概括。

疾病的发生不是无缘无故的。正常的机体存在着调节机制，各生理功能活动也都有一定的阈值范围，使机体在大多数情况下能维持自身的动态平衡，并可适应外界的某些变化，从而表现为健康状态。

当内外致病因素作用于人体时，削弱乃至破坏了机体自身的调节机制，或其强度超过了机体所能适应的范围，这时候，机体就很难继续维持自身的动态平衡，因此便产生疾病。对于这类内外因素，中医理论称之为"病因"。所以，疾病就是病因作用于人体，导致人体的动态平衡失调或者被破坏的状态。

三、中医学的发病观

疾病观和发病观是两个相互联系的问题，疾病观回答了疾病是什么，发病观则指出疾病是怎样发生的。在许多情况下，发病观包含在疾病观里面，是疾病观的一个重要组成部分。

（一）正气存内，邪不可干

中医学认为，疾病是人体与致病因素相互作用的过程及结果，其原理涉及人体自身和致病因素两大方面。前者，中医理论称之为"正气"，包括具有抗病能力的自身组织结构及其功能活动；后者称为"邪气"，泛指各种致病因素。

　　疾病的发生和发展就取决于邪气与正气之间的斗争。一般说来，两者之间，正气占主导地位，疾病的发生在很多情况下是以正气不足为内在根据的，包括组织结构损伤、气血津液等物质不足以及各脏腑功能失调等，邪气只是疾病发生的重要条件。《素问·刺法论》篇说："正气存内，邪不可干。"《素问·评热病论》又说："邪之所凑，其气必虚。"

　　从哲学角度分析，中医的发病观体现了内因和外因之间的辩证关系，它对人们认识疾病，并有效地加以防治，起到了重要作用。

　　（二）疾之所生，人自为之

　　由于人体自身因素，即正气，常常在疾病发生过程中占据主导地位，所以"使正真之气如削去之者，非天降之，人自为之尔"。许多疾病的发生，主要原因在于患者的不良行为习惯，如剧烈或持久的精神情志波动、不卫生的摄食行为、起居失常、过度劳累、过度安逸、用心过度以及性生活不节制等，都可伤及正气，促使正常体质转变成病理体质，直接或间接地导致疾病的发生和发展。《素问·调经论》指出："夫邪之生也，或生于阴，或生于阳。其生于阳者，得之风雨寒暑；其生于阴者，得之饮食居处，阴阳喜怒。"所谓生于阴者，主要就是指人自身的行为因素起关键作用的一类疾病。

　　中医学的发病观把人体的"正气"视为在疾病发生、发展和传变中起主导作用的因素。这一认识是辩证的、积极的，它促使人们在防治疾病的实践中注重固护正气，增强自身的免疫抗病能力，并在实践中取得了满意的效果。如对各种慢性疾病以及肿瘤、癌症等疑难病症的治疗，从扶助正气着手，常可获得较理想的效果。

　　强调许多疾病是"人自为之"，重视人自身的行为习惯在疾病发生、发展中的影响，这些认识在历史上促使人们注重对行为习惯的调摄，以防治疾病，增进健康。在现代社会，它的意义更为明显。由于社会的发展，竞争程度的加剧，行为与健康和疾病的关系日趋密切。想要有效地控制和预防疾病，慢病管理以规范个人健康生活方式为重要内容，可以发挥重要作用，而中医学在这方面的丰富认识将会对慢病管理起到积极作用，从而能够更有效地防治疾病，提高人类的健康水准。

中医学的疾病观和发病观促使人们关注疾病发生和发展的个体体质，以此为前提，许多医家展开了针对体质问题的研究，探讨个体的生理特性，以及在生理特性基础上表现出的对不同病证的易罹性和病证传变的倾向性，遂形成了内容丰富并颇具特色的中医体质学说。

由于对体质问题的深入研究有助于人们更好地认识疾病，揭示疾病发生、发展和变化的规律，故近 20 年来体质学说成了中医学研究中的一个热点。

第三节　全方位全生命周期诊疗模式

随着世界人口的急速增长，慢病患者人数逐渐增加，健康策略从"以治病为中心"向"以健康为中心"逐步转变。随着科技创新加速推进，医药卫生体制改革的不断深入，我国现有健康服务模式和体系面临更多新的机遇和挑战。而如何在这个伟大变革的新时代落实"健康中国"战略规划，构建与时俱进的中国特色健康服务模式，是值得医疗卫生行业全体人员思考的重大问题。

《"健康中国 2030"规划纲要》中"立足全人群和全生命周期两个着力点"的重要论述指出了破解之道。《纲要》提出的覆盖"从胎儿到生命终点"的全生命周期概念，覆盖了 WHO 提出的包括身体、精神和社会三方面完好的健康状态，针对生命不同阶段的主要健康问题及主要影响因素，确定若干优先领域，强化干预，实现从胎儿到生命终点的全程健康服务和健康保障。

所谓生命周期，是指生物体从出生、成长、成熟、衰老到死亡的全过程，而"全生命周期"，则是特指人类从生到死的全过程。基于对外部环境的综合分析，构建新时代中国特色健康服务模式正迎来前所未有的大好时机，全生命周期作为构建新型健康发展模式的关键切入点，可以从健康管理、临床医学、慢病管理等三方面对全方位全生命周期的诊疗模式进行阐释。

一、健康管理

有研究表明，人在生命早期包括胎儿期所处的环境和受到的养育照护情况，与整个生命过程的心理及生理健康有关。四川大学华西医院率先提出预测干预医学，它是指运用现代科学技术手段，如医学大数据、多组学大数据、器官与系统医学、系统生物学、微生物组学、环境科学、人类学和社会科学等，在对个体疾病发生发展进行精准预测的前提下，采取精准、可重复的积极干预方法，准确地延缓或制止疾病的新型医学学科。它与预防医学的区别在于：对个体健康趋势的判断或疾病的精准预测和准确干预，而非广谱预防；个体评定从过去的抽样统计转换到对个体全生命周期的趋势评定。中医学可运用"治未病"理论中"未病先防"的方法，对人从出生到死亡的全过程进行研究，使人达到健康长寿的目的。

同时，应加强对健康生活方式的重视。个体会依据生活环境采取一系列行为来维持健康，我们将这种行为的集合模式称为健康生活方式。健康饮食、运动、教育等对个体的身体健康及心理健康都具有重要意义。

健康的饮食方式包括：倡导均衡饮食，多种食物合理搭配，少食多餐，减少摄入含糖的碳酸饮料及含有各种添加剂的饮品和食品，禁烟限酒等。

运动对于糖尿病、癌症、心血管疾病、肥胖症、抑郁症、阿尔兹海默症、关节炎等超过 40 种疾病的预防和治疗效果等于或优于药物。

婚检、孕前检查对降低出生缺陷发生率有一定作用，应在大数据、基因筛查等技术支持下，更有针对性地、更高质高效地开展婚检、孕前检查，把好生命健康第一关。

目前，基于网络及终端设备的健康干预对于抑郁症的治疗效果及卫生经济学优势已被证实。

未来有必要逐步开展社区食、体、医、康复结合的公共服务模式，加强居民健康的宣传教育，提高居民健康意识，向居民提供体质监测服务，提供个性化的运动处方，建立健康促进效果综合评价体系。

二、临床医学

临床医学是"以治病为中心"的传统健康认识体系的核心，也是以医院为主体的医疗服务体系的主要工作内容。随着大健康理念从"治疗疾病驱动发展"转换到"健康促进引领发展"，在重中之重的临床医学领域开展覆盖全生命周期的医疗健康建设，进行医、教、研、管全方位的创新，是新时代中国特色健康服务模式的必然选择。

随着科技进步、产业变革及中国高等教育的战略改革，医学人才培养目标、教学内容与方法随之发生变革，以文理工学为基础、生命科学为支撑、疾病防治的综合能力培养为导向的全新医学教育理念逐步确立。根据国务院办公厅《关于促进"互联网＋医疗健康"发展的意见》的文件精神，要构建覆盖诊前、诊中、诊后的线上线下一体化医疗服务模式，从而拓展医疗服务的空间和内容，将医疗服务的空间从医院转移到家庭，让患者居家享受到可及、适宜的医疗服务，提高医疗服务的便捷性和患者的满意度。

另外，多源多组学联合分析技术是将分子生物学的各个组学数据和多源异构数据进行多维度整合和分析的技术，数据来源涵盖了基因组学、转录组学、蛋白质组学、代谢组学、微生物组学以及表型组学等，其应用贯穿于产、学、研全过程。

健康大数据的应用将推动整个医疗行业从过去依赖经验进行决策向利用数据进行"知证决策"转变。未来应该对普通人群开展基于大数据的临床研究，这样的研究结果才能形成公共卫生时代的知识库，并通过良性的成果转化，构建适应人类生存的健康知识决策系统。同时，在此过程中也会产生完善的、基于人体全生命周期的研究和疾病预防治疗的新技术，形成从临床研究—基础和交叉学科研究—临床研究—成果转化的转化链条。

通过分析多种组学数据和医疗大数据及环境相关数据，建立用于临床辅助诊疗、疾病预测等的临床诊疗决策支持系统，能够为医务工作者的临床决策提供数据支持和解决方案，并推进个性化精准医学和构建基于医疗数据的医院管理新体系。

三、慢病管理

大多数慢病是相关危险因素在生命过程中日积月累的结果。由于慢病进展缓慢，而且往往是"沉默地"发展，对慢病的医疗管理与治疗必须从被动转为主动。WHO 提出三级预防理论：一级预防通过营造慢病管理的宏观和微观条件，防治慢病的发生；二级预防通过建立筛查、监测等制度体系，及时诊断和治疗慢病，稳定患者病情，防止或减缓疾病的发展；三级预防通过自我管理、转诊制度、康复引导、临终关怀等方式，来控制慢病病情、改善患者生活质量、防止伤残、促进功能恢复。

利用现有的大数据、知识图谱及各种临床研究的资源，可建立新型的以疾病为中心，或者是以系统为中心的慢病健康管理模式新业态，对慢病患者的综合数据进行采集，根据个体变化趋势进行健康管理。如通过佩戴无创可穿戴设备来关注患者心率、血压、心律、血糖、血氧饱和度、心排血量、情绪、睡眠等指标的变化情况，当采集完成这些数据后，可以很好地支撑高血压病、糖尿病、慢性阻塞性肺疾病、精神疾病等常见慢病的日常健康管理。

慢病管理的重点应放在基层，而不是大医院，因此需要建立一套适应慢病管理的医疗决策辅助服务体系。一方面，要充分激发大医院的高端医生和专科医生的参与热情，充分发挥他们的专业技能，综合运用前沿专业知识、临床及基础研究数据、人工智能等新手段，总结疾病的规律，编制诊疗指南，规范诊疗行为，培养基层人才，不断提升基层医疗机构对慢病治疗和管理的水平和能力。另一方面，通过建立在网络平台的卫生健康服务新业态，升级目前的医疗服务体系，并可同时赋能于基层医生和家庭医生。在整个慢病管理过程中，人工智能和大数据都将起到非常大的作用。

未来在医学知识的分享过程中，也可采用分布式存储和计算技术来实现资源共享和利益分配，同时应积极探索和研究相关卫生政策和医保支付政策。

第二章　中医特色慢病管理概述

第一节　中医特色慢病管理概况

慢病是指一种长期存在的疾病状态，表现为器官组织结构逐渐地或进行性地出现病理改变或功能异常，其特点是起病隐匿，病因复杂，病程长，疾病后期的致残率、致死率高，与不良生活方式密切相关，主要包括慢性传染性疾病和慢性非传染性疾病。

根据专家预测，2030 年全世界因慢病而死亡的人数将占总死亡人数的70%，成为威胁人类生存的一大杀手。因此，如何进行有效的慢病管理，建立慢病管理模式，减轻患者痛苦和负担，就显得尤为重要。

慢性疾病管理是指对患有慢性疾病的患者实施多学科、多领域协调的和连续的照护，以高性价比的方式促进患者的自我管理和康复。有效的慢病管理不仅注重对个人的管理，还注重对疾病的管理。统合生物、心理和社会因素形成的综合干预方式，不仅能够减轻患者的症状，控制病情进一步发展，降低医疗费用，还能增加患者的自我满足感，提高患者的生活质量，从而有效控制疾病发展。

目前，在我国的各项政策法规中，慢病的管理对象是"慢性非传染性疾病"（noninfectious chronic disease，NCD），包括恶性肿瘤、心脑血管疾病、糖尿病及代谢性疾病、慢性阻塞性肺部疾病、慢性肾脏病、骨质疏松、神经精神性疾病等。我国的各项实验研究也是如此规定。

事实上，把慢性传染性疾病，尤其是我国常见的慢性传染性肝病纳入慢病管理的范畴，有其可行性及必要性，原因如下：①我国慢性肝病患者的基数大，需要积极管理。截至 2016 年底，中国慢性肝病患者超过 4.33

亿，超过 21% 由乙型肝炎引起。②随着乙肝疫苗、抗病毒药物的广泛应用、丙肝小分子药物的使用等，常见的慢性肝病，如慢性乙型肝炎、慢性丙型肝炎及其引起的肝硬化、肝癌等疾病，病情往往能得到控制，患者长期处于慢病稳定状态，符合慢病的范畴。③患者临床问题突出，对慢病管理的需求突出。抗病毒药物临床疗效确切，但疗程难以界定，患者往往需长期接受药物治疗，由此带来的依从性及耐药性、安全性等问题堪忧。慢性肝病给患者带来的生理、心理等方面的问题亦不容忽视：一方面，慢性肝病患者常常因为临床症状突出而长期受到困扰；另一方面，慢性肝病患者长期承受来自身体、家庭、社会、经济的压力，可引发社交障碍、心理障碍等，同时伴有紧张、焦虑、恐惧、抑郁、绝望等各种情绪障碍。④虽然由于抗病毒药物的广泛使用，大部分患者处于病情稳定状态，但慢性肝病引起的非传染性慢病，如肝纤维化、脂肪肝等，却越来越突出，需要得到有效的慢病管理。⑤患者的慢性肝病防治知识贫乏，缺乏对早期监测与风险控制体系的认知，缺乏对肝硬化、肝癌早期风险筛查和预警的认知，并且全社会缺少对高危人群的早期预防措施。

目前，中医慢病管理方法仍在探索阶段。根据相关文献报道，目前中医慢病管理已广泛运用于高血压、糖尿病、慢性心力衰竭、慢性阻塞性肺疾病、脑卒中后遗症期、慢性肾脏病、慢性胃肠炎（慢性萎缩性胃炎、溃疡性结肠炎、肠易激综合征）、慢性肝病（慢性乙型肝炎、非酒精性脂肪肝、肝硬化等）、皮肤病（银屑病）、恶性肿瘤（前列腺癌、结直肠癌）等疾病。其中所涉及的中医慢病管理方案各有不同。

例如，祝一琳基于中医慢病管理方案，对肿瘤患者进行管理，其方案包括：①中医养生：生活起居调摄、情志调摄、饮食调养、运动锻炼、脾胃养生调养法；②益气健脾方药治疗；③食疗；④中医五行音乐。

又如，徐慧文等基于中医慢病管理手机应用软件（APP），对糖尿病患者进行管理。其中，APP 主要包括中医辨证、辨体养生、知识宝典、互动随访等四大功能模块。

再如，张海勋等基于中医慢病综合管理，对慢性心力衰竭患者进行管理，其方案包括中药治疗、运动康复、其他非药物治疗、随访等。

广东省中医院肝病科从 2000 年起即开始探索、建立和完善慢性肝病中医特色慢病管理，优化慢性肝病防治结合、管治结合、治养结合的全生命周期诊疗方案，将慢性肝病从单一的救治模式转向"预测、预防、治疗、康复、保健"一体化防治模式，实现"全方位、全生命周期"的慢性肝病诊疗服务。2012 年，成立了全国首个中医特色肝病慢病管理门诊，将慢病管理进一步融入临床治疗与科研中，提高临床疗效与科研管理成效。

目前，广东省中医院肝病科已形成了集运气学、治未病学、中医体质学、中医养生学、中医康复学等多学说、多学科思想为一体的指导思想，实现"预测、预防、治疗、康复、保健"全程化的中医特色慢病管理。其中，五运六气学说是中医特色慢病管理实现"预测""预防"等的主要指导思想，针对每年的运气特点、二十四节气变化情况，结合患者体质、病情特点等，对患者未来一年的情况进行预测，并给予相应的预防措施；中医体质调养是具化中医特色慢病管理"治疗""康复""保健"等的主要手段，慢病管理医生以五形体质理论、中医九种体质理论对患者进行体质辨证，并针对不同的体质情况给出在情志、饮食、运动、生活起居等方面的建议及调整方案；中医"话疗"亦是中医特色慢病管理的重要部分，慢病管理医生制订好方案后，通过中医"话疗"形式，为患者进行中医健康理念的指导和健康教育等。

第二节　中医特色慢病管理的优势

中医特色慢病管理是融合了中医特色的慢病管理，相较于普通的慢病管理，其优势主要在于中医文化与中国文化相通，群众易于接受；中医学的群众基础深厚；中医学提倡的个体化、整体观、治未病思想有着先天的理念优势；中医特色管理手段与措施已实践数千年，具有实践优势；中医药介入的慢病管理可深入"全生命周期""全疾病过程"，具有明显的全程管理优势。

一、群众易于接受

中医文化与中国文化一脉相承，中医学的发展与中国传统文化密切相关。一方面，很多传统文化的优秀成果被运用于中医学中，如五行生克、阴阳平衡等，另一方面，中国传统文化的繁荣也不断带来中医学的发展。从古至今，每一次传统文化的大繁荣，都会迎来中医学的一次大发展。

例如，春秋战国时期，学术繁荣，百家争鸣，中医学的基本理论体系便形成于这一时期；宋代之后，儒家文化空前繁荣，诞生了以金元四大家为代表的一大批临床医家，其相关理论影响至今。

此外，中医学的思维方式、价值取向等，与传统文化是一脉相承的，更容易为传统文化影响下的中国人所接受。中国人思维方式、价值取向、气质特征深深受到传统文化的影响，如《易经·乾卦》云："天行健，君子以自强不息。"《易经·坤卦》云："地势坤，君子以厚德载物。"而中医学名著《备急千金要方》强调："人命至重，有贵千金，一方济之，德逾于此。"可见中医文化作为传统文化的一部分，已经被打上了传统文化的深深烙印。

二、群众基础深厚

西方医学进入中国之前，中医学在华夏大地上已有了数千年的历史，文化底蕴深厚，传播广泛而深刻。而近年来随着传统文化和中医学的复兴，国民的中医素养逐渐提升。国家中医药管理局的统计数据显示，2018年中国公民的中医药健康文化素养持续提升，达到 15.34%。全国 15 ～ 69 岁人群中，具备中医药健康文化素养的人数超过 1.58 亿。可见，中医文化已经深入人民群众的日常生活中，中医学在中国具有广泛的文化基础、群众基础。

三、先天的理念优势

中医学以辨证论治为基础，提倡个体化防治和管理疾病。个体化防治疾病的思想主要体现在三因制宜。

"人以天地之气生，四时之法成"，人类作为宇宙中的万物之一，深受自然界的影响。中医学注重天人相应，时令节气的变化，对人体的五脏、阴阳、气血、疾病等都有着深刻的影响。这就是中医学强调"因时制宜"的原因。因时制宜作为中医治疗用药的原则之一，指根据不同季节的气候特点来治疗疾病。《素问·六元正纪大论》说："用寒远寒，用凉远凉，用温远温，用热远热，食宜同法。"不仅用药、饮食同法，疾病的管理也应同法。

不同地域，其气候特点亦不同，因此当地流行的六淫邪气、当地的人群体质等亦不同，而治疗更是因此明显不同，这就是"因地制宜"的原因。正如清代徐大椿《医学源流论》指出："人禀天地之气以生，故其气体随地不同。西北之人气深而厚，凡受风寒，难于透出，宜用疏通重剂；东南之人，气浮而薄，凡遇风寒，易于疏泄，宜用疏通轻剂。"

中医学更强调因人制宜，认为应根据患者的年龄、性别、体质、生活习惯等不同特点，来考虑治疗用药。每一种疾病的发生、发展虽有其自身的规律，但每一个个体也会受到诸如性别、年龄、体质、生活习惯、环境、时令节气等因素的影响，这些因素会对疾病的发展产生影响，慢性疾病更是如此。

（1）年龄　老年人的生理功能衰退，气血阴阳亏虚，病多虚证或虚实夹杂。虚证宜补，攻邪宜慎，药量较青壮年为轻；小儿的生机旺盛，但气血未充，脏腑娇嫩，易寒易热，易虚易实，病情变化较快，忌投峻剂，少用补益，药量宜轻。

（2）性别　妇女有经、带、胎、产之别，用药宜慎。妊娠期间，凡峻下、破血、滑利、走窜等伤胎或有毒之品，尤当禁用或慎用。

（3）体质　阳盛或阴虚之体，慎用温热之剂；阳虚或阴盛之体，则应慎用寒凉之药。在《灵枢·通天》与《灵枢·阴阳二十五人》中，均以阴阳五行学说为基础，用"同中求异"的方法，从五音太少、阴阳属性、体态和生理、心理特征等方面论述了"五形之人"各自的特点。这些差异不仅会造成对疾病的易感性及发病的倾向性，还会导致同一种疾病可表现出寒热虚实的不同。国医大师王琦提出的"中医九种体质"，亦是"因人制宜"原则的具体体现。

根据中医这一思想，慢病管理中也应强调因时、因地、因人制宜，针对不同季节、节气、地域、体质等而调整慢病管理方案。

四、实践优势

中医情志调养、导引、药膳、中医"话疗"、四时养生、二十四节气养生、中医体质养生等中医特色管理手段与措施，在数千年的实践中，积累了丰富经验。

先秦文化奠定了中医情志理论的思想基础。如《易经·系辞》中已经蕴含了调节情绪以防病强身的医学思想，如"君子安其身而后动，易其心而后语，定其交而后求。君子修此者，故全也"。又如，道家主张的"无为""顺应自然""返朴归真"等思想，为中医调情志以养生理论的形成奠定了思想基础；儒家提倡中庸之道，认为在精神调摄方面应做到减少物质欲望，如《孟子·尽心下》云："养心莫善于寡欲。"先秦杂家的代表作《吕氏春秋》，对情志太过伤神害身的认识较为深刻，如《吕氏春秋·尽数》曰："大喜、大怒、大忧、大恐、大哀，五者接神则生害矣。"先秦诸子百家对情志的论述散见于各种古代文献中，虽尚未形成系统理论，但为中医情志理论的形成奠定了坚实的思想基础。

《黄帝内经》形成了系统的中医情志理论。《黄帝内经》不仅论述了情志与脏腑的关系，如《素问·阴阳应象大论》云："人有五脏化五气，以生喜怒悲忧恐"，论述了五脏主五志；《灵枢·本神》说"肝气虚则恐，实则怒"，论述了一脏多情，而且详细论述了情志致病规律，认为情志致病可伤及内脏，过怒伤肝，过喜伤心，过思伤脾，过悲伤肺，过恐伤肾。同时，情志致病可扰乱气机，如《素问·举痛论》说："怒则气上，喜则气缓，悲则气消，恐则气下……惊则气乱……思则气结。"此外，《黄帝内经》还论述了情志病证的治疗，根据五行生克制化规律，提出了以情胜情的情志治疗原则，即怒胜思，喜胜忧，思胜恐，悲胜怒，恐胜喜；同时还提出了移精变气的祝由疗法。《素问·移精变气论》言："古之治病，惟其移精变气，可祝由而已。"通过转移精神注意力，达到纠正气血紊乱的状态。

后世医家实践并发展了中医情志理论。宋代陈无择明确提出了"七情"概念；金元时期的刘完素提出了"五志化火"论；张从正的《儒门事亲》详细记载了以情胜情的生动医案；朱丹溪阐述了郁证理论并创立了用越鞠丸治疗诸郁，至今仍广泛运用于临床；明清医家在医案、医著中单列"情志病""神志门"等章节，显示了中医情志学说在临床中的广泛实践和发展。

中医导引之术源远流长。现存最早的有关中医导引的文献应该是长沙马王堆三号汉墓出土的 44 幅《导引图》，它集中表现了多种古代导引法，如仿生导引、呼吸导引、辨证施功导引等。此外，《黄帝内经》详细记载了导引按蹻；以张仲景、华佗为代表的汉代医家，则拓宽了导引的应用范围，尤其是华佗创立的五禽戏，更是开创了导引发展的新分支；南北朝的陶弘景著《养性延命录》，成为我国历史上第一部对导引资料进行整理的专辑；唐代孙思邈著《备急千金要方》，详细记载了"天竺按摩法""老子按摩法"等导引之法；由宋人编创的八段锦是一套简单易行的导引法，包括坐、立两种，后得到迅速发展，先后演变出四段锦、六段锦、十二段锦、二十四段锦，形成了八段锦系统。可见我国古代对于中医导引之术有着丰富的实践经验。

中医食疗方法从古至今都有详细记载，且一开始采用中药治病也多与食物相关。最早的药物专著《神农本草经》中，药食两用之品就有30余种。汉代张仲景处方的当归生姜羊肉汤流传至今；唐代孙思邈的《备急千金要方》中更是首设"食治"专篇，提出"食疗不愈，然后命药"的观点，足见他对食疗的重视程度；唐代孟诜的《食疗本草》建立了完整的食疗体系，详细记载了药用食物260余种，并对"食性"与"食宜"进行详细记述，同时记载了"食忌"与"食方"；宋代《太平圣惠方》中专设"食治门"，列述了诸多食治方药；元代《饮膳正要》成为我国第一部营养学专著，首次从营养学角度分析饮食对预防疾病的重要性；明代《本草纲目》中载药粥52种，并按不同功效分为调理脾胃、消烦止渴、止泻止呕、补益肝肾、消利水肿等；当代的《中国药膳大辞典》载药膳方7368首，是有关药膳的一部大型工具书，书中详细总结了传统食疗和当代药膳。

中医时间医学理论由来已久。随着2017年诺贝尔生理学或医学奖的颁布，对于时间医学的研究已经成为世界医学领域研究的前沿和热点。而中医时间医学理论早在《黄帝内经》中即已出现，其中有大量关于人体生命活动的节律性、周期性的记载。《素问·四气调神大论》说"阴阳四时者，万物之终始也，死生之本也，逆之则灾害生，从之则苛疾不起，是谓得道"，强调了顺应四时节气变化的重要性。该篇还提出了生活起居、情志养生的基本原则："春三月，此为发陈，天地俱生，万物以荣，夜卧早起，广步于庭，被发缓形，以使志生，生而勿杀，予而勿夺，赏而勿罚。此春气之应，养生之道也。逆之则伤肝，夏为寒变，奉长者少。……冬三月，此为闭藏，水冰地坼，勿扰乎阳，早卧晚起，必待日光，使志若伏若匿，若有私意，若已有得，去寒就温，无泄皮肤，使气极夺。此冬气之应，养藏之道也，逆之则伤肾，春为痿厥，奉生者少。"强调人的生活起居、情志养生要随自然界四时阴阳的变化而变化。该篇更是提出了"春夏养阳，秋冬养阴"的顺时养生法则，由此引申出后世的"冬病夏治"。清代的《张氏医通》中详细记载了该法则的具体运用，即在夏季运用中药贴敷治疗哮喘，"冷哮灸肺俞、膏肓、天突，有应有不应。夏月三伏日，用白芥子涂法，往往获效"。

此外，在2016年入选世界非物质文化遗产后，二十四节气逐渐为人们所熟知。其实，二十四节气是上古农耕文明的产物，它是一年中时令、气候、物候等方面变化规律的重要时间节点，是对春、夏、秋、冬四时的细分。它不仅在农业生产方面起着指导作用，同时还影响着古人的衣食住行。古人发现二十四节气对疾病也有很大影响，很多疾病在节气交接时可能发生激烈的变化，正如彭子益所说："二十四节气，节与节之间，是滑利的。一到节上，便难过去。久病之人，交节前三日多死。大气郁，人身亦郁，久病之人，腠理闭塞，交节不能通过，是以死也。"因此，历代名医无不重视在天地大气流转的关键节点，根据节气变化特点，采取措施预防相关疾病，如《临证指南医案》中论述："芒种夏至天渐热，宜益气分以充脾胃。"另一方面，他们还采取借势用力的方法进行疾病治疗。如《本草纲目》引用虞抟《医学正传》中的记载："立春节雨水，其性始是春升生发之气，故可以煮中气不足、清气不升之药。古方妇人无子，是日夫妇各饮一杯，还房有孕，亦取其资始发育万物之义也。"二十四节气养生则更重视通过调整饮食、起居、运动、情志等方面而达到顺应节气阴阳变化的目的。

五、全程管理优势

上述有着丰富实践经验的中医特色管理手段与措施，使得中医药介入慢病管理成为可能。

中医体质调养以五形体质辨证、中医九种体质辨证对患者进行体质辨证，并针对不同的体质给出在情志、饮食、运动等方面的建议及调整方案；运气调养是实现"预测—预防"的主要途径，针对每年的运气特点、二十四节气变化情况，结合患者体质、病情特点等，对患者未来一年的情况进行预测，并给予相应的预防措施；中医"话疗"亦是慢性肝病的中医特色慢病管理的一部分，慢病管理医生制订好方案后，通过中医"话疗"形式，为患者进行中医健康理念疏导、健康教育等。

以上这些方法能够实现"预测—预防—治疗—康复—保健"的全程化中医特色慢病管理。

第三节　中医特色慢病管理的历史机遇

随着经济的发展，以及生活方式的改变和社会因素的影响，国民的疾病谱已发生重大变化，主要疾病由传染性疾病转变为慢性疾病。慢病对健康的影响日益加剧，已经成为严重危害中国居民健康的头号公共卫生问题。慢病占我国人口总死亡率的 86.24%。另一方面，人口老龄化的不断加剧，使得我国面临着慢病的巨大挑战。因此，《"健康中国 2030"规划纲要》提出了"实施慢性病综合防控战略"的任务要求，并明确了降低"重大慢性病过早死亡率"的发展目标。

当前，中医药迎来天时、地利、人和的发展机遇，《中国防治慢性病中长期规划（2017—2025 年）》提出要发挥中医药在慢病防治中的优势和作用。因此，富有中医特色的慢病管理迎来了良好的发展机遇。

一、疾病谱的变化

自 20 世纪下半叶以来，人类疾病谱由以传染病为主，迅速向以慢性非传染性疾病（即慢病）为主转变，以心脑血管病、糖尿病、癌症、慢性呼吸道疾病等为主的慢病已成为人类的头号杀手。而据发表在《柳叶刀》的中国疾病负担研究显示，在中国，由于生活方式的改变，红肉摄入量的增加和体力活动的减少，中国人的糖尿病患病率大幅上升，从 2000 年到 2017 年的增幅超过 50%；1990 年到 2017 年，十大主要健康危险因素中，增长最快的是超重和肥胖，增长了 185%。文章认为，近 30 年来，中国传染性疾病、母婴疾病、营养相关疾病的负担大幅降低，而慢性非传染性疾病的负担增加；中国医疗系统的首要目标应是防控慢性疾病，尤其是在老年人群中。

在心脑血管疾病方面，2012 年全国居民慢病死亡率为 533/10 万，占总死亡人数的 86.6%，其中心脑血管病死亡率为 271.8/10 万。心血管疾病导致的死亡占居民总死亡原因的首位，占居民总死亡率的 40% 以上。同时，心血管病住院费用快速增加，自 2004 年以来，年均增速远高于 GDP 增速，心血管疾病已成为我国的重大公共卫生问题。

在糖尿病方面，据 *JAMA* 最新的报道，目前我国糖尿病患病人数、未诊断人数、糖尿病前期人数均为全球第一，患病率、未诊断率、糖尿病前期患病率分别为 10.9%、6.9%、35.7%。2019 年国际糖尿病联盟第七版全球"糖尿病地图"数据也提示，中国的糖尿病负担严重，2019 年 20 ～ 79 岁中国糖尿病患者数量高达 10960 万人；未诊断糖尿病患者人数居世界第一，2019 年 20 ～ 79 岁中国未诊断糖尿病人数约为 5781 万人；糖尿病直接医疗费用占世界第二，中国的糖尿病直接医疗费用 510 亿美元；因糖尿病死亡人数也居世界第一，2019 年 20 ～ 79 岁中国糖尿病相关死亡人数约为 130 万。由糖尿病带来的并发症更为突出。糖尿病慢性并发症的致死致残率高，糖尿病视网膜病变成为工作年龄成人致盲的第一位原因，糖尿病足、糖尿病外周血管疾病、糖尿病外周神经病变成为非创伤性下肢截肢的第一位原因，糖尿病肾病成为终末期肾病的首要原因，糖尿病患者的心血管死亡和中风发病率增加 2 ～ 4 倍，糖尿病患者每 10 人中有 8 人死于心血管事件。由此可见，目前糖尿病患病率高、未诊断人数多、糖尿病前期人数多，而知晓率低、治疗率低、控制率低，并发症高，疾病负担重，防控形势严峻。

在肿瘤方面，恶性肿瘤是威胁人类健康的最严重疾病之一，世界各国和我国恶性肿瘤的疾病负担均呈持续上升趋势。肿瘤的预防和控制是世界各国面临的重要公共卫生问题。根据 2018 年 *JAMA Oncology* 报告，2016 年全世界癌症病例约 1720 万，因癌症死亡人数约 890 万人，2006 年至 2016 年，癌症病例增加了 28%。中国已成为全球新增癌症病例最多的国家，环境污染、食水污染、慢性感染、酗酒吸烟、不良生活方式等诱发癌症。《2015 年肿瘤登记年报》数据显示，2015 年我国恶性肿瘤新发病例数约 429 万，死亡约 281 万。我国恶性肿瘤发病人数约占全球恶性肿瘤发病人数的 22%，恶性肿瘤死亡人数约占全球恶性肿瘤死亡人数的 27%。

在慢性呼吸道疾病中，最常见的为哮喘、慢性阻塞性肺疾病（以下简

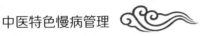

称慢阻肺）、职业性肺部疾病和肺动脉高压。研究显示，慢性呼吸道疾病已成为世界上的主要死亡病因之一，已成为一个日益严重的全球公共卫生问题。在我国，哮喘和慢阻肺是呼吸慢病中的主要病种。过去十年，中国大陆儿童和成人哮喘的患病率明显升高，基于症状的成人哮喘患病率为3.9%，中国城区 0～14 岁儿童哮喘总患病率为 3.02%。2018 年发表在《柳叶刀》的数据揭示了我国慢阻肺的流行状况，首次明确我国慢阻肺患者人数近亿。这项研究得出结论，我国 20 岁及以上成人的慢阻肺患病率为8.6%，40 岁以上则达 13.7%，60 岁以上人群患病率已超过 27%。慢阻肺已经成为最常见的慢性疾病之一，构成我国重大疾病负担。

在慢性肝病方面，目前，非酒精性脂肪肝已替代病毒性肝炎，成为我国第一大慢性肝病。慢性肝病患者迅速增加的势头不容忽视。慢性肝病除治疗外，还存在诸多问题。一方面，慢性肝病患者病程缠绵难愈，长期困扰患者及其家庭，另一方面，慢性肝病患者长期受到来自身体、家庭、社会、经济的压力，可引发社交障碍、心理障碍等，同时伴有紧张、焦虑、恐惧、抑郁、绝望等各种情绪障碍。此外，慢性肝病患者需要长期接受药物治疗，患者的依从性及药物的安全性堪忧。相当一部分患者不注重自我管理，表现为酗酒、熬夜；不及时与医生交流治疗情况；不按时随诊复查；服药不规律，甚至自行停药；不注重监测和记录。因此，建立慢性肝病慢病管理对于防治慢性肝病显得尤为必要。

二、国家政策和规划导向

《"健康中国 2030"规划纲要》提出了"实施慢性病综合防控战略"的任务要求，并明确了降低"重大慢性病过早死亡率"的发展目标。《中国防治慢性病中长期规划（2017—2025 年）》提出"推动由疾病治疗向健康管理转变""发挥中医药在慢性病防治中的优势和作用"。

当前正迎来中医药发展的春天。2016 年 2 月，为了适应新形势的需要，国务院制定了《中医药发展战略规划纲要（2016—2030 年）》，明确把中医药发展上升为国家战略。2017 年 7 月 1 日，酝酿多年的《中华人民共和国中医药法》正式实施。2017 年 10 月，党的十九大报告提出"坚持中西医并重，传承发展中医药事业"。2019 年 10 月，《中共中央 国务院关于促进中医药传承创新发展的意见》提出，传承创新发展中医药是新时代中国特色社会主义事业的重要内容，是中华民族伟大复兴的大事。

现代医学应对慢病尚在探索之中，而中医学在几千年的实践中已经积累了养生保健、防治慢病的丰富经验，这将使中医药走向人类健康事业的前台，给中医药发展带来了历史性机遇。

三、国民中医药素养不断提升，需求持续扩大

2019 年 12 月 25 日，国家中医药管理局发布的一项调查结果显示，中国国民的中医药健康文化素养持续提升，达到 15.34%。全国 15 岁至 69 岁人群中，具备中医药健康文化素养的人数逾 1.58 亿。调查显示，中国中医药健康文化知识的普及率、阅读率保持在较高水平，信任率、行动率有明显提高，中国公民中医药健康文化 5 个维度素养水平均呈逐年增长趋势。

为了适应疾病谱的改变，现代医学也从生物医学模式向生物—社会—心理—环境模式转变，从以疾病为中心向以人的生命健康为中心转变；把"以治愈疾病为目的的高技术追求"，转向以"预防疾病和损失，维持和促进健康"为目标，而其转变的方向恰是中医学始终坚持的核心理念。中医学把人放在自然环境状态下进行整体考虑，将自然环境的变化、人的体质、起居饮食、情志波动等作为影响健康的多重因素加以干预和调整，使人的机体达到一个"阴平阳秘"的最佳动态平衡状态，充分发挥机体自身的抗病能力和调节能力，达到防病治病的目的。

此外，随着我国国民经济的高速发展，城乡人民生活水平不断提高，近年来农村城镇化进程提速，人民群众的总体健康需求显著提高。同时，我国进入人口快速老龄化阶段，大量有消费能力的老年人群也必然拉动医疗保健市场的需求。未来我国中医药行业具有巨大的发展空间。

我国卫生与健康事业发展进入了新时代。在新形势下，人民群众健康需求的变化，医改攻坚带来的医疗服务格局调整，互联网、大数据、人工

智能等新技术新潮流的涌现发展，为中医药发展提供了广阔的舞台。

互联网、大数据、人工智能等是新时代下中医药发展的机遇，更是慢病管理发展的机遇。目前这些新技术已经贯穿中医药服务、产业、文化、传承等各方面，逐渐发展出互联网＋中医、大数据＋中医、人工智能＋中医等新模式，必将为慢病管理的提升和优化释放巨大潜能。

互联网＋中医慢病管理，可通过对远程慢病管理的相关流程、内容进行实时分析，设计出既有医护端、又有患者端的互联网＋中医慢病管理平台。2017 年，国家中医药管理局颁布了《推进中医药健康服务与互联网融合发展的指导意见》，明确提出要发展中医养生保健互联网服务，提倡推进中医特色健康管理智能化，并要求构建具备中医健康体检、中医体质辨识、健康风险评估、健康干预、慢性病管理等功能的信息系统和移动终端，实现对中医健康数据的采集、管理、应用和评估，建立个体化的中医健康档案。

第三章　中医特色慢病管理源流

第一节　古代中医疾病管理思想源流

现代医学的出现与发展，曾给人以希望，以为终于找到了打开健康大门的钥匙。然而，今天越来越多的人已经看到了现代医学的局限性。面对当代医学难题，许多国家开始把眼光放在对慢性疾病的管理上。而随着慢病管理研究的发展，大家又把眼光投向东方传统医学，中医药越来越显示出其独特价值。

几千年来，在现代医学传入中国以前，中医药学靠着一根银针、一把草药，护佑着中华民族世世代代的生命传承，并逐渐形成因时、因地、因人制宜的整体医学观，天人合一的生命哲学观，进而形成医养结合的健康观。这种健康观在很久以前就已融入疾病的治疗和管理中，融入了中华民族的生活方式中。

在我国浩瀚的中医学文献中，我们可以很容易地发现疾病管理的思想火花。古代中医学名著《黄帝内经》就已经提出："圣人不治已病治未病，不治已乱治未乱，此之谓也。夫病已成而后药之，乱已成而后治之，譬犹渴而穿井，斗而铸锥，不亦晚乎？"治未病的意思是说，不仅仅要治疗已经发生的疾病，还要重视预防将要发生而还没有发生的疾病。这在医学上有两方面的意义：一方面是治病，另一方面是防病，且从理论上来讲，尤其重视防病和防变。这一思想与现代慢病管理、健康风险评估和控制、维护生活质量的思想不谋而合。

事实上，中国文化对疾病管理的思考可能更早。自商代起，中华文明就已在生活中，通过不同手段、不同模式，开启对疾病的管理。如我们可以从古代"养"字写法的演变过程中一窥古人的疾病管理理念。

在甲骨文或者金文中，"养"字属于会意字，形状像一人手执鞭子赶羊，表示"牧"，即管理之意。随着时代的演变，"养"字的内涵也变得更深。到了小篆体，"养"字变为从羊从食，羊还代表读音，所以"养"字又成为一个形声字，表示以食物饲养之意。由此可见，古代的"养"字已经包含让饲养对象保持在正常的生活轨道上，也即形成生活方式上的规范，当然也包含了对饮食方面的要求。从这里就体现了在遥远的古代，先民其实已将防病和疾病管理融入生活当中，以求获得更高质量的健康生活。

中医学"治未病"的防病和疾病管理理念，根植于中华文化的沃土，蕴含着中华民族特有的精神追求和文化理念。因此，除了从文字学角度进行研究外，在其他方面也可以找到证据和源流。

一、上古传说时期

在《易经·系辞下》中有如下一段记载："古者包牺氏之王天下也……作结绳而为网罟，以佃以渔。""包牺氏没，神农氏作，斫木为耜，揉木为耒，耒耨之利，以教天下。""神农氏没，黄帝、尧、舜氏作，通其变，使民不倦，神而化之，使民宜之……刳木为舟，剡木为楫，舟楫之利，以济不通……服牛乘马，引重致远，以利天下……断木为杵，掘地为臼，杵臼之利，万民以济……弦木为弧，剡木为矢，弧矢之利，以威天下……上古穴居而野处，后世圣人易之以宫室，上栋下宇，以待风雨。"概括地说明了上古时期劳动促进人类社会进步的情形。我们也可以从中看出，古代人民逐步认识到人与自然的关系，认识到通过强壮身体、防病养病，可以延长寿命。这说明疾病管理思想的原始萌芽在此时已经出现。

二、先秦时期

经过夏、殷、商到周，随着生产力的发展，科技文化水平也相应提高，为春秋战国的轴心时代打下了基础。在先秦的百家争鸣中，人们对于世界本源、生命现象及人生价值等方面有了较为客观的认识。由此出现了主动改善个人和环境卫生、合理调配饮食等措施，以求获得健康、防病调治的目的。如成书于春秋战国时期的《道德经》，其实是殷、商到周的文化成果积累，书里将世上一切规律的精华归纳为"道"。"道"，是指天地万物的本质及其自然循环的规律。书中说"人法地，地法天，天法道，道法自然"，即是要求人的生命活动要符合自然规律，并提出"是谓深根固柢，长生久视之道"的论断。这种思想代表了当时通过顺从自然规律以做到防病长寿的理念。

先秦时期的儒家学派，提出了"活泼泼"的生命方式（梁漱溟语），除了顺应自然，也要避免"过用"。《礼记·缁衣》说："心以体全，亦以体伤。"养心与养形是养生的重要内容，然而在精神与形体之间，具有统率和支配作用的是精神。养生首先要强调精神调摄，而最好的方法是减少物质欲望，即所谓"养心莫善于寡欲"（《孟子·尽心下》）。《论语·颜渊》说："非礼勿视，非礼勿听，非礼勿言，非礼勿动。"孔子还提出了君子有三戒，即"少之时，血气未定，戒之在色；及其壮也，血气方刚，戒之在斗；及其老也，血气既衰，戒之在得"（《论语·季氏》）。行则从礼、君子三戒等内容，即为寡欲。儒家关于精神调摄的原则，在中医养生学思想中得到了阐发和应用。

此外，儒家还倡导饮食卫生。孔子对于饮食卫生十分重视，为了保证身体健康，他提出了饮食保健的原则，即《论语·乡党》中所说的"食不厌精，脍不厌细"。饮食精，则营养丰富；脍宜细，则味道美，可增进食欲，有利于消化吸收。并且，提醒人们一定要食用新鲜、清洁的食物，以防止疾病的发生。他指出："食饐而餲，鱼馁而肉败不食，色恶不食，嗅恶不食，失饪不食，不时不食。"强调了食品要精细，烹调要得当，进餐要定时，经久变味、腐败发臭的食物不宜食用等饮食卫生要求。将情志养生、饮食卫生与健康、疾病管理联系起来，这些都是中医学"治未病"理念和疾病管理理念的思想源泉。

在先秦时期，杂家的养生思想将疾病防治理念进一步完善。《吕氏春秋》是先秦杂家的代表作，其思想体系不仅承袭了道、儒两家的内容，也旁采了墨、法等家之说。《吕氏春秋·尽数》说："天生阴阳、寒暑、燥湿、四时之化，万物之变，莫不为利，莫不为害。圣人察阴阳之宜，辨万物之利，以便生，故精神安乎形而年寿得长焉。"何为害？五味太过，五者充形则生害，乃饮食为害，此其一；七情太胜，过胜则伤神，乃情志为害，此其二；六淫太过，太过则伤精，乃六淫为害，此其三。知此三害而避之，使之无过，自然神安而形壮，年寿得长。"故凡养生，莫若知本，知本则疾无由至矣"。知本求因、趋利避害、颐养神形，是杂家养生思想的重要观点。

此外，《吕氏春秋》认为，人之精气血脉以通利流畅为贵，若郁而不畅达，则百病由之而生，故在《恃君览》之"达郁"篇中指出："凡人三百六十节、九窍、五脏、六腑、肌肤，欲其比也；血脉，欲其通也；筋骨，欲其固也；心志，欲其和也；精气，欲其行也。若此，则病无所居，而恶无由生矣。病之留、恶之生也，精气郁也。"同时指出，活动形体是使体内精气流通以保障生命活动正常进行的有效措施，"流水不腐，户枢不蝼，动也，形气亦然。形不动则精不流，精不流则气郁"（《吕氏春秋·尽数》）。经常运动形体，则精气流行，恶无由生。《吕氏春秋》提出的这种"动形达郁"的主张是对中医养生学的一个重大贡献。

成书于先秦两汉时期的《黄帝内经》，奠定了中医学防病、治未病理论的基础，集先秦诸子论述的医学理论及当时医药学实践之大成。《黄帝内经》把人与自然界看成一个整体，自然界的种种变化，都会影响人体的生命活动，即天有所变，人有所应。因而，强调要适应自然变化，避免外邪侵袭。如《灵枢·本神》指出，要"顺四时而适寒暑"，《素问·四气调神大论》则提出了"春夏养阳，秋冬养阴"的四时顺养原则。《素问·上古天真论》又明确提出"虚邪贼风，避之有时"，开辟了中医学防病养生的先河。

另外，《黄帝内经》详细论述了衰老的变化过程及衰老的表现，并指出情志、起居、饮食等方面调节失当，是导致早衰的重要原因，并提出要

"法于阴阳，和于术数，食饮有节，起居有常，不妄作劳，故能形与神俱，而尽终其天年，度百岁乃去"（《素问·上古天真论》），初步建立了抗老防衰及老年病防治的基础理论。

此外，《黄帝内经》不仅提出了许多重要的养生原则和行之有效的养生方法，如调和阴阳、濡养脏腑、疏通气血、形神兼养、顺应自然等原则，以及调情志、慎起居、适寒温、和五味、节房事、导引、针灸等多种养生方法，而且特别强调"治未病"这一预防为主的原则，将养生和预防疾病密切结合在一起，这一点具有极其重要的意义。

三、汉唐时期

汉唐时期，佛教的传入也逐渐影响了社会思潮及医学的发展。佛教认为生命无常，生老病死等过程贯穿每一个人的生命周期，任何人都不可能长生不老。因此，佛教反对对身体的贪恋执着、过分的关照。另一方面，佛教认为"人身难得"，应倍加珍惜。若病痛缠身，即无法安心修道，成就弘法利生事业。

此外，佛教对于运动的作用也是十分重视的。如佛经《阿毗达磨大毗婆沙论》卷151提到"长寿"的条件时说："若有于寿，恒作、恒转，受作、受转；时行、处行；修梵行；食所宜、食应量，生者应熟、熟者弃之，于宜匪宜能审观察；服医药、用医言；避灾厄；远凶残。由此等故，寿不中夭。"将运动导引理念灌输到疾病管理中。

自隋代王通提出儒、佛、道"三教归一"的纲领后，三家之说便成为官方的正统思想推行于世，并且互相渗透、融合。其中，有关养生防病方面的内容，便被当时的医家、方士所继承，从而进一步充实和发展了中医学疾病管理的内容。

汉唐时期特别强调养慎，即调护机体以顺应四时之变。张仲景在《金匮要略·脏腑经络先后病脉证》中认为："若人能养慎，不令邪风干忤经络……病则无由入其腠理。"他还强调了饮食与防病的关系，"凡饮食滋味，以养于生，食之有妨，反能为害……若得宜则益体，害则成疾，以此致危"(《金匮要略·禽兽鱼虫禁忌并治》），因而"服食节其冷热、苦酸辛甘"(《金匮要略·脏腑经络先后病脉证》）。明确指出，饮食之冷热、五味之调和，以适宜为度，方可起到养生作用。反之，则于身体有害。

此外，汉唐时期的医家还继承了《吕氏春秋》中的动则不衰之说，从理论上进一步阐述了动形养生的道理，如《三国志·华佗传》中载其言论曰："人体欲得劳动，但不当使极尔，动摇则谷气得消，血脉流通，病不得生，譬犹户枢不朽是也。"

最重要的是，这个时期提出了强调重视药补的疾病预防及疾病管理策略。成书于东汉时代的《神农本草经》，共载中药365种，分为上、中、下三品。其中，上品药物为补养之品，计120种，多具有补益强身、抗老防衰之功效，如人参、黄芪、茯苓、地黄、杜仲、枸杞子等，均为强身益寿之品。书中提倡以药物增强身体健康，后世医家据此创制了不少抗老防衰的方药。

四、两宋时期

两宋时期是中国封建社会的中期，在思想上倡导融道、儒、佛三教于一炉的所谓"理学"，同时又出现了"心学"流派。他们既有争论，又互有渗透，互有吸收和发扬，对医疗保健和疾病管理有一定影响。

北宋末年，官方出版的《圣济总录》共200卷，200多万字，包括内、外、妇、儿、五官、针灸及养生、杂治等，分为66门，内容十分丰富。该书前数卷大量论述了当时流行的运气学说，而且对养生保健的一些方法做了相当详尽的介绍。可见，当时十分肯定这些方法的效果，并倡导使用这些保健方法。

此外，针灸学在两宋时期有了很大的发展，出现了闻名国内外的"针灸铜人"及新的针灸专著，如《新铸铜人腧穴针灸图经》《针灸资生经》等。同时，又出现了子午流注针法，主张依据不同时间，选择不同穴位，达到治疗和保健的目的。

最重要的是，此时期的医家、养生家通过寻找新的老年保健方法，全面认识了老年人的生理病理特点，丰富了老年人的治疗保健原则和方法，促进了老年医学的发展。宋代陈直撰《养老奉亲书》（元代邹铉在此书的基础上继增三卷，更名为《寿亲养老新书》），内容颇为详实，是老年医学专书。

五、金元时期

金元时期出现中医学术争鸣，对老年保健医学的理论和方法的认识更趋完善。由于实践经验的不断积累，食养食疗无论在理论上还是在方法上都有了新的进展，取得了显著的成就。

如元代饮膳太医忽思慧撰《饮膳正要》一书，从健康人的实际饮食需要出发，以正常人膳食标准立论，制定了一套饮食卫生法则。书中还具体阐述了饮食卫生、营养疗法，乃至食物中毒的防治等。附录版画二十余幅，文图并茂，是我国现存第一部完整的饮食卫生和食疗专书，是一部古代营养学专著，也是一部颇有价值的古代食谱。

另外，李东垣、朱丹溪等对饮食保健的有关原则和诸般宜忌也有很多精辟的论述，也是他们身体力行的经验总结，更加丰富了食养的内容。

六、明清时期

明清时期，中医养生保健专著的撰辑和出版处于鼎盛时期。明清时期的养生家对于养生理论的认识，有了进一步的深化。尽管他们在精、气、神的保养上各有侧重，但都强调要进行全面综合调理，尤其重视调理方法的研究和阐述。

如明代冷谦撰著的《修龄要旨》，是一部内容丰富的气功与养生保健专书，详细论述了四时起居调摄、四季却病、延年长生、八段锦导引法、导引却病法等，书中多以歌诀形式介绍养生要点及具体方法，易于领会和实行。万密斋的《养生四要》提出了"寡欲、慎动、法时、却病"等养生原则，对于违反这些原则而产生的疾病，皆列有药物救治方法。

清代吴师机撰《理瀹骈文》，是一部物理治疗专书。吴氏提倡膏药外贴等理疗法，还涉及引嚏、坐药、药浴等方法。他认为外治之理同内治之理，可以收到与内服汤、丸相同的效果。他还认为养生保健不能单纯依赖药饵，如果注意调节生活起居、陶冶性情，对健康更有益处。吴氏在外治保健方面为养生开辟了一条新的路径。

这一时期，随着疾病治疗和管理理念的完善，中医学已经从单纯的一方一药、一针一砭，发展为多管齐下，且做到因人、因时、因地制宜，讲究根据病人不同的体质、症状、年龄、性别、发病时间，采用不同的饮食调养、药物治疗、体育锻炼、心理调适等手段。这些措施已经突破了个体空间观念，将整体和时间的观念融入疾病的管理当中。

此外，随着疾病治疗和管理理念的完善，中医学在操作手段上也日渐丰富，甚至独树一帜。它的很多手段和方法在技术上并不高深，而是简单易学并且非常廉价，可以自行操作和训练。这样就为这些知识流传到民间、流传给后代并不断完善，奠定了基础。

七、小结

总之，中医对疾病的认识、治疗与管理，形成了中医学关于人体生命养护的理论及实践的知识体系，这个体系历经数千年的发展和完善，构建了中医学生命理论系统，提出了以治未病为核心的思想原则，积累了丰富的保养身心的经验，比较全面地阐明了中医养生学的内涵。它既有理论，又有具体的操作方法，指导着慢病管理的实践。

随着后世历代医家对"治未病"思想的进一步阐发，逐渐发展为未病先防、将病施治、既病防变、瘥后防复等医学思想。这些思想与现代医学提倡的慢病管理思想极为契合，可认为是中医学在慢性疾病管理中的技术与战略，体现了古人的智慧，显示了其内在的科学性、先进性。

所以，面对着巨大的挑战，吸取和发扬中国传统医学的优势，已经成为当代医学发展的潮流。中医药学在治疗慢性、复杂性疾病方面具有独特的优势，在对慢病的管理上，有着深刻的认识。

第二节　现代中医慢病管理进展

人以天地之气生，四时之法成，中医学以人为本、天人相应的思想非常强调人与自然、社会的整体性。而现代生物—心理—社会医学模式最早由美国恩格尔教授提出，该模式认为人是生物、心理、社会属性的统一体，人体健康由三者共同决定。中医学在整体水平上属于生物—心理—社会医学模式的范畴。现代医学总体把握医学的属性、职能、框架；中医学丰富了人类防治疾病的思想并形成了独具特色的诊疗体系，两者在疾病防治上互相补充，互相支撑。这与世界卫生组织（WHO）提出的健康标准"不仅是没有疾病或虚弱，而是身体、心理、社会适应三方面的完满"是一致的。

两千多年前的《黄帝内经》就已经指出，上古时代的人大都能活到一百岁而且还不衰老。然而由于各种原因，当代人类的平均寿命远远没有达到这个标准。依据世界卫生组织发布的2015年版《世界卫生统计》报告，我国人口的平均寿命，男性为74岁，女性为77岁。《素问·上古天真论》提出，今时之人不能度百岁的原因在于"以酒为浆，以妄为常，醉以入房，以欲竭其精，以耗散其真，不知持满，不时御神，务快其心，逆于生乐，起居无节，故半百而衰也"。

世界各国的医学家们研究人类生命活动的过程，希望得出保持人类身体健康、寿命长久的方法。然而，在世界医学历史上，只有中国古代的先贤们，在观察人类生命活动的过程中，总结出一套独具中国特色的医学理论，依据人体生命进程各个阶段的发展规律，对身体进行养护和管理，以达到避免疾病、长生久视的目的。

中医理论中天人相应的生态观、形神合一的生命观、五脏为枢的整体观、邪正相争的发病观、以平为期的治疗观、未病先防的养生观等，已经将诊断、治疗、预防、保健、养生、康复的全套药物和非药物疗法加以囊括，此乃慢病管理的雏形。经过时间的洗礼，愈发显示出其核心理论的正确性，现在依然有着重大价值并继续向前发展。

一、整体观念的发展

整体观念是中医学理论体系的基本特点之一，如《黄帝内经》即强调"心身合一""形神合一"。形与神俱是人类生命诞生的标志，人的存在需要心理与生理功能的协调。形与神在生命运动中是互根互用、对立统一的关系，"无形则神不可活，无神则形无以生"。养生防病当中，最终要达到的目的就是保形全神。因此，在形神共养的过程中，要动以养形、静以养神，动静合一，使人体气血和畅，百病不生，尽其天年。

针对形体，《灵枢·天年》中阐述了人体在不同阶段"好步""好趋""好走""好坐"的生命活动特点，如在青少年时期可顺应"步""趋""走"等多动的特点，进行形体保养；到中年以后，由于人体脏腑、气血功能逐步衰减，应适当运动，避免过于剧烈的活动，以耗竭人体气血。

对于养神，《素问·阴阳应象大论》云："是以圣人为无为之事，乐恬愉之能，从欲快志于虚无之守，故寿命无穷，与天地终，此圣人之治身也。"

人体组织、脏腑精气与情志活动"形神合一"的状态，在现代中医学、现代整体医学疾病管理中都有体现。如现代整体医学借鉴了《黄帝内经》心身合一的思想，不仅认识疾病本身，更关注患者的心理状态、社会功能等多个方面，而未来随着基因组学、心理学、云计算等现代技术的运用，整体医学会更加系统、全面地认识人与疾病，也为中医现代化、西医整体化、中西医交叉互补发展提供了可能。

在具体应用中，现代医学对患者的精神管理，既要重视情绪的调畅，又要重视心理欲望的调节。如针对少儿，应建立良好的亲子关系，在发育过程中培养孩子积极健康的心态；针对少年，则应多交流与沟通，加强疏导，保持其情绪稳定和心境愉悦；中老年时期，应更加注重心理欲望的调节，避免各种因素引起的"大喜、大恐、大忧、大怒、大哀"。又如，《黄帝内经》中五音与五脏紧密联系的五音疗疾理论，为现代音乐治疗的发展奠定了良好的基础。有人提出了"五行辨证施乐理论"，并出版了五行音乐治疗的磁带；有人将五行音乐疗法的理论与民族音乐有机结合，开展了五行音乐对五脏虚实影响的研究；有人依据经典五行音乐理论，对音乐治疗的"理、法、方、药"进行了进一步的完善。

二、体质养生的发展

中医体质学说是中医理论的重要组成部分，发端于《黄帝内经》，是以人体体质为研究对象的一种理论。《黄帝内经》已强调个体间的差异，并详细论述了体质与发病倾向相关。在中医历史长河中，后世医家不断丰富与发展体质理论，对体质类型、形成因素、表现特征、病理生理特点、与疾病的关系进行细致研究与分析，进而应用到诊断治疗、疾病预防、养生康复、疾病管理中。中医体质学说强调，个体之间存在差异，在诊疗或养生时，要考虑到年龄、性别、体质、职业背景、生活习惯、居住环境等因素，具体问题具体分析，根据体质来确定相应的养生策略，纠正或改善偏颇体质，促进机体的阴阳平衡，提高人体对外界的适应性，从而实现健康长寿的目的。

现代中医学已明确提出，体质的差异是人体内在脏腑阴阳气血之偏颇和机能代谢活动之差异的反映，代表了个体的整体特征。虽然个体的体质由先天禀赋决定，但并不是固定不变的，因为后天的生活环境、饮食起居等都可能影响及改变体质。正如《灵枢·天年》所说："人之寿夭各不同，或夭寿，或卒死，或病久，愿闻其道。岐伯曰：五脏坚固，血脉和调，肌肉解利，皮肤致密，营卫之行，不失其常，呼吸微徐，气以度行，六腑化谷，津液布扬，各如其常，故能长久。"体质决定于先天禀赋，同时受到后天各种因素的影响。平和体质是健康长寿的主要体质，无阴阳之偏，无虚损劳耗，营卫之气运行正常而不易感受外邪，生命可长时间代谢运作。因此，我们可以通过人为的干预去纠正偏颇体质，努力达到平和体质，减少或预防疾病的发生，防止病理性衰老，进而延缓衰老的进程。

在日常生活中，注意养护与调摄，可以改善偏颇体质。如从饮食、起居、情志等方面进行调整，可改善或纠正偏颇体质，甚者转为平和体质，以达到延年益寿的目的。有文献报道，迄今为止，90%以上的人死于疾病或天灾、人祸，仅有不到7.5%的人可能属于自然衰老、无疾而终。还有研究数据显示，平和体质的高龄老人一般入眠时间为21时至22时，醒来时间为5时至6时30分，平均睡眠时长为8.8小时。偏颇体质的高龄老人普遍睡眠不规律，与其气血不足、营卫不调有关。还有调查显示，与没有充足睡眠的人相比，拥有充足睡眠的人有着更健康的生活模式。

可见，对身体的管理，对体质的调整，自古至今都有重要的社会价值和深刻的社会意义。近代医家根据五行相生相克规律，将五音中的角、徵、宫、商、羽分属木、火、土、金、水，因人辨证选乐，应用于临床，对中晚期肿瘤患者的癌痛程度、生存质量进行临床观察，发现中医五行音乐可明显提高中晚期肿瘤患者的生活质量，降低癌痛痛感。另有临床实验研究证明，五行音乐疗法能够明显改善中风后患者的焦虑状态，提高患者生活质量。

三、情志养生的发展

中医学将喜、怒、忧、思、悲、恐、惊七种不同情志表现，统称为"七情"。《黄帝内经》云："人有五脏化五气，以生喜怒悲忧恐。"从情志而言，心"在志为喜"，肝"在志为怒"，脾"在志为思"，肺"在志为忧"，肾"在志为恐"。《素问·气交变大论》对于情志还有如下论述："有喜有怒，有忧有丧，有泽有燥，此象之常也。"即正常的情绪表达属于正常生理现象，不会致病，只有突然、强烈、长久、反复的情志刺激，造成情绪的过度兴奋或者抑制，才能导致人体的阴阳失调、气机紊乱、脏腑受损而发病。故《素问·举痛论》又说："百病生于气也，怒则气上，喜则气缓，悲则气消，恐则气下……惊则气乱……思则气结。"此时，要对情志进行调整，以达到《灵枢·本脏》所说的"志意和则精神专直，魂魄不散，悔怒不起，五脏不受邪矣"。

经过历代医家和养生家的不断努力，中医学逐渐形成了成熟、系统的情志养生理论，内涵丰富，经验独特，深刻揭示了情绪变化与脏腑功能活动的相关性，强调了正常的情绪活动有益于脏腑功能的协调，而异常的情绪活动，特别是强烈、持久的情志刺激，可能导致脏腑功能紊乱、气机失调，从而发生疾病。

对于情志致病的调治，古人也早有方法。《素问·移精变气论》指出："数问其情，以从其意。"了解病人的所思所想，顺从病人的心意，满足病人的愿望，这就是顺意的情志疗法。由于病人情志疾病的根源常常在于某些需要和愿望（如食欲、社交欲、求偶欲、求知欲等）不得满足，所以医生要察言观色，耐心询问，尽量满足病人的正当意愿，达到治本的效果，即"先除欲以养情"。明代的《养生余录·养生篇》指出："人之情性为利欲之所败，如冰雪之曝日，草木之沾霜，皆不移时而消坏矣。"又说："故性命之根，诚有极也；嗜欲之性，固无穷也。以有极之性命，逐无穷之嗜欲，亦自毙之而已矣。"只有节制欲望，才可"藏精于内，栖神于心，静漠恬憺，悦穆胸中，廓然无形，寂然无声……养生以经世，抱德以终年"。

在现代社会，随着对疾病治疗和管理的深入探索和实践，已有充分证据证实，情绪、心理的变化可以造成生理和身体上的变化，情志内伤与心脑血管疾病、骨关节疾病和各种肿瘤等许多种疾病的发生、发展密切相关，特别是长期的悲伤和抑郁，常常是癌症发生的前奏。因此，现代医学也提倡通过精神（情志）治疗（调养）来改善病情，促进康复。例如，当紧张、焦虑、恐惧等不良情绪累积心中之时，强行压抑会造成高血压、消化道溃疡、精神障碍、抑郁症等多种疾病，故现代医学一般建议可以通过哭泣、喊叫、对亲友倾诉，或进行艺术创作等多种方式将心中的郁积情绪发泄出来，从而使心理重新恢复平衡。

又如，现代人物质欲望较多，攀比心理较重，容易受到外物诱惑，欲求不得则使不良情绪郁积于心，多愁多恨，造成心身疾病。因此，现代医学建议在心理指导的过程中，可配合中国古代的静功，调整呼吸，摒除杂念，静坐默想，意守丹田，以达到凝神入静、万籁俱寂的境界，从而调整不良心态。可见，中外古今医学不但没有绝对的隔阂，反而有着承载与继承、创新与融合的关系。

四、起居养生的发展

《灵枢·岁露论》云："人与天地相参也，与日月相应也。"又云："春生，夏长，秋收，冬藏，是气之常也，人亦应之。"可知古人起居不但强调因地制宜，也强调因时制宜。

《黄帝内经》早已认识到健康长寿与地理环境之间有密切的联系。《素问·宝命全形论》言："人生于地，悬命于天，天地合气，命之曰人。"又说："高者其气寿，下者其气夭。"认为居住在北方寒冷高山地区的人，因阳气坚固，故多长寿；居住在南方炎热地势低洼地区的人，阳气常常发泄而致虚弱，故多短寿。在《素问·生气通天论》中还进一步指出："凡阴阳之要，阳密乃固，两者不和，若春无秋，若冬无夏，因而和之，是谓圣度。"说明生态平衡中也有阴阳之道，人与自然是相生相克、互根互用、协调统一、双向循环、和谐安定的关系。如今随着世界环境问题日益凸显，中医生态医学使人类重新审视生态环境与人类健康的息息相关关系。

从现有的研究中也可以发现健康与后天影响相关性很大。除了良好的生活方式和情志调养等，若能根据自身体质状况，选择合适的地理环境进行养生，也可能促进健康长寿。

随着现代医学的发展，人们越来越认识到，中医学尊崇的"天人相应"思想，与生态医学提倡的"自然生态"和"人文生态"思想非常契合。截止到2015年，中国老年学会公布的71个"中国长寿之乡"中，大多数位于山丘地区，如广西山区占到32.4%，说明海拔高的地区，空气、水源、土壤质量较好，有益于人类健康长寿。

而在因时制宜方面，古代中医强调人体之气要顺应四时的气候特点，方能养护应时之脏。《素问·至真要大论》说"夫百病之生也，皆生于风寒暑湿燥火"，说明健康要通过适应自然才能得到维护。反之，违背自然规律，"起居无节，故半百而衰也"。人的生命节律是在长期与自然界相互作用、相互适应的过程中形成的。因此，古代中医非常强调起居调养以顺应自然。

天地间阴阳无处不在，宇宙的生机就在于阴阳的消长变化。一天之间，清晨阳气生发，中午阳气最盛、阴气最少，下午阳气慢慢收敛，到了午夜则是阴气最盛的时候。人与自然息息相通，《黄帝内经》提到"圣人……服天气"，即是说高明的人能顺应天地的阴阳变化，有规律的作息，以维持体内阴阳的平衡。古代中医要求起居有常，就是要按照生物节律来安排起居作息，使生活起居与自然节律同步，以顺应天地之阴阳二气的变化。如果违背了自然的规律，就会发生病变，导致疾病。

就睡眠而言，《素问·五脏生成》说："人卧血归于肝。"白天阳气升发，适宜进行各种体力和脑力劳动；夜间阳气收敛，是身体休息之时，若再劳心不止，将损害健康。明代养生家高濂在《起居安乐笺》中就介绍了许多助眠的方法，包括"怡养一日法"、睡眠姿势、卧室环境布置等，甚至还一一列举了选择怎样的床、枕头、被褥等卧具，更有助于睡眠。近代研究发现，作息不规律会引起基因的突变，从而引发肥胖、高血压、糖尿病等一系列疾病。并且，不规律的作息还会刺激星形胶质细胞吞噬神经突触细胞，从而导致大脑神经传导变慢，影响大脑正常工作。这一机制也是导致阿尔茨海默病的主要原因。这一研究的发现从科学的角度和分子机制的深度证明了生活起居规律的重要性。

在现代疾病管理中，延续了古代中医对起居的重视，如对于提高睡眠质量，就有以下建议：①选择合适的卧具；②采取右侧卧位睡姿；③具有安静、通气的睡觉环境；④睡前不可过饱或多饮水；⑤睡前两小时内避免过度兴奋；⑥睡前可做轻度放松运动，如瑜伽，或是用热水泡脚；⑦保持平和或愉悦的心情；⑧养成午休习惯，但时间不宜太长。

五、饮食养生的发展

《素问·平人气象论》提出："人以水谷为本，故人绝水谷则死。"水谷进入人体后，经五脏六腑的协同作用，化生为水谷精微，而水谷精微之中的精气，化生为营气，营气与津液形成血，行于脉中，循着经脉上下运行，贯通五脏，联络六腑，奉养周身；水谷精微之中的悍气，化生为卫气，行于脉外，温煦肌肉，充养皮肤，护卫机体，即《灵枢·本脏》所云："血和则经脉流行，营覆阴阳，筋骨劲强，关节清利矣；卫气和则分肉解利，皮肤调柔，腠理致密矣。"可见饮食是人体赖以生存的基础，同时也是维持健康必不可缺的物质。《素问·脏气法时论》也有论述："五谷为养，五果为助，五畜为益，五菜为充，气味合而服之，以补精益气。"因此，后世的医家不断探讨饮食养生对疾病康复的价值，探讨饮食养生需要注意的方方面面。如在《保生要录》一书中，即已列出果类、谷类与菜类、肉类等共计14类食物，种类齐全。每一类食物中都列举代表性食材，并详述每种食材的具体功效，或具体做法，或食用禁忌。如"鹦，雌而黄者性温，主虚渴、数溺、泄利。补五脏，益气力。黑者，治风"。又如葡萄浆，"葡萄熟时，先于根底著羊肉汁、米坩汁各一斗，如是经宿，拣熟者摘之，纳新白瓶中，令满稍实，密封石器，自然成浆，去滓饮之，味过醇酎，甚益人。"再如"獐肉，温，补五脏。八月至十一月食，胜羊肉。十二月已后，动风发气，不堪食"。内容详细之至，可重复性、可操作性都非常高，对现代的养生实践非常具有参考意义。

对于饮食的"度"的把握，古人也早有言及："饮食自倍，肠胃乃伤。"这是对食量的"度"而言；还有"食饮者，热无灼灼，寒无沧沧。寒温中适，故气将持，乃不致邪僻也"（《灵枢·师传》），这是对食温的"度"而言。后世医家进一步提出，要避免过饥过饱，饮食的"度"应把握在"常欲如饥中饱，饱中饥"。如《保生要录》所述："常时不可待极饥而方食，候极饱而彻馔。青牛道士云：人欲先饥而后食，先渴而后饮，不欲强食、强饮故也。"此外，还强调过量食用温热的食物，易于损伤脾胃阴液；过量食用寒凉的食物，易于损伤脾胃阳气。而脾胃为后天之本，损伤日久则易导致阴阳失调，进而引发各种变证。唯有寒温适中，真气内守，自然可以抵御邪气侵袭。

现代医学对于饮食，主张饭吃八分饱，因为过饥、过饱会导致某些营养物质的摄入不平衡，进而对机体产生影响，甚至变生疾病。另外，现代研究发现，当食物的温度与人体的温度大致相同时，体内的各种消化酶才能充分发挥作用，否则将不利于食物营养成分的消化与吸收。同时，温度过高或过低也会损伤食管及胃肠道黏膜。可见，古代健康管理理念和现代健康管理理念有很好的同源性。

六、运动养生的发展

运动可以强身，这一深入人心的理念最早产生于《黄帝内经》。《素问·上古天真论》说"上古之人，其知道者，法于阴阳，和于术数，食饮有节，起居有常，不妄作劳，故能形与神俱，而尽终其天年，度百岁乃去"，即指出以适中、有度的原则安排生活和劳作，才能不超出常度，以免违反事物固有的规律，对身体造成伤害。恰如《素问·经脉别论》所说："生病起于过用。"另外，《黄帝内经》还进一步提出，在劳作或者运动方面应该"形劳而不倦"，就是说人的身体必须运动（或劳作），但又不能过度，以不感觉疲劳为原则。人要想健康，必须得运动，以形体之运动促进精气之流动，从而气畅精活，不郁不腐。而缺乏运动还会让人的脾胃功能减退，筋肉松弛，体质下降。所以《素问·宣明五气》说："久卧伤气，久坐伤肉。"明确指出卧床太久和久坐不动会使气血不畅，人的肌肉得不到气血滋养而受到损伤；但运动过度也会给身体造成不良的后果，轻则疲劳过度，难以恢复，重则伤及肌肉等组织，故还有这样的描述，"久视伤血""久立伤骨""久行伤筋"等。

如今，在现代慢病管理中，对于运动管理，尤其对于老年患者的运动管理，或者对体能处在逐渐衰弱阶段的病人的运动管理，不再强调高强度的运动或者持久性的运动，而是从古代中医学汲取经验，更强调注意运动的度，把控好运动项目、强度及时间标准。如对于老年患者，强调运动以身体不感到疲倦、心情舒畅为度。现代医学研究也证明，适度的有氧运动对患者的心血管健康、糖脂代谢、骨骼肌肉技能提升及恶性疾病预防都有帮助。这与古代中医所说的"人体欲得劳动，但不当使极耳""养性之道，常欲小劳，但莫大疲及强所不能堪耳"是一致的。

另外，现代医学的运动管理，也强调选择合适的运动，以身体不受到损伤为要，而不支持高强度、有损伤机体风险的运动。如要科学选择与自身条件及体能相适应的项目；开始运动后要循序渐进；在运动过程中，则要把握好节奏和强度，避免运动损伤。这和《抱朴子内篇·微旨》所说的"欲修长生之道，何所禁忌？……禁忌之至急，在不伤不损而已"的建议是一致的。

中医学几千年来积累的丰富理论和实践手段，历代医家临床的宝贵经验，经典理论和古今医案的证据，作为一种宝贵资源，不但支持着现代中医的发展，也影响着现代医学的疾病管理观念，并一直被国家和人民群众所重视。在《中医药创新发展规划纲要（2006—2020年）》中就提出要"注重发挥中医药在临床治疗、预防保健、养生康复等方面的优势和特点，为拓展服务领域、提升防治能力和学术水平服务"，同时将"养生保健与疾病预防方法"和"个体化诊疗方案及其评价方法"等研究列为优先发展领域。

目前，国内中医界在慢病管理中已经做了不少尝试，而现代综合型医院也基本建立了传统医学科和治未病中心，整合了中医各分支学科的力量。专业的中医养生师、内外科医师、情志治疗师、运动导引师、药师、营养师组成团队，并配备相应的设备，实践着中医养生学的理念，兼顾治未病与治已病，努力提高慢病的管理水平，在健康保障事业中发挥着十分重要的作用。

第三节　慢病管理的专科思考

由前文可知，慢病管理的定义为：组织慢病专业医生、药师及护理等人员，为慢病患者提供全面、连续、主动的管理，以达到促进健康、延缓慢病进程、减少并发症、降低伤残率、延长寿命、提高生活质量并降低医药费用为目的的一种科学管理模式。

慢性疾病包括慢性非传染性疾病（如高血压、糖尿病等）和慢性传染性疾病（如艾滋病、慢性乙型病毒性肝炎等），但目前在各项政策法规和实验研究规定中，慢病的研究和管理对象是"慢性非传染性疾病"，而"慢性传染性疾病"的管理则很少见于临床研究及实践。

作为传染病专业的从业人员，中医慢性肝病专科的工作人员必须有新的思考，以确定本专科疾病是否应纳入慢病管理，以及该如何进行慢病管理。

单纯就慢性乙型病毒性肝炎而言，据世界卫生组织提供的数据，全世界有 20 亿人感染乙型肝炎病毒（HBV），占全球人口的 1/3；约有 3.85 亿人为现症慢性乙型病毒性肝炎（CHB）患者，占全球人口的 6%；有 25%～40% 的慢性乙型病毒性肝炎患者在一生中可能有机会发生严重并发症（肝癌、肝硬化、肝衰竭），每年的乙型病毒性肝炎相关死亡病例为 75 万例。

慢性乙型肝炎是导致我国肝硬化、原发性肝癌高发的主要原因，超过 80% 的原发性肝癌由 HBV 感染导致，而迄今尚无特效治疗方法，未能从根本上扭转其病情发展和演变，使得探索治疗的新途径、新方法变得非常紧迫。如果加上其他类型病毒性肝炎，则肝病专科者所处的困境压力会更大。

因此，《中国肝病诊疗管理规范》白皮书明确指出："应建立慢性乙型肝炎的系统性、规范化管理。"由此而言，探讨慢性肝病的慢病管理模式显得尤为重要。

　　而中医有介入的价值吗？其实，中医学在古代即已提出"治未病"的疾病管理理念，中医"治未病"理念是中医学理论体系中独具影响的理论之一。"上医治未病"，最早源自《灵枢经》所说："上工治未病，不治已病，此之谓也。""治"，为治理、管理的意思，"治未病"即采取相应的措施，防止疾病的发生、发展。其主要思想是：未病先防、既病防变、病后防复。

　　中医"治未病"理念形成后，后世历代医家也对此不断发挥，丰富了中医治未病的内涵，并实践于临床，指导治病和养生，使治未病理念深入民心，在实践中不断推而广之。如汉代张仲景在《金匮要略·脏腑经络先后病脉证》中曰："上工治未病，何也？师曰：夫治未病者，见肝之病，知肝传脾，当先实脾。"并补充说"四季脾旺不受邪，即勿补之"，成为"治未病"理念灵活运用的经典论述。又如朱震亨在《丹溪心法·不治已病治未病》中说："与其救疗于有病之后，不若摄养于无疾之先。盖疾成而后药者，徒劳而已。是故已病而不治，所以为医家之法；未病而先治，所以明摄生之理……此圣人不治已病治未病之意也。"如此等等，不一而足，体现出了华夏医学文明"治未病"理念的博大精深。

　　中医"治未病"，具体来讲，主要是针对三个阶段的三个原则：一是"未病先防"，未病时要注意摄生，防患于未然，尽量防止疾病的发生；二是"已病防变"，患病后要注意早诊断和早治疗，尽量防止病情加重；三是"瘥后调摄"，病愈后要注意妥善处理后遗症，尽量防止疾病的复发。

　　最后，中医养生兼具经济性。从"治未病"角度看，如果在身体尚处于健康的时候能够"未病先防"，就可以防止疾病的发生，根本就不存在医疗费用的支出。可见，"治未病"以防患于未然，是中医最大的一个特色优势，不仅能够减少疾病的痛苦，而且可以给个人和国家节约一大笔医疗费用支出。从这方面讲，完全与现代医学慢病管理理念不谋而合。因此，中医在慢病管理中是有特殊优势和价值的。

　　我们认为应该从以下几方面入手，探讨慢性乙型病毒性肝炎的管理方案。

一、以中医特色为突破

从我国目前的慢病管理实践看，西医慢病管理主要有 3 种模式：生物医学管理方法、认知行为干预、心理动力干预。西医管理模式下对慢性乙型病毒性肝炎（CHB）治疗的总体目标是：最大限度地长期抑制 HBV，减轻肝细胞炎症坏死及肝纤维化，延缓和减少肝脏失代偿、肝硬化、肝癌及其并发症的发生，从而改善生活质量和延长存活时间。

现有抑制 HBV 的主要方法是抗病毒治疗，但部分患者属于非抗病毒适应证，主要包括病毒携带者及轻度 CHB 患者，另外尚包括抗病毒药物禁忌证患者。近年的研究发现，即使积极抗病毒治疗的患者，也均有不同程度的肝组织学病变。而慢性乙型病毒性肝炎非抗病毒适应证患者的远期预后并不乐观。对于慢性丙型病毒性肝炎来说，虽然现在有口服药物治疗，痊愈率比例高，但一旦进展到肝纤维化阶段，则仍有极大可能进展到肝硬化甚至肝癌。其他病毒性肝炎也都是一种威胁。这些都显示西医慢病管理模式对本病患者的治疗效果有不尽如人意之处。

目前认为，科学的慢病管理模式应遵循生物—心理—社会医学模式，为慢病患者提供全方位、多角度的健康服务，同时对各种危险因素进行积极的干预，传播医药卫生知识，为慢病患者或家属提供科学合理的健康指导、用药指导及人文关怀。临床已有多种研究表明，配合中医治疗，可通过辨病结合辨证论治，以改善患者的临床症状，从而提高患者的生存质量，甚至达到减少和延缓肝硬化、肝细胞癌（HCC）发生的目的。因此，我们认为，具有中医特色的慢性乙型病毒性肝炎慢病管理模式是更值得探讨的管理模式。

中医的理念重视环境、生活习惯、情志、运动等因素在疾病发生、发展、预后方面所起的作用，在疾病调治方面更强调从整体出发，注重精神、生理、体质调养并重的思维模式。这些特色理念可以为目前慢病管理的综合预防措施提供成熟的理论指导，并对慢病管理中的疾病风险评估、实践与技术的研发起到推动作用。

　　中医在疾病调治中，除了采用中药内治来调理人体状态外，还有一系列外治手段以疏通经络，恢复机体平衡。因此，将中医特色融入慢病管理模式，结合现代医学知识和技术，开启对慢性乙型病毒性肝炎的慢病管理，将具有重要的现实意义。

二、以"治未病"思想为主导

　　当前的医疗模式已从过去的"有病医病"的被动状态，发展到现今的"未病先防"的主动状态。这体现了中国特色的健康管理理念，蕴含着我国医疗卫生方针向以预防为主、防治重心前移转变的思想。而中医学在2000多年前就已经提出了这个理念——"治未病"思想。

　　中医"治未病"的思想出自《黄帝内经》一书，书中说："圣人不治已病治未病，不治已乱治未乱，此之谓也。""治未病"思想是中医理论体系的重要内核之一，将预防为先、防患于未然等理念运用于慢病防治当中，体现了传统中医对于健康和疾病的全面而精妙的认识，以及对于养生康复的积极态度，符合当今疾病管理的要求。当代学者的研究结论也表明，中医"治未病"思想是疾病预防观的体现，应从健康管理的层面去理解中医"治未病"思想。医疗中除了检测各种各样的指标以外，更主要的是要了解每个人的生活习惯和当地习俗，以生活规律、天人合一的养生方式来保障身体健康。因此，推广以"治未病"思想为主导的健康管理服务是必要的。

　　在慢性病毒性肝炎的管理中，也应该发挥中医特色和优势，将"治未病"思想中的"未病先防""既病防变"和"病后防复"三层含义贯彻下去，并体现于疾病的始终。下面试举例说明。

　　在慢性乙型病毒性肝炎早期——处于病毒携带者状态的时候，可将防病寓于养生之中，通过增强体质、提高机体抗病能力，达到防止病毒活动、防止肝脏损害的目的。在肝病活动期，应将治病与防变两手同时抓，除了要及早诊断、及时治疗，还要重视环境、生活习惯、情志等因素在疾病发展和预后方面所起的作用，强调从整体出发，注重精神和生理调养并重，以防止疾病进一步发展，累及更多的脏腑。肝病初愈或者愈后即使病情稳定，也应关注体内潜伏的不健康因素，进行及时的调理，继续进行有效的干预，防止疾病复发，以维护健康，提高生活质量。

以"治未病"思想为指导，充分发挥中医的优势，将中医健康理念融入慢性乙型病毒性肝炎的健康管理当中，形成具有鲜明中医特色的有效的慢病管理模式，是值得我们进一步深入探讨的课题。

三、体现"以人为本"的人文思想

慢病的发生、进展与患者不良的生活方式密切相关，因此慢病的治疗和管理也不同于其他疾病。目前认为，慢病管理的核心是促使人们建立健康的行为和生活方式，需要调整患者个人的生活方式，强调患者本身在疾病治疗过程中的积极参与，主动去改变不良的生活方式，而不是被动地接受医生的治疗。这里面包含了两层重要含义：首先是在慢病管理的过程中，患者不再是一个单纯的自然生物个体，而应该是自然环境和社会因素共同作用下的人。医生不能只着眼于疾病的治愈与否，更应该关注患者的生活质量和心理感受。其次，应该重视患者自身在疾病康复中所起的作用，而不单单以药物作为唯一促进康复的手段。这与中医学提倡的"以人为本"的疾病管理方式不谋而合。

中医"以人为本"的人文思想体现于《黄帝内经》的"病为本，工为标""标本不得，邪气不服""标本已得，邪气乃服"之中。这些精辟的论述，用同源性、联系性思维，对生命、健康、疾病等重大的医学问题进行了深入的讨论，强调在疾病治疗中患者与医生是标本双方，而且必须以患者为中心（本），强调医患的沟通互动，充分调动患者的积极性，使其配合治疗。

慢性乙型病毒性肝炎具有高发病率、高病死率的特点，对患者的影响不仅仅局限于对患者身体的伤害，同时还严重影响患者的生活、工作能力和社会、心理行为，使患者的生存质量严重下降。我们认为，在慢性乙型病毒性肝炎管理中，应该处处体现"以人为本"的思想。医生不仅要洞悉

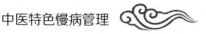

疾病产生的原因、机理及各年龄段疾病的特点，还要在实施医疗行为的过程中关注医患之间相互的心理、伦理等方面的非技术性医疗关系，结合现代人的心理、生理、饮食等的变化，因时、因地、因人制宜，制订慢病管理方案。

此外，中医学在两千多年前就认为，健康的理想模式是"正气存内，邪不可干"，即以"我"为本的生态平衡，强调人体自身的协调，鼓励患者充分配合中医养生预防保健方法，对慢性疾病进行干预，减除精神、心理及不良生活习惯等"致病因素"的影响。

在慢性乙型病毒性肝炎的管理中，如果仅仅以疾病甚至病毒为中心，采用对抗疗法，与人类生存环境中的致病因素进行对抗，把生物化学检测指标恢复到正常水平作为疾病治愈的目标，那么就容易导致医生在诊疗过程中仅仅关注疾病生化指标的改变，而忽视患者主体，不但忽视了患者的生活质量，也忽视了患者本身在治疗当中的作用。反之，在专业知识的指导下，医生能够指导患者顺应四时、调畅情志、劳逸结合、饮食合理，使气血调畅、脏腑功能保持正常，则可以由患者积极主导，建立健康的生活方式。这样做，一则提高慢病治疗的疗效，二则降低医疗成本。《黄帝内经》中有关"以人为本"的人文思想，对于营造一个和谐健康的医疗环境具有非常重要的指导意义，依然值得我们在临床借鉴和深入研究。

四、以多维立体系列疗法体系为方法论

中医药学丰富而有效的干预技术，为慢病管理提供了可靠的手段，适用于慢病防治管理的多个环节，为慢病防治管理提供了可靠的保证。慢病管理不仅需要"治未病""以人为本"等思想的指导，更需要充分发挥多方力量，立体、全程地构建和完善慢病诊疗管理体系。

多维立体系列疗法体系是广东省名中医池晓玲教授首创的肝病防治体系，以"天人合一、辨证论治"为核心，强调从整体调节入手，将患者置于天地之间进行辨病与辨证，确定治疗大要，然后科学地选择药物疗法及外治系列疗法，以及健康教育、食疗药膳等非药物疗法。近十年来，池教

授以多维立体系列疗法体系开展中医肝病知识的科普推广工作及中医养生保健"治未病"工作，着手开展慢性乙型病毒性肝炎的社区保健工作，将中医防病治病、养生保健的理念带给广大肝病患者及高危人群，取得了良好的社会效益。因此，应该将多维立体系列疗法体系作为方法论，应用在慢性乙型病毒性肝炎的管理中。

在具体实施方面，多维立体系列疗法体系强调"疾病—体质—证候"的同一性，以疾病诊断、病情评估、中医辨证作为药物治疗、健康宣教的主要依据。药物（抗病毒、护肝、退黄、中成药、中药汤剂等）的应用无须赘言。健康教育包括与专科疾病相关的饮食、起居、心理、运动、服药等知识的宣教。为了使慢性乙型病毒性肝炎患者能得到更好的治疗效果，应该根据每位患者的病情、性格、文化程度等情况，制订个性化的健康教育计划，分别进行集体教育、个别指导、检查监督等。健康教育应该注意科学性、实用性、个体化及可行性，做到深入浅出。要耐心听取患者的提问，结合患者的不同情况及特点，运用合适的方法，反复讲解，给予患者积极的鼓励和正确的引导，直至患者完全掌握。提出合理的指导意见、规范治疗流程、解答患者心中疑惑等方式，对患者的教育比门诊教育更具有影响力。

以五形人体质、九种体质辨识作为患者自我管理的重要参考。运用中医体质辨识、中医辨证等方法，结合现代医学体检的各种检查手段，对受检人群的体质状况进行评估，判断患者的病势走向，并根据不同的体质类型有针对性地分析其易患疾病倾向，提出相应的健康调养原则，以达到"未病先防""已病防变"的目的。

以症状、体征作为外治疗法的依据。充分运用中医传统疗法和技术，制订具有中医特色的干预方案，根据患者不同的症状及体征，采用按摩、拍打、导引、针刺、艾灸、火罐、中药熏蒸、砭石热敷等方法，达到祛除病痛、改善症状的目的。如上所说，中医丰富且有效的干预技术为慢病的有效管理提供了可靠的手段保证。

中药有丰富的制剂类型，急则用散剂，缓则用丸药，安全有效，可以满足体质调理这种长期治疗的需要。另外，中医食疗药膳的作用在体质调养中显得尤为重要，与药物疗法相比，饮食疗法具有安全、便宜、方便易行的特点，容易被广大群众和患者接受和实施，是预防慢病和调理慢病的重要手段。

提高慢性肝病的管理成效，做到早期预防、早期治疗，对降低肝功能衰竭、肝硬化、肝癌等疾病的发病率具有重要的意义。因此，中医学在慢病管理方式和管理手段等方面的应用还有待进一步发掘。

中医整体观念、辨证论治的特色和优势是有目共睹的。我们应该依托国家大力发展中医药事业的政策支持，充分发挥中医药的特色和优势，自觉将中医药融入慢性疾病的管理工作中去，走出一条具有中医特色的慢病防治管理道路。

中篇

探索篇

广东省中医院肝病科从 20 世纪 90 年代开始，持续关注慢性肝病患者的生存质量、诊疗依从性及药物安全性等相关问题，并于 2000 年开始逐步探索、建立和完善慢性肝病的中医特色管理模式。

2012 年，广东省中医院成立了全国首家肝病中医特色慢病管理门诊，将慢病管理进一步融入临床治疗与科研中，提高了临床疗效与科研管理成效。

经过不断探索，在常规建档、评估、随访的过程中，广东省中医院肝病科逐渐将中医运气学说、治未病学说及中医体质学、中医心理学、中医养生学、中医康复学等多学说、多学科思想融入慢病管理中，实现了"预测—预防—治疗—康复—保健"全程化的中医特色慢病管理模式。

第四章 建档与评估

第一节 基础建档

一、概述

建档即建立健康档案。健康档案是医务工作者对慢病患者健康管理（疾病防治、健康保护、健康促进等）过程的规范、科学记录。它是以个体健康为核心，贯穿整个生命过程，涵盖各种健康相关因素，实现多渠道信息动态收集，提供人们自我保健和健康管理、健康决策需要的信息资源。对于慢病患者来说，翔实、动态的健康档案是保障慢病管理可持续发展的重要基础。

患者的健康档案信息是医护人员给患者提供专业健康指导的依据。医护人员在建档前首先应该明确要掌握患者的哪些信息，为什么要掌握这些信息。

1. 建档负责人

慢病管理部门为慢性疾病患者建档，一般由专科专职护士或医生负责，多由专科专职护士完成建档及管理健康档案工作。

2. 基础建档时间

纳入慢病管理的患者，一般在出院时或门诊就诊时由专科医生评估后转介至专科慢病管理部门，纳入专科慢病管理时即建立基础健康档案。

二、患者的资料采集和档案建立

1. 相关资料的来源

在慢病管理中，患者的资料主要来自患者及其家属的叙述、相关检验检查结果、既往病历资料等。由于患者是慢病管理的主体，所以在慢病管理的过程中，一定要重视患者的主诉，倾听患者所反映和关心的问题；由于慢病患者多为中老年人，可能存在残障、认知障碍等，同时慢病管理也离不开家属及照顾者的积极参与，所以家属及照顾者所提供的信息也特别重要，是制订管理计划的重要依据之一。

2. 资料采集的注意事项

采集并管理患者的个人健康信息，是慢病管理工作的第一步。慢病管理专职人员必须明确信息采集的项目和内容，掌握信息采集技术，制订科学合理的采集流程，做到资料采集应坚持知情同意、保密的原则，保证采集资料的全面、准确、连续，为健康评估和健康干预提供基础数据。

（1）知情同意 在采集患者信息前，医务人员要向患者讲解慢病管理的目的，以及在慢病管理过程中患者可能享受到的益处及需要尽的义务。在患者充分知情的前提下，对自愿参与的慢病管理患者，需签署知情同意书并建立管理档案。由于慢病管理的目的主要是促进患者自我管理能力的提高，因此，患者的主动参与是达到管理目的的前提。知情同意的目的，首先是为了促进医患双方相关义务的履行和权利的保证，其次是为了促进患者对慢病管理的充分了解和主动参与。知情同意也是进行相关课题申报、数据处理、论文发表的必要条件。

（2）保密原则 在慢病管理中，不仅涉及疾病有关信息，还涉及患者及家属的联系方式、身份识别、社会角色和关系等各方面的信息，一定要注意资料的存放安全和患者信息的保密。患者健康信息档案应由专人管理，安全存放；录入电脑的数据要有备份，以防丢失。科室设立隐私保护机制，避免患者个人信息被泄露利用。作为信息的管理者，要严格遵守职业道德，不得向无关人员透露患者个人信息。患者个人健康信息的使用也要有明确的规章制度和使用流程。如进行医学研究需要使用数据时，要对数据进行加工，做到无法识别个人身份信息以后才能使用。

（3）全面性　信息采集的途径主要是患者日常生活调查、健康体检和疾病检查等方式。采集的内容包括一般信息（年龄、性别、身高、体质量等基本情况）、健康现状、既往病史、诊断治疗情况、家族史、历次体检结果、生活方式（饮食、睡眠、吸烟、体力活动、精神及社会因素等）等多方面资料。只有通过详细完整的健康记录，才能为患者提供全方位的健康服务。

（4）准确性　任何信息的来源要真实、可靠，不能主观臆断。信息采集过程中，要严格遵守操作规范，执行查对制度。如不慎将性别或年龄弄错，或者将体检结果张冠李戴，首先会造成统计数据的不准确，进而影响健康风险的评估；另外会使患者对医务人员的信任度下降，在以后的健康管理过程中也不会积极配合。只有采集准确的个人健康信息，才能为后续的健康管理打下坚实的基础。

（5）连续性　健康管理是"健康管理循环"的不断运行，即对影响健康的危险因素的检查监测（发现健康问题）→评价（认识健康问题）→干预（解决健康问题）→再监测→再评价→再干预……。只有及时地积累个体连续的、动态的健康监测资料，才能使循环运行，解决一个又一个危险因素，阻断慢性疾病的自然进程。

三、基础建档的主要内容

1. 基本信息

基本信息包括姓名、性别、身份证号、出生年月、民族、婚姻状况、文化程度、职业、居住地址等。

姓名、性别、地址、电话等，这些资料便于以后对患者进行随访管理。职业、文化程度、婚姻状况、医保状况等，这些资料便于判断患者对自身健康的关注程度、家庭及社会支持状况、对健康知识的接受情况等。另外，不同年龄的健康管理目标不同（如不同年龄段患者对血糖、血压、体质量指数等的控制目标值不同），登记年龄有利于判断患者相关指标的理想值及合理用药。

2. 健康信息

（1）发病时间　详细了解患者初次发病时间或初次就诊时间，为判断病程和病情、拟定治疗方案提供依据。

（2）既往史　包括罹患心脑血管疾病、糖尿病、肾脏病、慢性呼吸系统疾病等主要慢病的既往病史。了解患者的既往病史，对医生判断患者的用药、饮食、运动宜忌等有提示作用。

（3）家族史　包括（外）祖父、（外）祖母、父亲、母亲、兄弟／姐妹、子女等直系亲属的慢病患病情况。对患者家族史的了解，有利于对患者疾病的发展趋势、预后转归做出判断，为制订有预见性的干预方案提供依据。

（4）过敏史　问清药物、食物过敏史，有利于在指导患者用药和进食时避开禁忌。

（5）用药史　了解用药史可以很好地帮助医生为患者调整用药方案。比如，患者服用一种抗乙肝病毒药、降压药、降糖药的时间过长，有可能出现耐药问题，需要密切关注。如果出现耐药现象，要及时指导患者换药。

（6）生活方式及行为危险因素　包括膳食营养、身体活动、烟草使用、酒精使用、睡眠等情况。这些是慢性疾病患者自我健康管理的基础问题，如果不控制饮食，不科学运动，不规律作息，就会直接影响患者的健康状态。

（7）心理因素　包括精神压力和焦虑等。

（8）体征测量　包括身高、体重、腰围、臀围、上臂肌围、心率、血压、呼吸等指标。这些基本体征，有利于确定患者的体重指数、体型、营养状况、脂代谢情况等。

（9）临床辅助检查　包括心电图、胸片、B超等。

（10）实验室检测　包括血常规、尿常规、空腹血糖、餐后2小时血糖、糖化血红蛋白、总胆固醇、甘油三酯、低密度脂蛋白胆固醇、高密度脂蛋白胆固醇、C反应蛋白、肝功能、肾功能等。

第二节　评　估

健康评估是在全面采集患者健康信息（如饮食习惯、运动情况、吸烟饮酒情况、各项生理参数等）之后，通过分析这些信息与健康之间的量化关系，预测患者在未来一段时间内发生某种疾病或者因某种疾病导致某些并发症或死亡的概率，即对个人健康状况及其未来患病与死亡危险性的量化评估。

健康评估的目的在于帮助患者了解当前健康状况，预估特定事件发生的可能性，认识健康风险，提早纠正不健康的行为习惯，预防疾病的发生。健康评估是慢病管理过程中关键的专业技术环节。

一、评估内容

健康评估内容主要包括两大类：一般健康风险评估（如行为危险因素评估、生理指标危险因素评估）和疾病风险预测。

以国家卫生行业相关临床指南为依据，对患者实施如下健康评估步骤。

1.对患者的生物因素进行评估

对患者的生物因素的评估主要包括对其身高、体重、腹围、臀围、体质量（BMI）指数、血压、血糖、血脂等指标进行评估。

2.对患者的行为因素进行评估

对患者的行为因素的评估主要包括对膳食质量（如糖、盐、脂肪、蛋白质等的摄入量）、身体活动、吸烟、饮酒、作息习惯等进行评估，还应特别注意评估患者长期生活居住的地域及气候环境、发病节气、风俗习惯、家庭社会关系情况、性格情志状态等。应用中医的三因制宜理论（因时、因地、因人制宜）评估患者的个体化健康信息，可为下一步实施个体化慢病管理打下良好基础。

（1）膳食质量评估　衡量总体膳食质量，目前广泛使用的两种方法是健康饮食指数（healthy eating index, HEI）和中国膳食平衡指数（china die balance index, DBI）。HEI 是美国研究人员以《美国居民膳食指南》为基础提出的将食物组和营养素相结合的健康饮食指数，随后被多个国家的研究者应用于本国人群的膳食评价。DBI 是我国研究人员何宇纳等根据《中国居民膳食指南》及平衡膳食宝塔建立的以食物组为指标的膳食平衡指数，主要适用于中国居民的膳食质量评估。DBI 由 8 个指标构成，分别为谷类食物、蔬菜和水果、奶类和豆类、动物性食物、油脂、盐、酒精及食物种类。DBI 指标可以从营养不足和营养过剩两个方面来反映个人膳食质量，当 DBI 总分（DBI-TS）为负数时，表明膳食质量平均水平属于营养不足；当 DBI-TS 为 0 时，表明膳食质量平均水平属于正常；当 DBI-TS 为正数时，表明膳食质量平均水平属于营养过剩。

（2）身体活动水平评估　《中国成年人身体活动指南》（以下简称《指南》）中指出，有益健康的身体活动应该遵循动则有益、贵在坚持、多动更好、适度量力四项基本原则，并推荐了有益健康的身体活动量。人的各种身体活动消耗的能量可以通过千步当量来进行统一度量，例如以 4 千米每小时的步行速度运动 10 分钟的活动量，相当于 1 个千步当量，其活动量水平与洗盘子 15 分钟或者慢跑 4 分钟相等。《指南》指出，成年人每日进行 6 ～ 10 千步当量的身体活动有利于身体健康。慢病管理中常以该标准对患者的每日身体活动水平进行评估，当日千步当量少于 6，则认为患者的身体活动水平不足；当日千步当量大于或者等于 6 时，则认为用户的身体活动水平充足。

（3）饮酒量评估　《中国居民膳食指南》中对成年健康男性和女性的日饮酒量做出建议：成年男性每天饮酒折合成酒精量不超过 25g（0.5 两），相当于 50 度白酒 50g（1 两），38 度白酒 75g（1.5 两），葡萄酒 250mL，啤酒 750mL；成年女性每天饮酒折合成酒精量不超过 15g，相当于 38 度白酒 50g，葡萄酒 150mL，啤酒 450mL。根据此标准对患者的日饮酒量进行判断，当饮酒量低于此标准则认为饮酒适量，高于此标准则认为饮酒过量。但特殊疾病患者，如肝病患者，则不能以此为评估标准，而应该做到禁酒。

3. 对患者的特定疾病风险进行预测

根据以上这些指标，通过基于层次分析的综合评价法，对患者当前健康状况进行综合量化评估，同时选择适合国人的风险预测模型，对患者的特定疾病风险进行预测。

二、评估模式

健康信息的采集、评估、管理模式，一般是传统的纸质记录模式，如给患者发放健康手册以记录健康信息，再应用 EpiData、Excel 等工具，建立电子化健康资料并进行统计、评估。

近年来，随着互联网技术、移动通信技术的快速发展，健康管理的方式发生了巨大的改变，人们开始逐渐告别传统的纸质记录模式，采用以个人电脑和手机为载体的健康管理应用，为患者的健康管理带来了极大的方便。人们通过智能硬件、电脑、手机等实时采集健康数据，根据采集的数据快速评估健康状况并预测未来疾病发生的可能，同时在线与医生取得联系，获得及时的健康咨询指导，打破了传统健康管理的局限，使健康信息采集、健康评估、健康管理不受时间、地点和医疗机构的限制。

人们使用 HTML、CSS、JavaScript、AJAX、PHP 等网站开发技术和微信小程序 API，对系统网站端和移动端应用进行开发，并将用户健康数据存入 MySQL 数据库中。系统通过网站和微信小程序应用，实现了闭环式的全流程健康管理。可以通过 PC、移动终端和外部导入的方式，对结构化和非结构化的健康数据进行采集。

以国家卫生行业相关指南为依据，对用户各项行为、生物因素进行单项评估。通过层次分析和模糊综合评价，对其健康状况进行综合量化评估。根据相应的风险预估模型，对用户未来疾病风险进行预测。

三、评估工具

根据患者的不同疾病状态和医疗机构条件，选择相应的评估工具进行评估，一般需要选择多种评估工具进行综合评估。

1. 实验室检测评估

实验室检测包括血常规、生化指标、肝功能、肾功能、凝血功能检测等。

2. 影像学检查评估

影像学检查包括超声检查，如腹部、心脏、泌尿系统等的超声检查；其他影像学检查，包括 CT、MRI 等。

3. 量表评估

这些量表包括生存质量测定量表、汉密尔顿焦虑量表、中医症状评分量表、中医体质评估量表、匹兹堡睡眠质量指数量表（Pittsburgh sleep quality index, PSQI）、心理评估量表、自我效能评估量表、主观综合营养评估量表、肝功能 Child-Pugh 分级标准、服药依从性量表、自我管理行为能力量表等。

（1）生存质量测定量表　世界卫生组织研制的与健康有关生存质量测定量表（WHOQOL）是用于测量个体与健康有关的生存质量的国际性量表。目前，已经研制成的量表有 WHOQOL-100 和 WHOQOL-BREF。WHOQOL-100 包含涉及生存质量的 24 个方面，每个方面含有 4 个问题；再加上 4 个有关总体健康和总体生存质量的问题，共计 100 个问题。WHOQOL-100 和 WHOQOL-BREF 可以用于医疗实践、医学研究、医疗考核、政策制定、不同疗法的疗效及其特色的评价。它们也可以用于评价不同文化背景下和 / 或比较同一文化下亚群之间的生存质量的差异；测量生活环境改变后带有时间效应的生存质量变化。

（2）汉密尔顿焦虑量表（HAMA）　HAMA 总分能较好地反映焦虑症状的严重程度。总分可以用来评价焦虑患者的焦虑症状的严重程度，对各种药物或心理干预效果进行评估。按照我国量表协作组提供的资料，总分超过 29 分，可能为严重焦虑；超过 21 分，肯定有明显焦虑；超过 14 分，肯定有焦虑；超过 7 分，可能有焦虑；如小于 7 分，便没有焦虑症状。一般来说，HAMA 总分高于 14 分，提示被评估者具有临床意义的焦虑症状。

（3）中医症状评分量表　中医临床症状疗效评分一般参照 2002 年制定的《中药新药临床研究指导原则》的标准及相关文献制定。中医症状疗效评分计算方法常运用尼莫地平法。计算公式：疗效指数＝〔（治疗前积分－治疗后积分）÷治疗前积分〕×100%。

疗效评价标准：①临床痊愈：症状消失，疗效指数≥95%；②显效：症状明显减轻，疗效指数≥70%；③有效：症状减轻，疗效指数≥30%；④无效：症状无明显改善，甚或加重，疗效指数<30%。总有效率=〔（临床痊愈＋显效＋有效）÷患者总数〕×100%。

（4）中医体质评估量表　最常用的中医体质评分法是由北京中医药大学王琦教授制定的体质九分法，把人的体质分为平和质、气虚质、阳虚质、阴虚质、血瘀质、痰湿质、湿热质、气郁质、特禀质共九种体质。平和质为正常体质，其他八种体质为偏颇体质。

王琦教授制定的《中医体质分类与判定表》中，每一个问题按5级评分，计算原始分及转化分，依标准判定体质类型。其中，原始分＝各个条目的分数相加；转化分数＝〔（原始分－条目数）/（条目数×4）〕×100。判定标准见表4-1。

表4-1　中医体质评估量表及判定结果

体质类型	条件	判定结果
平和质	平和体质转化分≥60分	是
	其他8种体质转化分均<30分	
	平和体质转化分≥60分	基本是
	其他8种体质转化分均<40分	
	不满足上述条件者	否
偏颇体质	转化分≥40分	是
	转化分30～39分	倾向是
	转化分<30分	否

（5）匹兹堡睡眠质量指数量表（PSQI）　本量表用于评定被试者最近1个月的睡眠质量。由19个评价条目和5个他评条目构成，其中第19个评价条目和5个他评条目不参与计分。前18个条目组成7个成分，每个成分按0～3等级计分，累积各成分得分为PSQI总分，总分范围为0～21。

得分越高，表示睡眠质量越差。被试者完成量表填写需要 5 ～ 10 分钟。

（6）主观综合营养评估量表（SGA） 根据体重变化、饮食摄入、胃肠道症状和同营养有关的功能障碍、皮下脂肪厚度、肌肉萎缩程度和水肿情况，将患者的营养状况分为三个等级：SGA-A 表示营养良好，SGA-B 为轻中度营养不良，SGA-C 为重度营养不良。

（7）肝功能 Child-Pugh 分级标准 是一种临床上常用的对肝硬化患者的肝脏储备功能进行量化评估的分级标准。该标准最早由 Child 于 1964 年提出，当时 Child 将患者的 5 个指标（包括一般状况、腹水、血清胆红素、血清白蛋白浓度及凝血酶原时间）的不同状态分为三个层次，分别记以 1 分、2 分和 3 分，并将 5 个指标计分进行相加，总和最低分为 5 分，最高分为 15 分，从而根据该总和的多少，将肝脏储备功能分为 A、B、C 三级，预示着三种不同严重程度的肝脏损害（分数越高，肝脏储备功能越差）。

由于患者的一般状况项常不易计分，随后 Pugh 提出用肝性脑病的有无及其程度代替一般状况，即形成如今临床常用的 Child-Pugh 改良分级法，其具体分级标准如表 4-2。

表 4-2 肝功能 Child-Pugh 分级标准

	1 分	2 分	3 分
肝性脑病（级）	无	1 ～ 2 度	3 ～ 4 度
腹水	无	轻度	中重度
总胆红素（μmol/L）	< 34	34 ～ 51	> 51
白蛋白（g/L）	> 35	28 ～ 35	< 28
PT 延长（秒）	< 4	4 ～ 6	> 6

分级：A 级 5～6分，B 级 7～9分，C 级 10～15分。

注：如果是 PBC（原发性胆汁性肝硬化）或 PSC（原发性硬化性胆管炎）：总胆红素（μmol/L）17～68 为1分，68～170为2分，>170为3分。

Child-Pugh 分级标准自提出以来，一直得到临床医学工作者的广泛认同，为肝硬化患者治疗方案的选择提供了较为具体的临床参考，具有重要的临床价值。

第三节　再评估

再评估，是对实施了健康干预方案的患者进行的再次健康评估，即健康随访评估。

对慢性疾病的健康管理是一个不断循环的持续过程，即收集和记录健康信息（发现问题）→健康评估（认识问题）→健康干预（解决问题）→再收集和记录健康信息→再评估→再干预……。

再评估就是定期进行健康信息收集和效果评估，在效果评估的基础上进一步完善健康管理方案，进入下一个健康管理循环。

一、再评估的目的及意义

慢病管理建立的健康档案不同于门诊或住院病历，是一个动态的、连续的、综合的、个体化的档案（资料库）。只有动态做好患者的健康资料采集和评估，使资料完善、有效，才能为患者的健康管理提供可靠依据。

再评估不仅是促进个体健康的重要环节，还可以对服务人群的信息进行汇总和分析，并对人群的慢病预防、治疗和管理工作提出建议、指导和咨询。

二、再评估频率

再评估的频率主要根据不同病种、所处不同疾病阶段及患者自身情况和疾病状态制订，中医慢病管理的再评估频率还会结合五运六气、节气、四时变化进行调整。

对于病情稳定的一般慢病患者，中医慢病管理可以根据五运六气理论，预测当年年运对疾病的影响，进行至少每年 1 次的随访评估。大多数慢病患者还需要结合病情和四时变化，实行更高频率的随访评估。如对高危慢病患者，实行四时随访评估（即每 3 个月随访评估 1 次）或节气随访评估（即根据节气变化，每两周随访评估 1 次）；对于有症状、需要接受治疗的慢病患者，在结合年运、四时、节气变化进行评估的同时，还要结合临床治疗用药规范进行调整，如肝肾功能的监测和评估，肝肾功能正常者可每12个月复查1次，肝肾功能异常、使用特殊药物、病情变化时，根据个体病情需要再确定复查频次和时间。

三、再评估方式

目前对慢病患者的随访管理方式主要有：到医疗机构进行面对面再次评估随访，电话随访，借助平台进行线上随访，如电子邮件、短信、微信、微信公众平台、手机APP、慢病管理云平台在线随访等。再评估所收集的健康数据由慢病管理医生和护士共同负责落实，并及时完善患者健康档案。

中医慢病管理的随访评估，还会在以上评估方式的基础上增加四时、节气随访等，如在新的季度或节气到来之时，通过线上或者线下评估四时变化对个体体质、病情的影响；通过开展有关节气的中医健康讲座、义诊，推送科普调查问卷等形式，收集评估患者健康信息，从而对患者的饮食、运动、起居、情绪调节等自我健康管理方案做出适时的调整。

四、再评估内容

再评估的内容主要包括干预措施的执行情况、健康状况的改善情况、个体主要危险因素的变化情况、对疾病的认识和相关健康知识掌握情况、个体慢病并发症发生情况、个体对服务的依从性、个体对服务的满意度等。中医慢病管理的再评估内容，在以上的基础上还需要对患者的中医证候、中医体质等的变化进行评估。通过再次评估，及时对干预措施做出调整。

对管理效果良好的患者，根据疾病恢复情况和四时节气变化，在原管理方案的基础上进行巩固和完善；对于恢复状况不佳的患者，进行原因分析，及时改善健康管理模式，调整患者的健康管理计划。

根据不同疾病，比较管理前后各项指标的改善情况，如比较健康管理实施前后糖尿病患者的血糖、糖化血红蛋白的达标情况；比较高血压病患者管理实施前后高血压分级情况；比较健康管理实施前后主要危险因素控制情况；对管理实施前后的平均处方费用进行比较；比较管理实施前后整体建档率、疾病登记率、慢病知识普及率、疾病控制达标率等各项指标的变化情况等。

第五章 预 测

第一节 五运六气简介

一、五运六气的概念

五运六气，简称运气，是以整体观念为指导思想，以阴阳五行学说为理论框架，以天干、地支为演绎符号，探讨天文、地理、气象、气候变化与疾病发生及防治关系的知识体系。

运，即五运，包括木运、火运、土运、金运、水运，是指用五行属性标记的风、热、湿、燥、寒五类气候，随着时序而运行变化。五运分别配以天干，用来推测每年岁运和五个季节（春、夏、长夏、秋、冬）的气候变化规律；气，即六气，用三阴（厥阴、少阴、太阴）、三阳（少阳、阳明、太阳）标记风、热、湿、暑、燥、寒六类气候，分别配以地支，用来推测每年岁气和六个时段的气候变化规律。

《黄帝内经》认为，五运是指形成气候变化的来自五方五位的地面因素，而六气则是指大气环流所形成的气候变化的空间因素。将五运与六气的多种变化因素相结合，可综合分析及预测每年的气候变化和疾病流行的一般规律，还可以大体分析每年气候变化和疾病流行的特殊情况，从而为预防自然灾害、疾病流行，以及临床诊断治疗等提供依据。

五运六气理论在《黄帝内经》中有较完整且详细的记载，并已形成了比较系统的知识体系。在《黄帝内经》中，运气学说主要集中在运气七篇大论中，即《素问·天元纪大论》《素问·五运行大论》《素问·六微旨大论》《素问·气交变大论》《素问·五常政大论》《素问·六元正纪大论》

《素问·至真要大论》，以及《素问》遗篇《刺法论》《本病论》。另外，在《素问·六节藏象论》《灵枢·九宫八风》等篇也有相关记载。总体而言，虽然篇数不多，但是总字数却占了全书的三分之一，并且已形成了独特的知识体系。

《黄帝内经》五运六气理论形成以后，《灵枢·官针》及《素问·六节藏象论》两篇都将"不知年之所加，气之盛衰，虚实之所起，不可以为工也"作为从医的基本要求。以唐代王冰为代表的后世历代医家，十分重视对五运六气的研究与运用，后世医家曾有"不懂五运六气，检遍方书何济"之说，在临床运用中多有充实与发挥，这也促进了五运六气理论的发展。

近年来，随着医学模式的转变，对于天体运动节律与生命活动节律关系的研究、气候变化规律与人体生命节律及发病规律关系的研究日益受到国内外相关学者的重视。

二、五运六气的核心内容

五运六气理论体系的核心内容包括干支甲子、五运规律、六气规律、运气相合等。

（一）干支甲子

干支，即天干、地支的简称。甲子，是因天干始于甲，地支始于子，干支甲子相合而得名。天干和地支是运气理论推演自然气运规律的符号。正如北宋医家刘温舒撰《素问入式运气论奥》所言："天气始于甲干，地气始于子支者，乃圣人究乎阴阳轻重之用也，著名以彰其德，立号以表其事，由是子甲相合，然后成其纪。远可布于岁而统六十年，近可推于日而明十二时。岁运之盈虚，气令之早晏，万物生死，将今验古，咸得而知之……明其用而察病向往之死生，则精微之义，可谓大矣哉。"五运配以天干（十干统运），六气配以地支（地支纪气），根据相关年份的年干支组合，推测该年份的气候变化规律和相关气候条件下的疾病流行状态，并结合气运特点、气象变化，以及疾病流行状态，制订相应的预防或治疗等干预措施。因此，要研究或运用五运六气理论指导临床实践，不能脱离干支知识。

天干地支，源自中国远古时期对天象的观测。天干有十，依次为甲、乙、丙、丁、戊、巳、庚、辛、壬、癸，是古人用以记录太阳日节律的序号，干支的次第先后顺序并不是随便排列出来的，它并不完全等同于从一到十的简单顺序，而是蕴含了自然万物由发生到少壮、由少壮到繁盛、由繁盛到衰老、由衰老到死亡、由死亡到更始的生命周期规律。地支有十二，依次为子、丑、寅、卯、辰、巳、午、未、申、酉、戌、亥，是古人用以纪月的序号。十二地支的排列顺序也是有特定含义的，它也代表了事物发展由生至盛、由盛至衰的变化发展的过程。可见，不管是天干还是地支，其排列顺序都不仅是数字的排列，更多的是蕴含了自然万物生长化收藏及再生长的深刻含义，阴阳五行生生化化的道理也蕴含其中。所以古人在研究中医学时，就把天干地支与季节、方位、脏腑等紧密联系在一起。

甲子，即十天干与十二地支相配合形成的甲子周期。《素问·六微旨大论》曰："天气始于甲，地气始于子，子甲相合，命曰岁立，谨候其时，气可与期。"天干配地支，天干在上，地支在下，始于甲子，依次相配合，用来纪年。六十年为一个甲子周期，称为"六十甲子"。《素问·天元纪大论》曰："天以六为节，地以五为制，周天气者，六期为一备；终地纪者，五岁为一周……五六相合而七百二十气为一纪，凡三十岁；千四百四十气，凡六十岁，而为一周。不及太过，斯皆见矣。"在六十年的甲子周期中，天干往复排列六次，故曰"天以六为节"；地支往复排列五次，故曰"地以五为制"。一年有二十四节气，六十年共有一千四百四十节气，正好是一个甲子周期，即"千四百四十气，凡六十岁，而为一周"。

（二）五运规律

五运是木运、火运、土运、金运、水运的简称，是指自然界中运行不息的五季及其气候变化，分为岁运、主运、客运。《素问·天元纪大论》曰："天有五行御五位，以生寒暑燥湿风。"五运理论正是探索一年五季的风、寒、湿、燥、热气候变化，以及伴随气候变化而发生的物候变化运行规律的理论。人们可以据此探求时令、气候、物化特征，及其与人类疾病的发病、流行、预测、防治的关系。

岁运，又称中运、大运，是以年干为单位统管全年的五运之气，反映的是全年的气候特征、物化特点及发病规律，所以称为岁运。岁运是五运的基础，代表的是全年天时与民病的特点，可以反映年与年之间的差异。岁运之所以又被称为中运，是缘于其运行于天地之气升降的区位中间。《素问·六微旨大论》言"天气下降，气流于地；地气上升，气腾于天"，《素问·六元正纪大论》言"运居其中而常先也"等正是此意。此外，因岁运时间的区间跨度远较主运、客运要大，故又称为大运。

岁运是根据当年年干确定的，也叫"十干统运"或"十干纪运"。古人通过观察天象，候察五气，总结出五运与天干的时空关系，将天干变成演绎五运的工具。《素问·天元纪大论》云："甲己之岁，土运统之；乙庚之岁，金运统之；丙辛之岁，水运统之；丁壬之岁，木运统之；戊癸之岁，火运统之。"即年干是甲己之年，岁运是土运；年干是乙庚之年，岁运是金运；年干是丙辛之年，岁运是水运；年干是丁壬之年，岁运是木运；年干是戊癸之年，岁运是火运。这就是天干化五运的规律。

岁运的特点有三：一是每运主管一年，通常是从大寒节起运；二是各年岁运以五行相生之序轮转，太过、不及之岁交相轮替；三是按五行每五年循环一周，按天干十年为一个周期。

岁运的太过与不及表现在两个方面：一个是指五运气化的有余与不足，另一个是指时令已到气至与不至。在六十甲子周期中，逢阳干的甲、丙、戊、庚、壬则为岁运太过之年，逢阴干的乙、丁、己、辛、癸则为岁运不及之年。对于岁运太过与岁运不及之年大体的气候变化规律，《素问·气交变大论》中指出："岁木太过，风气流行""岁火太过，炎暑流行""岁土太过，雨湿流行""岁金太过，燥气流行""岁水太过，寒气流行""岁木不及，燥乃大行""岁火不及，寒乃大行""岁土不及，风乃大行""岁金不及，炎火乃行""岁水不及，湿乃大行。"

《素问·五运行大论》曰："气有余，则制己所胜，而侮所不胜；其不及，则己所不胜侮而乘之，己所胜轻而侮之。侮反受邪，侮而受邪，寡于畏也。"在一个甲子六十年周期中，有三十个阳年及三十个阴年，阳年为太过之年，阴年为不及之年。张景岳《类经图翼·运气下》曰："运太过而被抑，运不及而得助也。"太过与不及之年，运与运、运与岁支、运与气相合，运得其制约或资助，结果形成了运的既非太过又非不及之平气。如果一旦没有形成平气，太过不及之年气化存在着偏盛偏衰，会出现胜气和复气。所谓胜气，指本运之气偏胜，复气是指偏胜之气的所不胜之气，即制约偏胜之气的气，复气与胜气，在五行属性上为相克关系。复气的出现能使气候异常相对得到控制，并逐渐恢复正常，正如《素问·至真要大论》云："有胜则复，无胜则否。"可见，胜复现象是自然界气候自稳调控机制的自我调控表现。

主运，是指根据季节气候变化及五行属性而确定的，主导一年中五季的正常气候变化之运。主运的五个季运有固定的顺序，即五步。主运每运主一时，即一个季节，依五行相生的顺序，始于木运，终于水运，每年都是一样的顺序。木为初运应春，火为二运应夏，土为三运应长夏，金为四运应秋，水为终运应冬。《素问·天元纪大论》曰："天有五行御五位，以生寒暑燥湿风。人有五脏化五气，以生喜怒思忧恐。《论》言五运相袭而皆治之，终期之日，周而复始。"此言主运的气候变化特征，即初运主风，二运主热，三运主湿，四运主燥，终运主寒，是各时令的正常气候变化。

客运，是指每年五季中气候的异常变化规律。客运与主运相对而言，也是主时之运，气候的异常变化因年份不同而有变更，如客之往来，故名客运。客运每运主一个季节，五运分主一年五个季节，按五行相生的顺序，太少相生，但每年客运的五步之运随着各年中运的五行属性不同而发生相应变化。

综上所述，岁运、主运及客运都是使用阴阳五行学说配合天干推求自然界气候变化和人体脏腑生理功能及病理变化规律的方法。所不同的是，岁运是五运的基础，是指全年气候变化、物候变化及疾病流行的情况；主运年年如此，反映的是一年中五个季节气候的变化和人体脏腑变化的一般情况；客运每年都会变化，反映的是一年五个季节气候的异常变化，以及人体脏腑随之发生的相应变化。

（三）六气规律

《黄帝内经》所论的六气，是指经阴阳属性标记的风、热、火、湿、燥、寒等六种气候变化。五运六气中的六气，分为主气、客气、客主加临三种情况。主气用以测气候之常，客气用以测气候之变，客主加临是把主气与客气相结合，综合分析气候变化及这种气候变化对自然生物的影响。六气是气象、物候变化的本源，三阴三阳是标记六气变化的标象。六气的推求，是以计量时间的十二地支进行演绎的。《素问·天元纪大论》曰："子午之岁，上见少阴；丑未之岁，上见太阴；寅申之岁，上见少阳；卯酉之岁，上见阳明；辰戌之岁，上见太阳；巳亥之岁，上见厥阴。少阴所谓标也，厥阴所谓终也。厥阴之上，风气主之；少阴之上，热气主之；太阴之上，湿气主之；少阳之上，相火主之；阳明之上，燥气主之；太阳之上，寒气主之。所谓本也，是谓六元。"风化厥阴，热化少阴，湿化太阴，火化少阳，燥化阳明，寒化太阳。六气与年支配合有其规律可循，反映了六气所主不同时段的天时、民病特点，其配属规律如上所述，即凡岁支为"子午"的年份，是少阴标记的热气（君火）为司天岁气；凡岁支为"丑未"的年份，就是太阴标记的湿气为司天岁气；凡岁支为"寅申"的年份，就是少阳标记的火气（相火）为司天岁气；凡岁支为"卯酉"的年份，就是阳明标记的燥气为司天岁气；凡岁支为"辰戌"的年份，就是太阳标记的寒气为司天岁气；凡岁支为"巳亥"的年份，就是厥阴标记的风气为司天岁气。《素问·五运行大论》曰："非其位则邪，当其位则正。"这六种具有不同特征的气候，时至而气至，当属自然界之六元正气。若化非其时，便为邪气，即气候学上所言之灾害性天气。

主气，即主时之气，指一年六个时段的正常气候变化规律，用来说明一年之内二十四节气的气候常规变化。主气分为六步，显示着一年四时气候交替的常规，反映各时段不同的气候变化特点，所以它的次序仍是按着木、火、土、金、水五行相生之序排列的。主气六步初之气起于厥阴风木，主大寒、立春、雨水、惊蛰四个节气；二之气少阴君火，主春分、清明、谷雨、立夏四个节气；三之气少阳相火，主小满、芒种、夏至、小暑四个节气；四之气太阴湿土，主大暑、立秋、处暑、白露四个节气；五之气阳明燥金，主秋分、寒露、霜降、立冬四个节气；终之气太阳寒水，主小雪、大雪、冬至、小寒四个节气。因主气属常规变化，故年年如此，恒居不变，静而守位。

　　客气，亦是主时之气，指一年六个时段异常气候变化规律，由于其随年支的不同而变化，犹如客之往来，故称为客气。客气变化按三阴三阳以六年为周期，按年支以十二年为一个周期。与主气相似，客气将一年分为六步，但在六步次序上与主气完全不同。客气六步运行规律是先三阴后三阳，即一阴厥阴风木，二阴少阴君火，三阴太阴湿土，一阳少阳相火，二阳阳明燥金，三阳太阳寒水。正如《素问·六微旨大论》所言："上下有位，左右有纪。故少阳之右，阳明治之；阳明之右，太阳治之；太阳之右，厥阴治之；厥阴之右，少阴治之；少阴之右，太阴治之；太阴之右，少阳治之。"

　　客主加临，即将每年轮值的客气加临在固定的主气之上，也就是将某年的主气与客气在每年时间相位上进行一一对应。主气反映了一年气候的常规变化，客气则反映了一年气候的具体异常变化。因此，把随年支而变的客气与固定不变的主气两者加临在一起，综合分析该年可能出现的气候特征，以把握该年的实际气候变化。客主加临具体的推演方法如下：因各年主气运行次序是固定不变的，每年客气的司天之气总与主气的三之气少阳相火相加临，在泉之气总是与主气的终之气太阳寒水相加临，故推演客主加临时，先将该年的司天之气加临于主气的三之气上，在泉之气加临于主气的终之气之上，其余的四间气分别依次加临。主气的六步是按着五行相生的次序；客气六步的次序是先三阴后三阳，按阴阳一、二、三的顺序排列即可。

（四）运气相合

《黄帝内经》所载的运气理论认为，气候变化因素不是单一的，而是五运与六气两个大系统相互作用及其各系统内部的各种因素相互影响的结果。因此，不能单从六气方面或单从五运方面来分析气候变化，故而提出了运气相合的概念。所谓运气相合，即把当年的岁运与岁气予以结合，才能全面分析和推求出各年的大致气候变化情况及可能出现的异常气候。综合分析时，大体有运气同化、运气异化及平气三种情况。

运气同化，指运或者气，只要受到同一性质因素的影响，就可能会发生同一性质的气象变化。在六十年的气运变化周期中，除了五运的主运与客运、六气的主气与客气之间存在着生克消长关系之外，五运和六气之间还有天符、岁会、同天符、同岁会、太乙天符五类，共二十六年为运气同化关系。《素问·六元正纪大论》云："帝曰：愿闻同化何如？岐伯曰：风温春化同，热曛昏火夏化同，胜与复同，燥清烟露秋化同，云雨昏暝埃长夏化同，寒气霜雪冰冬化同。此天地五运六气之化，更用盛衰之常也。"这里指出了运气同化的规律，即木同风化，火同暑热化，土同湿化，金同燥化，水同寒化。但五运有太过、不及之别，六气有司天、在泉之异，所以运气同化就有多种情况。《素问·六微旨大论》曰："太过而同天化者三，不及而同天化者亦三；太过而同地化者三，不及而同地化者亦三，此凡二十四岁也。"

运气异化，五运和六气结合分析相关年份的气候、气象变化时，除了上述运气同化的二十六年五类不同状况外，还有三十四年属于气运异化的年份。《黄帝内经》对于这些年份的气候、气象、物候，乃至疾病包括疫病流行特点的分析、判断、预测，是依据当年岁运、岁气的五行生克关系予以分析的。运气异化的基本思维方法正如《黄帝内经》所言，"气有余，则制己所胜而侮所不胜；其不及，则己所不胜侮而乘之，己所胜轻而侮之。侮反受邪，侮而受邪，寡于畏也"。岁运和岁气异化关系主要表现为运盛气衰、气盛运衰两种状态。其中运盛气衰多发生在阳干主运太过年份，当该年份的岁运制约司天岁气时，即"运克气"，该年份即为"运盛气衰"之年。气盛运衰多发生于阴干主运不及的年份，当该年份的岁运被司天岁气抑制时，该年份即为"气盛运衰"之年。

平气之年，指该年气运既非太过，又非不及的年份。平气与太过、不及并称为"五运三纪"。一般情况下，平气之年气候平和，疾病流行较少，即使发病，病情也相对较轻。一般可根据运和气的关系来推求平气之年。《类经图翼·运气下》曰："平气，如运太过而被抑，运不及而得助也。"说明平气可由岁运和岁气之间的相互关系来确定。具体可有如下三种情况：一者是岁运太过而被司天之气所抑，如戊辰、戊戌、庚寅、庚申、庚午、庚子年等；一者是岁运不及而得司天之气所助，如乙卯、乙酉、辛卯、辛酉年等；一者是干德符，指岁运不及之年，若年干的"阴"与大寒日初气所始之日、时的"阳干"相合时，则称为"干德符"，即两干之德互相符合的意思，日与时的阳干，补救了年干的不及。

三、五运六气理论的临床应用

五运六气理论是中医理论体系的重要组成部分，在研究人体生命规律时，运用了"天人相应"的整体的动态的思维方法，把自然四时气候变化与人体发病、用药及养生紧密地结合起来，探讨自然气候变化对人体生命规律、人体疾病的影响，进而依据气候变化规律来总结人体发病规律与疾病预防方法。

五运六气理论对于阐明人体的病理变化、指导临床各科的诊断和治疗均具有重要意义。在病因病机方面，突出地强调了"正邪论"和"求属论"，指出"气相得则和，不相得则病"，提出了"审察病机，无失气宜""谨守病机，各司其属""必先五胜""有者求之，无者求之，盛者责之，虚者责之"的审察病机原则；在病位病性方面，则根据各种不同的致病因素和具体临床表现，以木、火、土、金、水五行及肝、心、脾、肺、肾五脏进行定位，以风、寒、暑、湿、燥、火的盛衰等进行疾病定性；在治疗方面，强调辨证论治，主张"必伏其所主，而先其所因""谨察阴阳所在而调之，以平为期"等；在方药方面，提出了"治有缓急，方有大小"及君臣佐使的制方原则,并根据运气变化规律,提出了如"风淫所胜,平以辛凉,佐以苦甘,以甘缓之,以酸泻之"等独特的性味组方用药原则。

五运六气理论是古人经过长期的实践观察总结出来的宝贵医学遗产,对阐明人体生命规律、疾病发生发展变化规律,以及指导临床预防、诊断和治疗均具有重要价值和意义。但是,由于年代久远,文辞古奥,内容复杂,加之又涉及古代天文、气象、历法、物候、地理、哲学、数学等诸多自然科学知识,所以,直至目前,其理论继承和发扬仍是中医学一个难度较大的课题。

第二节　五运六气与气候变化预测

自然界气候变化直接影响人体，掌握自然四时变化规律，则能使人体更好地适应时令季节变化的法则，故《素问·宝命全形论》云："天覆地载，万物悉备，莫贵于人。人以天地之气生，四时之法成。"自然界气候复杂多变，但有规律可循，如季节有春温、夏热、长夏湿、秋凉、冬寒之不同；日温有早温、午热、晚凉、夜寒之差别。就地域环境而言，东方气候温和而多风，西方气候清凉而多燥，南方气候炎热而多热，北方气候凛冽而多寒，中央气候多湿。《素问·六微旨大论》云："天气始于甲，地气治于子，子甲相合，命曰岁立。谨候其时，气可与期。"即运用干支相合的方法，可以推测气候变化规律。天干数为十，地支数为十二，循环相配，计数六十为甲子一周。以干支循环一周的六十日为计算单位，循环六次约等于地球环绕太阳一周的回归年。地球在太阳回归年中的相对位置，正是决定气候变化的主要因素。古人经过长期观察研究，把一年气候的常规变化概括为五运的主运与六气的主气，将影响各年份气候变化的因素，用岁运、司天之气、在泉之气来加以说明。因此，一般的气候变化可用主运、主气的变化规律来推测，特殊的气候变化可以根据岁运、司天、在泉的变化规律来推测。

一、岁运与气候

岁运统主一年气化，用以说明全年天时、民病的特点，反映年与年之间的气候差异。岁运有太过、不及之别，气化则有偏盛、偏衰之异。《素问·六元正纪大论》云："运有余，其至先；运不及，其至后，此天之道。"运有余，其气化来得早；运不及，其气化来得迟。《素问·气交变大论》也指出："太过者先天，不及者后天。"

岁运太过之年，气候的一般特点是本气流行，即该年的气候特征主要表现为岁运本身的气化偏盛。《素问·气交变大论》中指出："岁木太过，风气流行""岁火太过，炎暑流行""岁土太过，雨湿流行""岁金太过，燥气流行""岁水太过，寒气流行。"在一个甲子周期六十年内，凡是年干为壬的六年，岁运是木运太过，此六年可能出现风气偏盛；凡是年干为戊的六年，岁运是火运太过，此六年可能气候偏热，暑热容易偏亢；凡是年干为甲的六年，岁运是土运太过，此六年可能出现雨湿偏多，湿邪偏盛；凡是年干为庚的六年，岁运是金运太过，此六年可能出现雨水偏少，气候偏干燥；凡是年干为丙的六年，岁运是水运太过，此六年可能出现气温偏低，容易出现寒灾。

岁运不及之年，气候的一般特点是本气不足，所不胜之气偏盛，并且可能会出现制约胜气的复气的气候特征。《素问·气交变大论》中指出："岁木不及，燥乃大行，生气失应""岁火不及，寒乃大行，长政不用""岁土不及，风乃大行，化气不令""岁金不及，炎火乃行，生气乃用""岁水不及，湿乃大行，长气反用。"木运不及之年，主要表现为风气不及、燥气偏胜，并且还会出现暑热的表现；火运不及之年，主要表现为火热之气不及、寒气偏胜，并且还会出现雨湿的表现；土运不及之年，主要表现为湿气不及、风气偏胜，并且还会出现燥气的表现；金运不及之年，主要表现为燥气不及、火气偏胜，并且还会出现寒气的表现；水运不及之年，主要表现为寒气不及、湿气偏胜，并且还会出现风气的表现。

二、主运与气候

主运依五行相生的顺序，始于木运，终于水运，用来表示一年中春风、夏热、长夏湿、秋燥、冬寒的气候变化规律，代表的是一年五季正常的气候变化。《素问·六元正纪大论》云："风温春化同，热曛昏火夏化同……燥清烟露秋化同，云雨昏瞑埃长夏化同，寒气霜雪冰冬化同，此天地五运六气之化，更用盛衰之常也。"

初运是木运，从大寒至春分后十三日，气候主要是以风气为主；二运是火运，从春分后十三日至芒种后十日，气候特点主要是逐渐转热；三运是土运，从芒种后十日至处暑后七日，气候特点是雨水较多；四运是金运，从处暑后七日至立冬后四日，气候特点是干燥居多；五运是水运，从立冬后四日至大寒前，气候特点是寒冷为主。

三、主气与气候

五运六气理论中的"六气"是以每四个节气为一个计算单位，对应于一年的六个时段，分别以风、热、火、湿、燥、寒来描述各个时段的气候特征。《素问·天元纪大论》曰："厥阴之上，风气主之；少阴之上，热气主之；太阴之上，湿气主之；少阳之上，相火主之；阳明之上，燥气主之；太阳之上，寒气主之。"六气按照厥阴风木、少阴君火、少阳相火、太阴湿土、阳明燥金、太阳寒水的顺序，反映了一年内气候的常规变化。

初之气厥阴风木，包括大寒、立春、雨水、惊蛰四个节气，该时段气化舒缓和平，风气偏胜，植物萌芽生发；二之气少阴君火，包括春分、清明、谷雨、立夏四个节气，该时段气化和煦温热，热气偏胜，植物生长欣欣向荣，万物繁荣生长；三之气少阳相火，包括小满、芒种、夏至、小暑四个节气，该时段气化炎暑火热，十分炎热，植物生长显著，万物茂盛充实；四之气太阴湿土，包括大暑、立秋、处暑、白露四个节气，该时段气化暑热潮湿，湿热偏胜，植物生长充实成熟，万物生化成熟；五之气阳明燥金，包括秋分、寒露、霜降、立冬四个节气，该时段气化清凉收敛，干燥肃杀，植物停止生长，树凋叶落，万物长成而收获；终之气太阳寒水，包括小雪、大雪、冬至、小寒四个节气，该时段气化寒凉封藏，寒气偏盛，生物开始冬眠，万物闭藏。

四、客气与气候

每年的气候变化与客气的司天之气与在泉之气关系密切。《素问·六元正纪大论》指出："岁半之前，天气主之；岁半之后，地气主之。"天气，即司天之气，主管上半年气化，包括大寒至大暑；地气，即在泉之气，主管下半年气化，包括大暑至大寒。

司天之气，主管上半年气候。《素问·至真要大论》云："厥阴司天，风淫所胜，则太虚埃昏，云物以扰，寒生春气""少阴司天，热淫所胜，怫热至，火行其政""太阴司天，湿淫所胜，则沉阴且布，雨变枯槁""少阳司天，火淫所胜，则温气流行，金政不平""阳明司天，燥淫所胜，则木乃晚荣，草乃晚生""太阳司天，寒淫所胜，则寒气反至，水且冰。"巳亥之岁，厥阴风木司天，上半年春气早至，寒冷季节出现春令；子午之岁，少阴君火司天，上半年热气怫郁，气候炎热，热极生阴，大雨时至；丑未之岁，太阴湿土司天，上半年天空阴云密布，雨水连绵；寅申之岁，少阳相火司天，上半年温热之气流行，天气应凉而未凉，燥金之气难以行令；卯酉之岁，阳明燥金司天，上半年树木繁茂较晚，草类生长延迟；辰戌之岁，太阳寒水司天，上半年不当寒时寒气反至，且水易结冰。

在泉之气，主管下半年气候。《素问·至真要大论》云："少阳在泉，火淫所胜，则焰明郊野""阳明在泉，燥淫所胜，则霜雾清暝""太阳在泉，寒淫所胜，则凝肃惨栗""厥阴在泉，风淫所胜，则地气不明""少阴在泉，热淫所胜，则焰浮川泽""太阴在泉，草乃早荣，湿淫所胜。"巳亥之岁，少阳相火在泉，下半年气候炎热，寒冷与炎热交替更至；子午之岁，阳明燥金在泉，下半年雾气清冷，阴暗晦暝；丑未之岁，太阳寒水在泉，下半年天气寒凝肃杀，凄惨冷冽；寅申之岁，厥阴风木在泉，下半年尘土飞扬，大地旷野昏昧不清；卯酉之岁，少阴君火在泉，下半年山川泽地炎热；辰戌之岁，太阴湿土在泉，下半年草木提早发芽开花。

五、客主加临与气候

客主加临，即将主气与客气进行综合分析，判断一年各个时段的气候特征。《素问·五运行大论》言："上下相遘，寒暑相临，气相得则和，不相得则病。"若主气与客气相同，或主气与客气彼此相生，是谓相得；若主气与客气彼此相克，为不相得。主气克客气为逆，客气克主气为从，顺从安和。相得之岁，气化平和，一般无太过、不及之害；不相得之岁，以主气克客气，使客气无以发挥其司令的气化作用，故气候易受影响而发生异常。

另外，客主加临时，如少阴君火与少阳相火加临，虽同属火气，但还要以君臣位置的上下来定其顺逆。《素问·六微旨大论》云："君位臣则顺，臣位君则逆。逆则其病近，其害速；顺则其病远，其害微。"若客气少阴君火加临于主气少阳相火之上，谓之"君位臣"，如子午年的三之气，客气少阴君火加临于主气少阳相火之上，君居臣上，是为顺。若客气少阳相火加临于主气少阴君火之上，如卯酉年二之气，客气少阳相火加临于主气少阴君火之上，臣凌驾于君位之上，是为逆。少阳相火代表的是炎暑，正常情况下应该出现在三之气，即盛夏时段，但卯酉年却出现在二之气，春夏之交的时段，此时段本应是温煦的气候，因此对该时段的气化肯定会产生很大的影响。

六、运气同化与气候

五运与六气共同作用，共同表述一年的天时气化规律，共同影响当年的气候变化。运气同化，即中运与六气的五行属性相同，主要有天符、岁会、同天符、同岁会、太乙天符五种情况。运气同化之年，天地之气同化，构成比较特殊的年份，可能会出现比较典型的气候变化。《素问·六微旨大论》："太过而同天化者三，不及而同天化者亦三；太过而同地化者三，不及而同地化者亦三，此凡二十四岁也。"运气同化，若化为平气，则运得其平，不胜不衰，无偏颇之害；若阳干太过之年，岁运本气已是太过偏亢，再遇司天、在泉、岁支之气与岁运同化一气，故易发生气化偏胜之害。如天符年均为岁运太过，又遇司天之气同化，会导致上半年气化太过；如同天符年岁运太过，又遇在泉之气同化，偏胜多产生在下半年；再如岁会年中的甲辰、甲戌、丙子，皆为阳干岁运太过，恰与岁支五行属性同化，气化易偏亢；更有甚者，如戊午、乙酉、己丑、己未之年，岁运、司天、岁支三者皆同化一气，谓之太乙天符，全年气化极易亢盛为害，民病则多重而危。

第三节 五运六气与疾病风险预警

五运六气理论认为，不仅自然界的气候、物候等受到运气的影响而发生变化，而且人生活在天地气交之中，也会受到五运与六气的支配而产生相应的反应。《素问·至真要大论》云："夫百病之生也，皆生于风寒暑湿燥火，以之化之变也。"《素问·气交变大论》说："是以察其动也，有德有化，有政有令，有变有灾，而物由之，而人应之也。"可见，自然气候对疾病的流行、证候的发生有着极大的影响。从另一方面也可以认为，人体的病候是运气在人体的一种表现或者反应形式。

对于一般的脏腑疾病，可以在五运六气理论的基础上，运用五行生克制化法则，通过推测自然气化的变化规律，探讨脏腑之间的动态平衡及其整体关系，研究脏腑生理功能与自然气化之间的联系，进而揭示脏腑之间的病机演变、预后转归等。

研究外感疾病特别是疫病的发生，可根据五运六气理论，以运气所化生的风、寒、暑、湿、燥、火为病因，以肝、心、脾、肺、肾五脏为病位，以运气太过、不及和胜复郁发与五脏之间的五行相克相合关系为基础，以运气递相主时为发病时间节律。它不同于既往疾病表里传变的发病理论，而是风、寒、暑、湿、燥、火作为天地五行之气与人体五脏之气直接发生联系，形成以五脏为中心的病变。天地五行之气与人体五脏相联系的方式，可概括为相同相合，相克相侵，即运气太过及胜复时，与其五行属性相同的脏气实而自病，被其所克之脏也受邪生病。

基于上述理论，现代有学者试图借助运气学说来探讨疾病特别是疫病的发生规律，从而达到预测疾病发生与流行的目的。他们认为中医运气学说在疾病预测方面有独到之处，深入研究运气理论，有利于更好地防治疾病，尤其在指导用药方面。他们进而认为，从某种意义上说，五运六气是时空层面的自然存在，是有关宇宙运行、时空效应、自然数理的大一统之道。

一、岁运与发病

（一）岁运太过与发病

岁运太过之年，其发病规律是本气之脏偏胜而病，所胜之脏受损而病。如《素问·气交变大论》所言："岁木太过，风气流行，脾土受邪。民病飧泄食减，体重烦冤，肠鸣腹支满……甚则忽忽善怒，眩冒巅疾……反胁痛而吐甚。"木运太过之年，人体发病的规律是肝木本身及其所胜之脏脾土的病变。肝木之气太过，则见善怒、眩冒巅疾、胁痛等症状；木胜克土，则见飧泄、食欲减退、肢体困重、肠鸣、腹部胀满等症状。

此外，《素问·气交变大论》中对其余各岁运太过年份的疾病流行规律进行阐述如下：

岁火太过，炎暑流行，火气偏胜则易见胸中痛，胁部胀满疼痛，膺背肩胛间及两臂内痛，身热肤痛而为浸淫疮等；火胜克金，致肺金受邪，则易病疟、少气咳喘、血溢血泄、泻下、咽燥耳聋、胸中及肩背热等。

岁土太过，雨湿流行，土气偏胜则肌肉萎、肢体痿软、弛缓不收，行走时易瘛疭抽搐、脚下疼痛，因水湿饮邪内停，导致中满食减、腹满溏泄肠鸣；土胜克水致肾水受邪，则病腹痛、四肢清冷厥逆、肢体沉重、意不乐、心烦闷等。

岁金太过，燥气流行，金气偏胜则喘咳逆气、肩背疼痛、尻尻阴股膝髀腨胻足等处皆生病痛等；金胜克木致肝木受邪，则病两胁下及少腹痛、目赤疼痛、目眦疮疡、耳无所闻等。

岁水太过，寒气流行，水气偏胜则腹部肿大、胫肿、喘促咳嗽、寝汗出、恶风、肠鸣溏泄、食谷不化等；水胜克火则邪害心火，则病身热烦躁、心痛心悸、谵语妄言等。

（二）岁运不及与发病

岁运不及之年，其发病规律是本气之脏表现不及而病，所不胜之脏偏盛而病，因复气偏胜而产生相应的病证。如《素问·气交变大论》所言："岁木不及……民病中清，胠胁痛，少腹痛，肠鸣溏泄……复则炎暑流火……病寒热疮疡痱胗痈痤……上胜肺金，白气乃屈，其谷不成，咳而鼽。"木运不及之年，人体发病的规律是肝脏、所不胜之肺脏和来复气之心脏发生病变。肝木不及，则见腹中清冷、胠胁痛、少腹痛、肠鸣溏泄等症状；肺气偏胜，则见咳而鼽等症状；心火之气来复，则见疮疡、痱胗、痈痤等病证。

此外，《素问·气交变大论》对其余各岁运不及之年的天时、民病情况阐述如下：

火运不及之年，易患胸中痛，胁下胀满疼痛，膺、背、肩胛间及两臂内侧疼痛，抑郁眩冒，心痛，突然失音，胸腹部肿大，胁下与腰背部相互牵引而痛，甚则肢体蜷曲不能伸，髋部、髀部好似分离不相联结等；脾土之气来复，则病鹜溏腹满，食饮不下，腹中寒冷肠鸣，腹泻腹痛，四肢拘挛。

土运不及之年，易患飧泄霍乱，体重腹痛，筋骨繇复，肌肉瞤酸，善怒；肺金之气来复，则见胸胁暴痛，下引少腹，善大息。

金运不及之年，容易患肩背瞀重、鼽嚏血便注下等病证；肾水之气来复，则易致头痛，并延及囟顶发热，口疮，甚则心痛等病证。

水运不及之年，病多见腹满身重，濡泄，阴寒疮疡，腰股疼痛，腘、股、膝活动不便，心中烦闷，两足痿软清厥，脚下痛，甚则足肿；肝木之气来复，则易见筋骨拘挛，肌肉瞤瘛，两眼视物昏花，肌肤发疹，痛于心腹等。

二、主运、主气与发病

主运主司一年五季气候的常规变化，故可借以推测每年各季疾病流行的一般情况。初运为木运，应于春季，气化特点以风为主，风气通于肝，故春季易引起人体肝气发生变化。二运为火运，应于夏季，气化特点以火为主，火气通于心，故在夏季，人体心气易于偏旺而为病。三运为土运，应于长夏，气化特点多湿，湿气通于脾，故长夏人体脾气容易受到影响，易发生脾胃疾病。四运为金运，应于秋季，气化特点多燥，燥气通于肺，故秋季燥邪易于犯肺，肺脏疾患较多。五运为水运，应于冬季，气化特点多寒，寒气通于肾，故冬季人体肾气易为寒气所伤。

根据主气推测疾病流行情况与主运基本相同。主气分六步，初之气为厥阴风木，主时为大寒到春分，故多影响肝。二之气为少阴君火，主时为春分到小满；三之气为少阳相火，主时为小满到大暑，君火、相火同属于火，故均易影响心，以致暑热心病。四之气为太阴湿土，主时为大暑到秋分，故疾病流行以脾胃病为其特点。五之气为阳明燥金，主时为秋分到小雪，秋燥主要影响肺。终之气为太阳寒水，主时从小雪到大寒，主要影响肾。

三、客气与疾病

每年的疾病发生与流行情况还与客气的司天、在泉之气密切相关。司天、在泉之气淫胜时，除引起与之相应的内脏发病外，同时还会出现胜气的所胜之脏也因之而病。

（一）司天与发病

不同年份的司天之气对人体脏腑之气均有影响，《素问·至真要大论》有详尽记载。

巳亥之年，厥阴风木司天，"民病胃脘当心而痛，上支两胁，膈咽不通，饮食不下，舌本强，食则呕，冷泄腹胀，溏泄瘕水闭。蛰虫不去，病本于脾"。即厥阴风木司天之年，则上半年风邪淫其所胜之土气，其病候是脾胃易于受病，证候多见胃脘当心处疼痛，胸部两胁支满，咽膈阻塞不通，饮食不下，舌根强硬，食后呕吐，腹胀泄泻，水闭不通，腹中瘕块。

子午之年，少阴君火司天，"民病胸中烦热，嗌干，右胠满，皮肤痛，寒热咳喘，大雨且至，唾血血泄，鼽衄嚏呕，溺色变，甚则疮疡胕肿，肩背臂臑及缺盆中痛，心痛肺䐜，腹大满，膨膨而喘咳。病本于肺"。意为少阴君火司天之年，则上半年热邪淫其所胜之金气，其病为肺金易于受病，证候多见胸中烦热，咽干，右胸胁胀满，皮肤疼痛，寒热时作，咳嗽喘息，吐血便血，鼻涕鼻衄，喷嚏呕吐，小便色变，甚者皮肤疮疡，足部

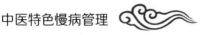

水肿，肩背、上肢缺盆部位疼痛，心痛肺胀，腹部胀大痞满，肺部膨膨郁闭胀闷而咳喘，尺泽脉绝者，乃肺之真气已脱，则多属死证而不治。

丑未之年，太阴湿土司天，"胕肿、骨痛、阴痹。阴痹者，按之不得，腰脊头项痛，时眩，大便难。阴气不用，饥不欲食，咳唾则有血，心如悬。病本于肾"。指出太阴湿土司天之年，则上半年湿邪淫其所胜之水气，其病为湿土气胜，乘克于肾，证候多见浮肿、骨痛、阴痹等病，阴痹者，腰脊、头项疼痛，时时头目晕眩，大便难。阴精之气不用，阳痿不举，饥不欲食，咳嗽唾血，心中空虚如悬而不宁。

寅申之年，少阳相火司天，"民病头痛，发热恶寒而疟，热上皮肤痛，色变黄赤，传而为水，身面胕肿，腹满仰息，泄注赤白，疮疡，咳唾血，烦心胸中热，甚则衄衄。病本于肺"。指出少阳相火司天之年，则上半年火邪淫其所胜金气，其病本于火邪伤肺，民病多见头痛，发热恶寒如疟，热在上部，皮肤痛，肤色呈现黄赤色，进而传变为水病，身面浮肿，腹部胀满，仰面喘息，泄下赤白如注，皮肤疮疡，咳嗽唾血，心胸烦热，甚者鼻塞流涕、鼻衄等。

卯酉之年，阳明燥金司天，"民病左胠胁痛，寒清于中，感而疟，大凉革候，咳，腹中鸣，注泄鹜溏……心胁暴痛，不可反侧，嗌干面尘，腰痛，丈夫𤸷疝，妇人少腹痛，目昧眦，疡疮痤痈，蛰虫来见。病本于肝"。指出阳明燥金司天之年，则上半年燥邪淫其所胜之木气，燥金为病，易伤肝木，证候多见筋骨病变，左胸胁疼痛，清凉之气伤于内而发疟疾，寒凉肃杀之气改变了气候，则易致咳嗽、肠鸣、泄泻鹜溏。或见心胁急剧疼痛，不能转侧，咽干，面色如尘，腰痛，男子易患疝气，妇女少腹痛，两目昏昧不清，眼眦疮疡，痤疮痛痒。

辰戌之年，太阳寒水司天，"血变于中，发为痈疡，民病厥心痛，呕血、血泄，衄衄，善悲，时眩仆。运火炎烈，雨暴乃雹。胸腹满，手热、肘挛、腋肿，心澹澹大动，胸胁胃脘不安，面赤，目黄，善噫，嗌干，甚则色炲，渴而欲饮。病本于心"。指出太阳寒水司天之年，则上半年寒邪淫其所胜之火气，病候是寒水易伤心而为病，证候多见血脉变化于内，易发痈疮，厥心痛，吐血，便血，鼻塞衄血，易悲伤，时时晕眩而仆倒。若遇岁运火热炎烈，易出现暴雨与冰雹俱下的天气，人们则发生胸腹胀满，手热，肘部拘紧，腋下肿痛，心胸动悸不宁，胸胁胃脘不安，面色赤，目黄，常常嗳气，咽干，甚至面色灰黑，渴欲饮水。

（二）在泉与发病

《素问·至真要大论》同时也记载了在泉之气对疾病发生流行的影响。

巳亥之年，少阳相火在泉。"民病注泄赤白，少腹痛，溺赤，甚则血便"。少阳相火在泉，则下半年火邪淫其所胜之金气，其证候为腹泻如注，泻痢赤白，少腹疼痛，小便赤，甚至便血。

子午之年，阳明燥金在泉。"民病喜呕，呕有苦，善太息，心胁痛不能反侧，甚则嗌干面尘，身无膏泽，足外反热"。阳明燥金在泉，则下半年燥邪淫其所胜之木气，其证候是呕吐，吐苦水，善太息，心与胁部疼痛不能转侧，甚者咽干而面色如尘，肌肤干枯而不润泽，足外侧发热。

丑未之年，太阳寒水在泉。"民病少腹控睾，引腰脊，上冲心痛，血见，嗌痛颔肿"。太阳寒水在泉，则下半年寒邪淫其所胜之火气，其证候是少腹连及睾丸疼痛，痛引腰脊，上冲心胸痛，出血，以及咽喉、颔下肿痛。

寅申之年，厥阴风木在泉。"民病洒洒振寒，善伸数欠，心痛支满，两胁里急，饮食不下，膈咽不通，食则呕，腹胀善噫，得后与气，则快然如衰，身体皆重"。厥阴风木在泉则下半年风邪淫其所胜之土气，其证候是洒洒然战栗恶寒，时常伸欠，心痛而胸部撑胀，两胁部拘急，饮食不下，咽膈阻塞不通，饮食后则呕吐、腹胀，容易嗳气，大便与矢气后症状减轻，身体沉重。

卯酉之年，少阴君火在泉。"民病腹中常鸣，气上冲胸，喘不能久立，寒热，皮肤痛，目瞑，齿痛，颇肿，恶寒发热如疟，少腹中痛，腹大"。少阴君火在泉，则下半年热邪淫其所胜之金气，证候是腹中肠鸣，气上冲胸，喘息不能久立，时发寒热，皮肤疼痛，两目不欲见光，牙齿疼，眼下肿，恶寒发热如同疟疾，少腹疼痛，腹部胀大。

　　辰戌之年，太阴湿土在泉。"民病饮积，心痛，耳聋浑浑焞焞，嗌肿喉痹，阴病血见，少腹痛肿，不得小便，病冲头痛，目似脱，项似拔，腰似折，髀不可以回，腘如结，腨如别"。太阴湿土在泉，则下半年湿邪淫其所胜之水气，其证候是水饮积聚，心痛，耳聋，咽肿喉痹，两阴出血，少腹痛肿，小便不利，气逆上冲而头痛，目肿胀痛如脱，颈部疼痛如拔，腰痛如折，腿髀伸屈不能，膝关节活动不灵，小腿肚转筋，疼痛欲裂。

第四节 五运六气学说在慢病管理中的运用

运气学说揭示了气候变化对人体生理、病理和发病规律的影响，在疾病预测方面具有独到之处，对于判断疾病的发生、发展、预后都有重要作用。在慢病的诊治及管理方面，可以根据五运六气的理论，制订疾病的治疗原则，选择具体的用药及调养药物的性味，提出有针对性的预防措施。

一、疾病的治疗原则

四时的主运、主气，即春温、夏热、长夏湿、秋燥、冬寒，为四时的正常气候。医者临证确立治疗原则时，不可违背四时的正常气候，如《素问·五常政大论》载："化不可代，时不可违。"《素问·六元正纪大论》亦载："夫子言用寒远寒，用热远热，余未知其然也，愿闻何谓远？岐伯曰：热无犯热，寒无犯寒，从者和，逆者病，不可不敬畏而远之，所谓时兴六位也。"

四时主气的寒热温凉，用药不可触犯，但在客气胜过主气时除外，如《素问·六元正纪大论》载："司气以热，用热无犯；司气以寒，用寒无犯；司气以凉，用凉无犯；司气以温，用温无犯；间气同其主无犯，异其主则小犯之，是谓四畏，必谨察之。帝曰：善。其犯者何如？岐伯曰：天气反时，则可依时，及胜其主则可犯，以平为期，而不可过，是谓邪气反胜者。故曰：无失天信，无逆气宜。"四时寒热温凉之气，用药不可随意触犯，这叫作"四畏"。但在客气的四间气与主气不同时，如客气胜过主气时例外，具体做法以达平衡协调为目的。这种情况下，既不能误了气候的常时，也不能违背六气之所宜，说明用药依据主气，不可违背四时寒热温凉是言其常，但在间气与主气不同，或客气胜过主气时，亦可触犯四时主气的寒热温凉，是言其变。

基于上述，说明医者既要了解四时主气，又要了解四时客气，通晓运气学说，掌握每年岁气盛衰情况，不可违背天气与人气相应的规律，才有可能确立正确的治疗原则。正如《素问·五常政大论》所载："必先岁气，无伐天和，无盛盛，无虚虚，而遗人夭殃，无致邪，无失正，绝人长命。"此外，《黄帝内经素问》运气七篇还有针对主气、客气的具体治疗原则，如《素问·至真要大论》曰："高者抑之，下者举之，有余折之，不足补之，佐以所利，和以所宜，必安其主客，适其寒温，同者逆之，异者从之。帝曰：治寒以热，治热以寒，气相得者逆之，不相得者从之。"

此外，《素问·至真要大论》还针对天地之气内淫所致的气象、物候和疾病变化，提出了重要的治疗法则："诸气在泉，风淫于内，治以辛凉，佐以苦，以甘缓之，以辛散之。热淫于内，治以咸寒，佐以甘苦，以酸收之，以苦发之。湿淫于内，治以苦热，佐以酸淡，以苦燥之，以淡泄之。火淫于内，治以咸冷，佐以苦辛，以酸收之，以苦发之。燥淫于内，治以苦温，佐以甘辛，以苦下之。寒淫于内，治以甘热，佐以苦辛，以咸泻之，以辛润之，以苦坚之。"

这些具体的治疗原则，不仅适用于运气发病的治疗，也适用于其他各种原因发病（如各种慢性疾病）的治疗，总体原则是"同者逆之，异者从之"，就是主客之气相同的则逆其胜气以治之，主客之气相逆的则从其所不胜之气以治之，说明具体治疗原则的制订，必须以客主加临为依据。

二、治疗用药及调养药物的性味选择

四时主气不同，针对主气发病的虚实，《素问·至真要大论》指出了补虚泻实的药味，如"木位之主，其泻以酸，其补以辛。火位之主，其泻以甘，其补以咸。土位之主，其泻以苦，其补以甘。金位之主，其泻以辛，其补以酸。水位之主，其泻以咸，其补以苦。"

每年轮转的客气，分为司天、在泉和左右间气，《黄帝内经素问》运气七篇都分别规定了用药性味。

在司天之气太过和不及方面，太过则制己所胜，其用药性味，如《素问·至真要大论》所载："司天之气，风淫所胜，平以辛凉，佐以苦甘，以甘缓之，以酸泻之。热淫所胜，平以咸寒，佐以苦甘，以酸收之……"司天之气不及，则受己所不胜之气所制，也就是邪气反胜，其用药性味，如《素问·至真要大论》所载："风化于天，清反胜之，治以酸温，佐以甘苦。热化于天，寒反胜之，治以甘温，佐以苦酸辛。"

在在泉之气太过和不及方面，对于太过的用药性味，如《素问·至真要大论》所载："诸气在泉，风淫于内，治以辛凉，佐以苦，以甘缓之，以辛散之。热淫于内，治以咸寒，佐以甘苦，以酸收之，以苦发之。"在泉本气不足，则受己所不胜之气所制，亦即邪气反胜，如《素问·至真要大论》所载："风司于地，清反胜之，治以酸温，佐以苦甘，以辛平之。热司于地，寒反胜之，治以甘热，佐以苦辛，以咸平之。"

以上是司天之气太过、不及和在泉之气太过、不及的用药性味。至于左右四间太过、不及的用药性味则同于司天、在泉，正如《素问·至真要大论》所载："上下所主，随其攸利，正其味，则其要也。左右同法。"

此外，《素问·六元正纪大论》尚载有六十甲子的大运用药性味，如大运属木，太角风化致病，即壬申、壬寅、壬子、壬午、壬辰、壬戌六年，用药性味宜酸和；少角风化致病，即丁卯、丁酉、丁丑、丁未、丁亥、丁巳六年，用药性味宜辛和等。

三、指导疾病的预防

《黄帝内经》历来强调"不治已病治未病"，《素问·上古天真论》告诫人们"虚邪贼风，避之有时"。如何才能做到这一点呢？这就必须借助运气学说预测疾病的发生和流行，从而事先采取有针对性的预防措施。如《素问·气交变大论》云："岁木太过，风气流行，脾土受邪。民病飧泄食减，体重烦冤，肠鸣，腹支满……甚则忽忽善怒，眩冒巅疾……反胁痛而吐甚。"这说明了岁木太过之年，疾病的发生和流行规律是肝脏及其所克之脾脏受病。肝木之气太过，则见善怒、眩冒巅疾、胁痛等症状；木胜克脾土，则可见飧泄食减、肠鸣腹满、呕吐等症状。预防上，则应从调理肝脾之气入手，和七情，慎饮食，辅以药物，防止肝气太过，避免脾气受制。

土运太过之年，雨湿流行，并出现寒冷气候。人之受病脏腑以脾为主，并累及肾。此时可采取相应的预防措施，如在衣食住行各个方面预防雨湿和寒冷之气对人体的侵袭，保护脾肾两脏。再如金运太过之年，如庚子年，阳明燥金司天，少阴君火在泉，气候比较燥热，人体易被燥热之邪侵袭，受病脏器为心、肺、肝三脏。可预先采取预防燥热的措施，如家庭和工作场所要保持通风，或使用空调设备以降温，多洒凉水以保持空气湿润凉爽，多食甘蔗、瓜果等，就可以防止燥热邪气侵袭人体，保护心、肺、肝等脏器。

此外，《素问·六元正纪大论》载有五郁发作的先兆。如土郁发作的先兆为发现云雾横贯于天空与山谷，或聚或散，忽生忽灭，浮动不定；金郁发作的先兆为发现夜间降下白露，丛林深处风声凄凉；水郁发作的先兆为发现太空之气散乱如麻，深处昏暗，隐约可见，颜色黑而微黄；木郁发作的先兆为发现平野中的草皆低垂不起，柔软树叶的背面皆翻转向外，高山之松被风吹作响，虎叫于山崖峰峦之上；火郁发作的先兆为发现花开之后又见水结成冰，山川出现冰雪，太阳被郁，而在午时见有阳热之气生于湖中。这说明五郁之气都有先兆，五郁之后才发生报复之气。如能看到五气之郁的先兆，事先采取有效的预防措施，则五运报复之气对人体的危害就会减少或停止。

第六章　预　防

第一节　治未病思想与慢病管理

"未病"一词最早见于《黄帝内经》。《素问·四气调神大论》云："圣人不治已病治未病，不治已乱治未乱。"《难经》具体化了"治未病"的概念，它说："所谓治未病者，见肝之病，则知肝当传之于脾，故先实其脾气，无令得受肝之邪，故曰治未病焉。"东汉张仲景提出"若人能养慎，不令邪风干忤经络……房室勿令竭乏，服食节其冷热苦酸辛甘，不遗形体有衰，病则无由入其腠理""见肝之病，知肝传脾，当先实脾"等，其中蕴含着未病先防、既病防变的重要思想。唐代孙思邈在《备急千金要方·论诊候》中提出"上医医未病之病，中医医欲病之病，下医医已病之病"。清代叶天士针对温病的传变，提出"先安未受邪之地"，即在治疗过程中要提前采取措施，以免病情进一步发展。

经过历代医家的不断完善和发展，"治未病"思想已形成了内容清晰的理论体系。这一体系主要包括三个层次，即"未病先防""已病防变""病后防复"。①"未病先防"：即在未病之时，针对先兆症状、高危因素、偏颇体质等，采用各种养生保健措施，补充人体正气，抵御外邪，以达到阻止疾病发生的目的。这是"治未病"思想的核心。②"已病防变"：是在疾病的最初阶段，早期诊断、早期治疗，阻止疾病的发展。另外，应根据疾病传变规律进行治疗，及时阻断疾病的传变。③"病后防复"：即指在疾病渐趋康复或治愈时，应注意起居、饮食等方面的调摄，以免疾病反复或留下后遗症。"治未病"思想充分体现了中医学注重主动防范疾病，重视对疾病的早期预防、早期诊断和早期治疗，重视养生保

101

健。这种思想对于慢病管理具有启发性。

一、理论与实践的融合

慢病管理的兴起仅仅是最近几十年的事情。在现代科学基础之上，经过不断发展，慢病检测评估手段和管理策略不断完善，慢病管理取得了长足的进步。

中医在疾病管理实践方面有着悠久的历史，本书在第三章"中医特色慢病管理源流"中已详细论述。早在《黄帝内经》时期，就已提出了"圣人不治已病治未病，不治已乱治未乱，此之谓也。夫病已成而后药之，乱已成而后治之，譬犹渴而穿井，斗而铸锥，不亦晚乎"的观点，其指导思想与现代慢病管理、健康风险评估和控制、维护生活质量的思想不谋而合。历经数千年的实践，中医学形成了丰富的理论及技术，尤其在疾病干预手段方面，多样化的中医防治技术对现代慢病干预有着重要的借鉴意义。

因此，现代慢病管理所具有的清晰线性思维及流程、客观的检测评估手段，与中医学所具有的疾病管理实践经验、丰富的防治技术在理论与实践上相融合，将优势互补，发挥出最大价值。

二、理念的融合与统一

2019 年发布的《慢病健康管理中国专家共识》提出"慢病四级预防""人群分层精准管理"。其中，"慢病四级预防"即针对慢病危险因素出现前的全人群（零级预防）、慢病高风险人群（一级预防）、慢病早期人群（二级预防）和慢病中晚期人群（四级预防）这四种不同慢病发生、发展阶段的个体和群体，采取差异化预防干预策略。

"人群分层精准管理"包括：为了预防慢病风险因素在全人群流行，采取综合全人群策略；针对已明确的慢病风险因素和慢病风险人群，实施高风险人群策略；针对已明确诊断的慢病患者，实施慢病患者策略；针对儿童、青少年、妇女、老年人群，实施特殊人群策略。

中医治未病强调"未发""未传"与"未复"，这与"慢病四级预防"不谋而合；上述"人群分层精准管理"与中医学强调的"因人制宜"一脉相承。相较于现代健康监测多关注客观、静态的风险，中医"治未病"还会关注动态的、由外及内的异常和传变等影响健康之"因"。因此，二者在理念上的融合与统一，应该更加具有早期防患意识，应当兼具动静态、时空观、多维度整体观。

三、技术与技术的互补

在慢病评估方面，现代慢病管理常借助医学实验室数据及风险数据模型等评估慢病的情况；而中医治未病更关注人的健康，以人为中心，以健康为中心，更强调人作为一个整体所反映出的状态、心态等，在评估方面不仅关注"指标"的变化，更关注人的"态"的变化。

在慢病干预方面，现代慢病管理常以健康促进、健康教育等为主，干预措施相对有限；而中医"治未病"在疾病干预方面的手段非常丰富，如药膳食疗、导引养生、针灸推拿、中医特色疗法等。现代慢病管理借助医学大数据，可构建慢病风险评估体系，筛选出慢病高危患者及重症化患者，而进一步收集相关的中医数据，可获知中医"欲病"人群，通过中医治未病手段，精准化地进行干预。

因此，中医治未病与现代慢病管理的融合、互补，是中医特色慢病管理的重要环节与关键步骤。中医治未病思想作为指导纲领，贯穿于慢病管理中，是建立中医特色慢病管理的关键所在。而不断吸纳现代慢病管理的新管理理念、管理手段、管理模式等，将是中医特色慢病管理不断向前发展与创新的动力。

第二节　未病先防

大多数慢性疾病目前还没有找到确切的病因。当前所知的引起相关慢性疾病的"病因"多为危险因素，如非酒精性脂肪肝的危险因素包括高脂肪高热量的膳食习惯、多坐少动的生活方式、身体肥胖等。这些只是非酒精性脂肪肝的危险因素，而并非病因。这些危险因素往往与日常运动、饮食、起居中的不良习惯息息相关。

中医学"治未病"思想所包含的"未病先防"思想，强调从饮食、运动、情志、起居等各个方面对疾病进行预防。这种预防思想是全方位的，是简单易行的，对于改善慢病的相关危险因素具有明显的优势。

一、维护正气

中医学认为，正气是发病与否的内在依据，任何致病因素只有作用于人体，使人体正常的生理活动发生紊乱，才会导致疾病发生。因此，《黄帝内经》认为，当人体正气充实时，一般不容易被邪气干扰而生病，即"正气存内，邪不可干"。所以，慢病的预防首先要注意维护正气。

加强锻炼，增强体质。中医学认为，维护正气的方法有许多种，可谓丰富多彩。一般来说，首先要加强锻炼，从根本上改变自身体质，增强正气的抗邪能力。许多养生、导引和气功功法，都有良好的增强体质的作用。如汉代华佗的五禽戏，后世发展起来的太极拳、八段锦、易筋经等。

另外，中医学认为，精神情志活动以脏腑气血的功能为基础，并会对脏腑气血的功能产生影响。突然而强烈的精神刺激或长期存在的不良情绪，可以使人体气机逆乱、气血阴阳失调而发病。因此，调摄情志，对养生防病有重要意义。

起居有常，饮食有节，注意饮食起居也是养护正气的重要内容。多数慢病的发生与饮食密切相关。可以毫不夸张地说，由于饮食不合理，吃出了心脑血管疾病、肿瘤、糖尿病等常见慢病。研究显示，膳食不合理、身体活动不足及吸烟是造成多种慢病的三大行为危险因素。

随着我国经济发展，人民生活水平的提高，目前居民的膳食结构也发生了明显变化，主要表现为动物性食物增加，植物性食物下降，脂肪摄入量增加，碳水化合物下降。这种膳食结构很不平衡，摄入的热量往往超过身体的消耗，多余的热量被身体转化为脂肪，在体内不断蓄积，从而引起肥胖及与肥胖相关的多种慢病。

饮食是人体营养的来源，良好的饮食结构和饮食习惯对于机体正常的生理功能的发挥有重要的促进作用。反之，如果饮食习惯不良，过食肥甘或偏嗜五味，或饥饱无度，则会对机体造成损害，导致疾病的发生。此外，还要做到饮食有节，否则"饮食自倍，肠胃乃伤"等。中医很注意食养和食补，从一日三餐中收到养生的效益。《素问·脏气法时论》指出："五谷为养，五果为助，五畜为益，五菜为充，气味合而服之，以补精益气。"

中医学还认为，生活起居对于人体的生理功能有重要影响。良好的生活习惯可使精力充沛、身体健康。如果生活不规律，工作或活动过于劳累，或过于贪图安逸，都会损伤正气，导致疾病的发生。

众所周知，许多中草药都具有养生防病的功效。因而，适当地使用一些药物，有针对性地对机体进行调养，可以起到很好的养生防病的作用。但是，由于药物一般都在某些方面具有偏颇的特性，如果用之不当，也会影响机体的正常功能而引发疾病。

中医学强调"天人合一""顺应四时"。首先，要遵循自然规律。《素问·宝命全形论》言："人以天地之气生，四时之法成。"《灵枢·岁露论》说："人与天地相参也，与日月相应也。"人作为自然中的一部分，时刻受到自然环境的影响与制约。其次，顺应四时变化。《素问·四气调神大论》提到四时养生，"春三月……夜卧早起……以使志生……。夏三月……夜卧早起……使志无怒……。秋三月……早卧早起……使志安宁……。冬三月……早卧晚起……使志若伏若匿……"，要求人们遵循春生、夏长、秋收、冬藏的生化规律来调节生活习惯及精神活动，并提出了"春夏养阳，秋冬养阴"的养生大法。

"形神共养"，重视调养精神。《素问·上古天真论》提出："恬惔虚无，真气从之，精神内守，病安从来""形体不敝，精神不散"，强调了形与神共聚，是健康的关键。

二、避邪祛邪

虽然正气在发病中起决定作用，但邪气也是导致疾病发生的重要因素。中医学认为，根据周围环境和气候变化，积极地采取相应措施，避免一些不良因素的影响，是养生的重要内容。"虚邪贼风，避之有时"讲的就是这个道理。

养生，并不是只局限于健康人。一旦发生疾病，更要注意调养，这种"养生"一方面有助于治疗，另一方面可补充正气，增强抗病能力，防止疾病进一步发展成慢病。常言道：三分治，七分养。可见养生无论在防病还是在治病中，都起着不可忽视的作用。

中医学认为，邪气不仅包括外邪，还包括内生邪气，如内生"五邪"、各种病理产物等。内生"五邪"是指在疾病的发展过程中，机体本身由于内脏机能的失调等异常变化，而产生的五种病理状态，有化风、化寒、化湿、化燥、化火之不同。而病理产物主要包括痰饮水湿、瘀血、结石等。这些"内邪"在慢病的发生、发展过程中起着重要作用。因此，在预防慢病的发生或发展的时候，需要重点评估此类"内邪"，做到祛邪为要。

三、调理偏颇体质

中医学认为，个体的体质各不相同。不同的体质类型，其阴阳气血虚实不同，决定着其易患疾病及患病程度不同。

慢病中常见的体质，如痰湿质、瘀血质，易出现高血压、糖尿病、脂肪肝等疾病；气虚质易出现慢性呼吸系统疾病。因此，在慢病管理过程中，需关注患者的体质状态，调节偏颇、易感体质，及早进行干预，做到未病先防。

第三节 已病防变

"已病防变"是治未病体系的重要内容，贯穿于整个疾病过程。它是指在养身保健的基础上，采用中医诊疗技术，并掌握疾病的发生、发展及传变规律，进行及时诊断和治疗，防止疾病的传变。人体是一个以五脏为中心的有机整体，某一局部病变或某一脏腑病变都能影响整体机能的失调，这种失调所导致的疾病都有内在联系和规律。把握好其中的联系和规律，是临床"治未病"达到"既病防变"的前提。

疾病一旦发生，首先应做到早期诊断。《医学源流论·防微论》言："病之始生，浅则易治，久而深入，则难治。"当疾病处于早期阶段，病情较轻，症状不明显时，就应及早诊断，因为此时正气尚足，容易治愈。故《医学心悟》有言："见微知著，弥患于未萌，是为上工。"

其次，要早期治疗。《素问·阴阳应象大论》载："邪风之至，疾如风雨，故善治者治皮毛，其次治肌肤，其次治筋脉，其次治六腑，其次治五脏。治五脏者，半死半生也。"可见疾病尚在皮毛时就治疗，对疾病发展非常关键。

最后，要防止传变。既要截断传变途径，还要"先安未受邪之地"。《医学源流论·表里上下论》说："故善医者，知病势之盛而必传也。"由于人体"五脏相通，移皆有次，五脏有病，则各传其所胜"（《素问·玉机真脏论》），疾病的传变，除脏腑传变以外，还有三焦传变、卫气营血传变、六经传变等。根据疾病的传变规律，应实施预见性的治疗以防止疾病进一步发展。如"见肝之病，知肝传脾，当先实脾"，临床上治疗肝病时常配合健脾和胃之法，使脾旺不受邪，以防肝病传脾，正有此意。可见，"治未病"思想不但涵盖临床前，强调养生保健，亦涵盖临床中与临床后，强调早期诊断、早期治疗、防止疾病发展与变化。

一、预防兼夹之邪生变

中医学对于兼夹证的治疗，不必完全拘泥于"先表后里，先新病后痼疾"之法则，在确认有兼夹证存在的情况下，当同时治疗兼夹证。如卫分兼夹证有瘀、食、痰、虚等：①兼瘀血者，有舌黯或舌下瘀点、舌下脉络粗胀或瘀丝满布等，或见鼻衄、皮肤红斑或有血丝等，当于主方中，参以丹参、红花等活血化瘀之品，疏散之中兼以化瘀。②兼食滞者，多兼见恶食、吞酸、嗳气、脘胀、大便不畅、舌苔白厚而腻等，治宜酌加神曲、莱菔子、焦山楂、炒麦芽等味；食积甚、大便不通者加大黄。③兼痰湿者，兼见胸脘痞闷、恶心呕吐、头眩肢胀、舌苔黏滑，治宜酌加半夏、陈皮、贝母、橘红之类，以加强祛湿化痰之力。④兼阴虚者，一般女性多于男性，兼见周身困倦、口燥咽干、五心烦热、舌红少苔、脉细数无力等，治宜合用六味地黄丸、一贯煎等养阴之品；困倦甚而更兼气虚者，当增黄芪之类补气药，以达到气阴双补之目的。

二、预防疾病传变

慢病的传变规律较为复杂，常见的传变规律有五行的生克乘侮规律、五脏的生理病理规律、经络相传规律以及气血、阴阳的传变规律等。

《金匮要略·脏腑经络先后病脉证》所说"见肝之病，知肝传脾，当先实脾"，是"既病防变"的经典名句，为人所熟知。但肝郁之证，气血传变常被忽略，气滞常可导致血瘀，是谓由气及血，故也可以说"见肝之病，知气传血，当先活血"。这就是"既病防变"规律的有效应用。

阴阳传变也是必须重视的。阴阳互根是中医最基本的理论，但在临床应用中，很多医生并不能有预见性地在阴损及阳、阳损及阴之前采取治疗措施。张景岳从阴阳互根的角度提出"阴中求阳""阳中求阴"的治疗思想，值得学习和借鉴。

三、预防情志生变

情志因素既可作为病因，导致慢病的发生，又是影响慢病发展变化的重要因素。情志生变常导致慢病发展和加重。

作为医生，应尽最大努力了解患者的情志变化，通过语言、表情、姿势、态度及行为影响患者，力求改善其情绪和感受，使患者对疾病有良性或正确的认知，矫正其不良的心理和行为，防止情志生变。

四、防治并发症

临床中可以借鉴西医学对疾病发展和转归的认识，结合中医学理论，采用中医"既病防变"的治疗措施。如高血压病，心、脑、肾等是该病的靶器官，治疗高血压病的目的主要就是防止心、脑、肾等靶器官的损害。这与中医脏腑相传的理论是相似的，中医治疗也要有预见性地采取防止靶器官损害的措施。高血压病靶器官的损害是一个由量变到质变的过程，从中医的角度讲，主要是瘀血不断加重导致经脉阻塞的过程，因而在各证型的治疗中，均可加用活血化瘀药。

第四节　病后防复

病后防复就是在疾病刚刚好转时，人体的正气虚弱，若不顾护机体，则邪气乘机再次入侵，导致虚后受邪。因此，当病情进入临床缓解期或相对稳定期，应积极治疗，以防止病情复发。如《世补斋医书》说："病加于小愈，故病后之谨慎，当十倍于病前。"

中医学认为，疾病是有特定的致病因素、发病规律和病理演变的一个完整的异常生命过程。在中医健康管理模式中，对慢病的监测应基于中医理论，结合现代医学对疾病的诊断，利用各种医学手段和检测仪器，全方位认识和把握个人的疾病状况，"既病防变"，把握常见慢性疾病的发生、发展变化规律，采取以中医药为主的综合治疗措施，管控危险因素，防止疾病的发展和传变。

一、防食复

早在两千多年前，《黄帝内经》中就有论述："病热少愈，食肉则复。"可见，食复是引起疾病复发的因素之一，食复现象在当时已经受到重视。

在慢病中，食复的形成与以下因素相关：①余邪未尽，急于进补。中医学认为，疾病的形成是正气与邪气相争的结果。在慢病中，当病情进入临床缓解期或相对稳定期后，此时邪气尚存，若强行补益，反而导致肠胃食积，反生新邪，使病情缠绵难愈。正如《黄帝内经》所谓："若此者，皆病已衰而热有所藏，因其谷气相薄，而热相合，故有所遗也。"②脾胃虚弱，虚不受补。大凡慢病，多有脾胃受损，即使进入临床缓解期或相对稳定期，仍有可能存在脾胃气虚等情况。此时，若采用大补、骤补等治法，可导致脾失运化，脾胃升降失常，后天失养。③不辨体质，盲目进食。人之先天禀赋各异，后天所养不同，导致体质各有差异。且饮食有四气五味之分。如忽视患者体质差异，不能辨证配膳而盲目进食，必然会扰乱机体内部的平衡，而使疾病出现反复。

因此，慢病患者在病情进入临床缓解期或相对稳定期时，应当注意：

1. 正气渐复，切忌强食

在慢病的恢复过程中，也伴随着正气的恢复。此时虽然正气逐渐占据优势，但邪气尚存。此时若强食或饮食失于节制，容易导致病情反复或加重等。因此，病后的饮食应遵循循序渐进的原则，饮食质地由稀到稠，数量由少到多。从清淡易消化的饮食开始，以促进食欲，逐步过渡到正常饮食。

2. 辨识体质，合理进食

中医学讲究辨识体质，认为不同体质的人，其气血阴阳状态不同，饮食也应有差异。如阳虚之体，宜常食辛温之品，以达扶阳散寒之目的；阴虚之质，当多进甘凉清淡之食，以收益阴生津之功效。而对于一些具有特异质体质的个体，进食某些"发物"如螃蟹、鱼、虾等时，更易诱发疾病。

3. 根据病情，避害趋利

中医学不仅强调药物治疗，也强调食疗，主张在疾病治疗过程中"谷肉果菜，食养尽之"。而在慢病发展过程中，某些饮食可能对疾病有促进或恢复的作用，此时应根据病情，避开不利病情的饮食而选择有益病情的饮食。

二、防劳复

劳复不仅与劳力有关，还与劳心、劳神、房劳等相关。在慢病中，劳复的形成与以下因素相关：①劳则气耗。慢病日久，必伤正气，气血未复，过劳则更耗正气；②劳伤心神。多思久虑，容易耗伤心血，损伤脾气，导致心神失养；③房劳。房事不节，耗伤肾中精气，可致精神失养。

因此，慢病患者在病情进入临床缓解期或相对稳定期时，应当注意：

1. 渐复体力

慢病患者在恢复体力方面，应循序渐进。在病情刚稳定时，不宜剧烈运动或进行重体力劳作。

2. 静养心神

慢病患者应保持心情愉悦，切忌情绪大起大落。也不可过于思虑，以防耗伤心神。

3. 节欲保精

广义的精是指一切精微物质，包括气血津液等营养物质；狭义之精指生殖之精，就是精液。要使身体健康而无病，保持旺盛的生命力而延年长寿，养精护精是极其重要的。古人云，善养生者，必保其精。要保精，首先是节欲，就是节制男女间的性欲，房事要有节制。房中之事既不可无，也不应太过。

第七章 治 疗

中医特色慢病管理除了对疾病的预测与预防具有重要影响外，还对患者的治疗产生深远的影响。例如，中医特色慢病管理中的心理评估与治疗指导、营养评估与治疗指导、用药指导等，均对患者的整体治疗效果产生极为重要的影响，具体内容详述如下。

第一节 心理评估与治疗指导

糖尿病、高血压病、冠心病、慢性肝病等慢病，具有病程长、病因复杂、病势缠绵难愈、治疗费用高等特点，往往给患者及其家庭带来巨大的经济负担和精神压力，严重影响患者的生活质量。

由于患者及其家人、朋友对疾病认识不足，患者容易产生紧张、焦虑、恐惧、抑郁、绝望等不同程度的情绪异常和多种心理问题，严重影响患者的治疗及预后。中医学认为，人的情志与心理活动，除了由心所主宰外，还与肝脏的疏泄功能密切相关。若肝脏的疏泄功能正常，则人的精神情志活动正常，通常表现为精神愉悦、心情舒畅、情志安定；若肝脏的疏泄功能减退，人体的气机运行受阻，则往往出现情志抑郁、闷闷不乐、郁郁寡欢等不良情绪；若肝脏的疏泄功能太过，则会出现心烦易怒、急躁不安等肝火亢盛的表现。正如《黄帝内经》所说："肝病者，两胁下痛引少腹，令人善怒。"《名医指掌》则指出："凡郁郁不得志之人，多生此病。"由此可见，疾病状态常常与心理因素互相影响、互为因果，最终影响患者的治疗效果。

此外，由于慢病的病程长，患者可能需要长期服药并配合各种治疗，而长年累月与疾病共处，患者更容易出现精神抑郁，甚至对治疗丧失信心，出现自暴自弃等行为。从现代医学角度看，现代"生物—心理—社会"医学模式要求把人看成是一个多层次的、完整的连续体，即在健康和疾病问题上，要同时考虑生物的、心理的和行为的以及社会的各种因素的综合作用。疾病的产生、发展及转归，与人的心理健康状况密切相关。生理活动影响个体的心理功能，同样，心理活动也会影响生理功能。

综上可知，心理治疗在慢病治疗中格外重要，一直被认为是慢病治疗中一项不可或缺的治疗手段。

现代心理学起源于欧洲，由精神病学发展而来。从广义上讲，心理治疗是在对患者进行治疗的整个过程中体现出来的。医务人员通过各种方式对患者的心理造成积极的影响，从而达到对患者进行有效治疗的目的。从狭义上讲，心理治疗是指由受过专门训练、精通人格形成和发展理论以及行为改变技能的专业治疗师，采用心理学的相关知识和方法，针对患者在认知功能障碍、情感功能障碍或行为功能障碍等方面问题进行有针对性的治疗。

中医心理治疗学历来备受重视，历史悠久，源远流长。经过历代医家的传承与发展，已逐步形成独特的治疗体系，正如清代医家程杏轩在《医述》中所言："古之神圣之医，能疗人之心，预使不致于有疾。今之医者，惟知疗人之疾，而不知疗人之心，是犹舍本求末，不澄其源而塞其流，欲求疾愈，不亦愚乎？"中医心理学积累了历代医家的各种中医心理学治疗经验，这些经验与现代心理治疗学的定义、手段、效应基本符合，但更具自身的独特性，其特点在于重视整体性、注重因人制宜、重视医患关系等。

中医特色慢病管理结合了现代医学与健康管理等相关学科的先进成果，重在发挥中医药在治疗慢病方面的特色与优势。将心理健康评估和中医心理健康指导列为中医特色慢病管理的一项重要内容，对慢病的治疗具有重要的现实意义。

一、心理健康评估

在慢病的治疗过程中，患者及医生往往更注重对疾病本身的治疗，常常会忽视对患者的心理状态的评估和干预，直到患者出现较为严重的心理障碍时，才会求助于心理治疗师进行心理治疗。因此，对慢病患者进行中医特色慢病管理时，应首先有针对性地进行心理健康的评估。

心理评估是指在生物—心理—社会医学模式的指导下，综合运用谈话、观察、测验等方法，对人的心理特质、心理状态和水平做出评价和估量，确定其正常或异常的原因、性质和程度，从而为临床心理诊断提供依据的一种方法。心理评估是健康评估的重要内容，可从被评估者的自我概念、认知、情绪与情感以及个人的压力和压力应对方式等方面进行评估。评估的方法包括观察法、调查法、会谈法、实验法、心理测验法等。心理评估是开展心理治疗的必要前提和重要基础。

既往研究发现，在慢病患者的心理疾患中，主要以抑郁、焦虑为主。因此，下面主要介绍抑郁、焦虑的心理评估流程。

在中医慢病管理过程中，由中医慢病管理的医师或随访护士对在访谈中存在可疑抑郁、焦虑的患者进行有针对性的心理评估。在这个心理评估过程中，量表是最简便、最直接的心理评估工具，应用最为广泛。在慢病管理中，最常用于评估抑郁、焦虑状态的量表是抑郁自评量表（self-rating depression scale, SDS）与焦虑自评量表（self-rating anxiety scale, SAS）。下面简要介绍这两种常用的心理评估量表及心理评估流程：

1. SDS

SDS 是一种测量抑郁的工具，由美国杜克大学教授宗氏（William W.K.Zung）于 1965 ～ 1966 年开发。SDS 包括 20 个项目，每个项目由 4 级评分构成。这 20 个项目包括精神—情感症状 2 个项目，躯体障碍 8 个项目，精神运动障碍 2 个项目，抑郁心理障碍 8 个项目（详见表 7-1）。

本量表使用简便，不需要经过专门的训练即可指导自评者进行相当有效的评定，可直观地反映抑郁患者的主观感受，适用于具有抑郁症状的成年人，但对具有严重迟缓症状的抑郁则难于评定。SDS 的分析相当方便，在一定程度上能够了解被调查者近期心境，可应用于心理咨询门诊。如用于评估疗效，应在开始治疗或研究前让自评者评定一次，然后至少应在治疗后或研究结束时再自评一次，以便通过 SDS 总分的变化来分析自评者的症状变化情况。

表 7-1　抑郁自评量表（SDS）

注意事项：下面有 20 个题目，请仔细阅读每一个题目，把意思弄明白。

每一个题目的文字后有四个选项，分别表示：A 没有或很少时间（过去 1 周内，出现这类情况的日子不超过 1 天）；B 小部分时间（过去 1 周内，有 1～2 天有过这类情况）；C 相当多时间（过去 1 周内，3～4 天有过这类情况）；D 绝大部分或全部时间（过去 1 周内，有 5～7 天有过这类情况）。

施测时间建议：5～10 分钟。

1. 我觉得闷闷不乐，情绪低沉	A	B	C	D
2. 我觉得一天之中早晨最好	A	B	C	D
3. 我一阵阵哭出来或觉得想哭	A	B	C	D
4. 我晚上睡眠不好	A	B	C	D
5. 我吃的跟平常一样多	A	B	C	D
6. 我与异性亲密接触时和以往一样感觉愉快	A	B	C	D
7. 我发觉我的体重在下降	A	B	C	D
8. 我有便秘的苦恼	A	B	C	D
9. 我心跳比平时快	A	B	C	D
10. 我无缘无故地感到疲乏	A	B	C	D
11. 我的头脑跟平常一样清楚	A	B	C	D
12. 我觉得经常做的事情并没有困难	A	B	C	D
13. 我觉得不安而平静不下来	A	B	C	D
14. 我对将来抱有希望	A	B	C	D
15. 我比平常容易生气激动	A	B	C	D
16. 我觉得做出决定是容易的	A	B	C	D
17. 我觉得自己是个有用的人，有人需要我	A	B	C	D
18. 我的生活过得很有意思	A	B	C	D
19. 我认为如果我死了别人会生活得好些	A	B	C	D
20. 平常感兴趣的事我仍然照样感兴趣	A	B	C	D

SDS 的记分要求及评判标准：正向计分题目的 A、B、C、D 按 1、2、3、4 分计；反向计分题目的 A、B、C、D 按 4、3、2、1 计分。反向计分题号：2、5、6、11、12、14、16、17、18、20。将 20 个题目的各个得分相加，即得总粗分。总粗分的正常上限参考值为 41 分，标准分等于总粗分乘以 1.25 后的整数部分，分值越小越好。标准分正常上限参考值为 53 分。标准总分 53 ～ 62 分为轻度抑郁，63 ～ 72 分为中度抑郁，72 分以上为重度抑郁。

2. SAS

SAS 由华裔教授 Zung 编制（1971）。从量表构造的形式到具体评定的方法，都与（SDS）十分相似，是一种分析病人主观症状的相当简便的临床工具。SAS 适用于具有焦虑症状的成年人，具有广泛的应用性。国外研究认为，SAS 能够较好地反映有焦虑倾向的精神疾病求助者的主观感受。

焦虑是心理咨询门诊中较常见的一种情绪障碍，近年来 SAS 是心理咨询门诊了解焦虑症状的常用自评工具。SAS 含有 20 个项目，对应希望引出的 20 条症状（详见表 7-2）。采用 4 级评分，主要评定症状出现的频度。其评分标准为："1"表示没有或很少时间有；"2"表示有时有；"3"表示大部分时间有；"4"表示绝大部分或全部时间都有。20 个项目中有 15 个项目是用负性词陈述的，按上述 1 ～ 4 顺序评分；其余 5 项（第 5，9，13，17，19）注 * 号者，是用正性词陈述的，按 4 ～ 1 顺序反向计分。

SAS 的主要统计指标为总分，在由自评者评定结束后，将 20 个项目的各个得分相加即得，再乘以 1.25 以后取得整数部分，就得到标准分。SAS 标准分的分界值为 50 分，其中 50 ～ 59 分为轻度焦虑，60 ～ 69 分为中度焦虑，70 分以上为重度焦虑。由于焦虑是神经症的共同症状，故 SAS 在各类神经症鉴别中作用不大。关于焦虑症状的临床分级，除参考量表分值外，主要还应根据临床症状，特别是关键症状的程度来划分，量表总分值仅能作为一项参考指标而非绝对标准。

表7-2 焦虑自评量表（SAS）

下面有20个题目，请仔细阅读每一个题目，把意思弄明白，然后根据您最近一周的实际感觉，在相应的数字上画勾。目前主要的情绪和躯体症状的自评，请根据自觉症状的程度选择。

评定项目	很少有	有时有	大部分时间有	绝大多数时间有
1. 我感到比往常更加神经过敏和焦虑	1	2	3	4
2. 我无缘无故感到担心	1	2	3	4
3. 我容易心烦意乱或感到恐慌	1	2	3	4
4. 我感到我的身体好像被分成几块，支离破碎	1	2	3	4
*5. 我感到事事都很顺利，不会有倒霉的事情发生	4	3	2	1
6. 我的四肢抖动和震颤	1	2	3	4
7. 我因头痛、颈痛、背痛而烦恼	1	2	3	4
8. 我感到无力且容易疲劳	1	2	3	4
*9. 我感到很平静，能安静坐下来	4	3	2	1
10. 我感到我的心跳较快	1	2	3	4
11. 我因阵阵的眩晕而不舒服	1	2	3	4
12. 我有阵阵要昏倒的感觉	1	2	3	4
*13. 我呼吸时进气和出气都不费力	4	3	2	1
14. 我的手指和脚趾感到麻木和刺痛	1	2	3	4
15. 我因胃痛和消化不良而苦恼	1	2	3	4
16. 我必须时常排尿	1	2	3	4
*17. 我的手总是很温暖而干燥	4	3	2	1
18. 我觉得脸发烧发红	1	2	3	4
*19. 我容易入睡，晚上休息很好	4	3	2	1
20. 我做噩梦	1	2	3	4

计分与解释： ①评定采用1～4制计分。②把20个题目的得分相加即总分。把总分乘以1.25，四舍五入取整数，即得标准分。③焦虑评定的分界值为50分。50～59分为轻度焦虑，60～69分为中度焦虑，70分以

上为重度焦虑。分值越高，焦虑倾向越明显。

二、心理治疗指导

对于被评判为轻度抑郁或焦虑的患者，可在接受中西药物治疗的基础上，由接受过心理培训的慢病管理医师进行中医特色心理治疗。而对于被判定为中、重度抑郁或焦虑的患者，慢病管理医师应指导患者同时到心理专科就诊，以免延误病情，并把此类患者列为需要密切随访的特殊患者，由随访护士及时跟进和反馈。

1.话疗

"话疗"是指医师针对患者的病情及其心理状态、情感障碍等，对患者及其家属采用语言交谈方式，使其明了与疾病相关的道理，以消除致病心因，纠正不良情绪和情感活动，主动消除患者心理障碍的一种非药物疗法，其实质是综合了中医认知疗法中的劝说开导疗法与语言疏导疗法。

中医学历来重视"话疗"在治疗疾病中的重要作用。早在《灵枢·师传》中就指出："人之情，莫不恶死而乐生，告之以其败，语之以其善，导之以其所便，开之以其所苦。"简要地指出了"话疗"的具体内容，即采用"告、语、导、开"等语言的方法，帮助患者分析致病的原因，以正确对待疾病，解除患者心中之苦，使之心情舒畅，树立信心。除了通过健康教育解开患者的疾病心结之外，还应当通过"话疗"了解患者的其他心结，有针对性地在工作和生活方面给予适当的心理疏导与建议，让患者更好地适应工作与生活，从而有利于患者的身心健康。同时，应当给予患者生活指导与人文关怀。在生活起居、饮食宜忌、运动锻炼等方面应给予患者个性化的中医养生指导，并且应用医生自己的热情去感染患者，帮助患者克服心理上的障碍，使患者在精神上得到安慰和被认同感，重新找到生命价值，以乐观积极心态去面对生活。此类患者需要慢病管理医师与主管医师共同关注，治疗后定期复查 SDS 及 SAS。这就要求慢病管理医师不仅要具备渊博的中西医专业知识，还要掌握语言学、心理学和伦理学、精神治疗等方面的知识，学习语言的表达方式和表达技巧。

2. 情志相胜疗法

情志相胜疗法是中医心理治疗的重要方法之一，是指在五行学说、情志相胜等中医理论指导下，医生有针对性地运用一种或多种情志刺激，以制约、消除患者的病态情志，从而起到治疗患者心身疾病的一种心理疗法。早在《黄帝内经》中就记载了情志相胜疗法，例如"悲胜怒""恐胜喜""怒胜思""喜胜忧""思胜恐"等。金元时期的张子和在《儒门事亲》一书中详细阐述了该疗法："故悲可以治怒，以怆恻苦楚之言感之；喜可以治悲，以谑浪亵狎之言娱之；恐可以治喜，以恐惧死亡之言怖之；怒可以治思，以污辱欺罔之言触之；思可以治恐，以虑彼志此之言夺之。"

这就需要慢病管理医生首先通过"话疗"的方式，了解患者的病态情志，再根据"情志相胜"的原则，因势利导，使患者的情绪能够正确地疏泄，以达到缓解不良情绪的目的。例如"悲胜怒"，当患者出现脾气暴躁，对某件事特别愤怒或对某人充满敌意时，有针对性地对患者进行语言疏导，患者可在边说甚至边哭的过程中，化解了愤怒的情绪。情志相胜疗法的优点在于构思奇巧、疗程短、疗效确切，但缺点是缺乏规范化。在使用过程中应注意因势利导，使患者自然地宣泄不良情绪，不可给患者强加一种情绪刺激，以免适得其反。

3. 中医五行音乐疗法

音乐疗法是指以心理治疗的理论和方法为基础，运用音乐特有的心理、生理效应，使受治疗者在相关人员的指导和帮助下，通过专门设计的音乐内容，经历音乐的体验，以消除心理障碍、恢复心理及生理健康，达到强健身心、防病治病、延年益寿的目的。而中医五行音乐疗法，就是以宫、商、角、徵、羽这五音表现为基础，以五调式来分类，结合五行对人体体质、人格的分类，分别施乐，力求准确地调整五脏的生理节律和特性，从而达到促进人体脏腑功能和气血循环的恢复与协调。

中医学早在《黄帝内经》时期就提出"五音疗疾"。中医学认为，五行"木、火、土、金、水"会生出"角、徵、宫、商、羽"五音，人体"肝、心、脾、肺、肾"五脏会生出"怒、喜、思、忧、恐"五志。五行和五音相互对应，又与五脏、五志相连，故五行音乐能调节五志，平秘阴阳，调理气血，保持体内气机的动态平衡，改善人体健康状况。例如，角调式音乐，以角调为基本，具有悠扬的旋律，曲调亲切爽朗，舒畅调达，具有"木"之特性，可达到调神、提振情绪的良好作用，亦可调和肝胆的疏泄，兼有助心、和胃的作用。角音入肝，对中医肝系统的作用比较明显，可防治肝气郁结、肝气犯胃、肝气犯脾、胁胀胸闷、食欲不振、嗳气泛酸、胆小易惊、心情郁闷、精神不快、烦躁易怒等病证。对于容易疑神疑鬼、精神不安的人，或因受到惊吓而盗汗、心中忧郁者，也相当有益。

4. 吐纳导引

吐纳导引是中医学的基本养生方法之一，即选取坐位或卧位，排除任何思想杂念，精神放松，轻轻闭眼，双手可重叠放在小腹上（即脐下 1.5 寸气海穴处）。采用鼻吸口呼的方法，吸气时舌尖轻抵上腭，并用意念将气引至下丹田，小腹慢慢隆起；吸气结束时，将舌放下，并慢慢呼气，小腹也随之自然回位。呼气要适当延长，呼气后作短暂的呼吸停顿，但停顿时间不可过长，以免缺氧。练功结束时，深深吸两口气，缓慢呼出，双手相互搓摩数次，再搓揉面部后，缓慢睁开双目。每日两次，每次 10～30 分钟。

吐纳导引可有效地排出人体内的"燥热之气"，不仅可以使人清醒、冷静、提高注意力，而且还可以使人心情平静，快速有效地改善人们的不良情绪和性情，从而对疾病的康复大有裨益。

第二节　营养评估与治疗指导

中医学历来十分重视饮食对人体健康的影响。早在《黄帝内经》中就明确地指出了合理膳食对治疗疾病的重要意义。膳食不合理可造成营养不足或营养过度，二者皆可发病。例如《圣济总录·耳目门》指出："肝气不足则血弱，肾气不足则精衰，血弱精衰，不能营养于目，渐致昏暗。"又如《华佗神方·华佗外科神方》中指出："疔疮之生，膏粱人居其半，皆因营养过度，火毒外发所致。"由此可见，膳食营养与慢病的发生、发展及治疗、预后密切相关。在针对慢病进行治疗的同时，不应忽视营养评估及营养治疗的重要作用。通过对慢病患者进行营养评估，有针对性地指导患者进行合理膳食，获得营养支持，可以对部分疾病起到缓解和控制病情、改善症状等效果，如糖尿病、脂肪肝及心血管疾病等。因此，将营养评估与指导列为中医特色慢病管理的一项重要内容，对慢病的治疗与管理至关重要。

营养筛查与评估是指通过对患病机体的营养状况进行系统观察和检测，对其营养状态进行全面而综合的评定，了解患者的营养状况。筛查出具有营养治疗适应证的患者，是营养干预指导的前提与基础。

那么，在中医特色慢病管理中，应如何对慢病患者进行营养筛查与评估及营养干预指导呢？结合美国肠外肠内营养学会推荐的营养疗法流程，在慢病管理中，针对慢病患者进行营养评估与指导的流程为：营养筛查、营养状态评估、营养干预指导及营养疗效评价。

一、营养筛查

首先应对在慢病管理中心登记的慢病患者进行营养筛查，以确定存在营养问题的患者，特别是那些潜在的、隐性的存在营养风险或营养不良风险或处于营养不良前期的患者。

营养筛查的内容包括三个方面：营养风险（包括营养过剩）、营养不良风险和营养不良。营养筛查的方法多种多样，常用的有计算法和量表法。计算法以理想体重法与体质量指数法较为常用。其中理想体重法的标准如下：采用实际体重 / 理想体重，计算结果，如在 90% ～ 109% 为适宜，80% ～ 89% 为轻度营养不良，70% ～ 79% 为中度营养不良，60% ～ 69% 为重度营养不良。体质量指数（BMI）法标准（中国标准）如下：BMI < $18.50kg/m^2$ 为低体重，$18.50 ～ 23.99kg/m^2$ 为正常，$24.00 ～ 27.99kg/m^2$ 为超重，BMI $\geqslant 28kg/m^2$ 为肥胖。

至于量表法，目前临床上认为 2002 营养不良危险因素筛查表（nutritional risk screening 2002, NRS2002）的敏感性与特异性较好，可作为推荐使用的营养风险筛查工具。NRS2002 的适用对象为一般的成年住院患者，包括肿瘤患者。该筛查方法的具体步骤包括：①初步营养风险筛查，要求回答 4 个问题：BMI 小于 $18.5kg/m^2$ 吗？过去 3 个月有体重下降吗？在过去的 1 周内有摄食减少吗？有严重疾病吗？②再次进行营养风险筛查，对上述 4 个问题中的任何 1 个有肯定回答者，需要接受再次营养筛查。具体内容包括：疾病严重程度评分，营养状态受损评分及年龄评分 3 项。总分 $\geqslant$ 3 分提示营养风险存在，但并不是提示营养不良，这类患者需要下一步再进行营养状态评估。

二、营养状态评估

营养状态评估的内容一般包括患者的一般情况及疾病史、膳食调查、身体测量指标检测、营养生化指标检测、综合营养评价等。

在中医慢病管理内容中，对慢病患者进行营养状态评估的一般流程是：询问患者的一般情况及疾病史，患者体格测量，患者生化指标的检测，患者膳食调查，最后进行综合的营养评价。

通常情况下，对于慢病患者的一般情况及疾病史，在患者初次进入慢病管理中心进行登记时均已记录在案。若 BMI > $23.99kg/m^2$ 或 BMI < $18.50kg/m^2$ 或 NRS2002 总分 $\geqslant$ 3 分的患者，应接下来进行身体测量指标、生化指标的检测及膳食调查。其中身体的测量指标包括身高、体重、BMI、皮褶厚度、上臂围等，也可以通过检查患者的皮肤、毛发、皮下脂肪、肌

肉的发育等情况初步综合判断患者的营养状况。

在慢病管理中，首选简便快捷的测量工具，其中身体测量指标的检测可选择人体成分分析仪，对患者的身高、体重、BMI、机体的基本化学成分（如蛋白质、脂质、水分、矿物质等）、体脂肪含量、内脏脂肪含量、腰臀比等指标进行快速准确地检测。营养相关的生化指标检测包括血浆白蛋白、血红蛋白、尿肌酐。而膳食调查则建议采用24小时膳食回顾法，对患者进行摄入膳食的询问，记录患者一天摄入的各种食物的种类和数量，并按《食物成分表》计算出患者一天各种营养素和能量的平均摄入值，从而了解患者的饮食结构是否合理，评定患者的正常营养是否得到满足。最后根据患者的疾病史、身体测量指标、营养生化指标、膳食调查的结果等，综合起来分析，最终对患者的营养状况进行评定。

三、营养干预指导与疗效评价

营养指导属于中医特色慢病管理的重要内容之一，它以一系列营养学理论为基础，运用一些合理的营养技术，结合各种营养措施，解决健康问题，提高患者生活质量。既往研究发现，营养指导配合运动管理、心理指导及用药指导，可显著提高对慢病患者的管理效能，提高临床疗效，改善预后。我国慢病的发生、发展与居民不良的饮食结构密切相关，其中高油、高盐、高脂是最常见的不良饮食习惯。在慢病管理中，应及时对患者进行营养评估，确认患者是否存在营养不良、营养过剩或饮食结构不良等营养问题，继而有针对性地向患者提供合理的膳食营养指导。

我国慢病营养干预的总方针是以《中国居民膳食指南》为指导，遵循十大原则：①食物多样，谷类为主，粗细搭配；②多吃蔬菜、水果和薯类；③每天吃奶类、大豆或其制品；④常吃适量的鱼、禽、蛋和瘦肉；⑤减少烹调油用量，吃清淡、少盐膳食；⑥食不过量，天天运动，保持健康体重；⑦三餐分配要合理，零食要适当；⑧每天足量饮水，合理选择饮料；⑨如饮酒，应限量；⑩吃新鲜卫生的食物。

不同种类的慢病，饮食指导的具体要求有所不同。例如，糖尿病营养门诊饮食指导的要求是：根据中国糖尿病营养指南，碳水化合物供能占45%～60%，脂肪供能占25%～35%，蛋白质供能占15%～20%（肾功能正常者），然后再根据患者的身高、体重、性别、年龄、生活习惯、工作性质及强度、血清蛋白及肾功能等指标进行相应调整。而对于血脂异常患者的饮食指导原则是：应适当控制总能量（正常及超重患者按照25kcal/kg·d给予，肥胖者控制在20kcal/kg·d）；三大营养素比例适宜（碳水化合物占50%～60%，脂肪总量占20%～30%，蛋白质占10%～15%）；参照适当比例控制脂肪酸种类（饱和脂肪酸∶多不饱和脂肪酸∶单不饱和脂肪酸=1∶1∶1）及胆固醇总量（胆固醇<300mg/d）。

在中医特色慢病管理中，首先由慢病管理师进行初步的营养状态评估，确认存在可疑营养问题的患者，再由专业的营养师进一步进行营养状态评估。根据营养师的意见，慢病管理师制订相应的个性化饮食调整方案及饮食指导意见。患者按照方案执行一个周期后，由慢病管理师再次进行营养状态评估，完成疗效评价，根据患者营养状况改变，重新制订营养指导方案。

同时需注意，在中医慢病管理中，对患者进行营养指导的流程是：①采用讲小课的形式对患者进行健康教育，主要内容包括营养治疗的基本知识、各类食物的营养特点、慢病的营养治疗特点、饮食干预治疗的目的及意义等。②根据每个患者的身体状况和病情的不同，制订有针对性的膳食营养方案，对参与营养治疗的患者进行个性化的日常饮食知识指导，让患者了解饮食干预的可操作性和饮食注意事项等。③通过门诊、电话、微信等随访的方式，询问患者对不良饮食习惯的改正程度，反复强调并督促患者改善饮食习惯，同时根据患者的反馈，找出干预过程中的不足。④对存在相同问题的患者，可由营养师对患者进行多人面对面的辅导，让患者了解其他患者存在的问题和注意事项，并对相关问题提出解决办法，提高患者的依从性。⑤进行效果评价，中医慢病管理的阶段疗程为3个月，进行营养指导3个月后，需再次进行营养状态评估。由慢病管理师根据患者营养状况改变情况，重新制订营养指导方案。

第三节　用药指导

对患者的用药指导是指通过直接与患者及其家属交流，解答其用药疑问，介绍药物和疾病知识，提供用药咨询服务，指导患者正确、合理用药，以发挥药物作用，减少不良反应的药学服务。慢病患者常常因为疾病的复杂性，需要长期服用药物，甚至需要多种药物联合服用。但患者常常由于对自身的疾病了解甚少，缺乏药物知识，导致用药依从性差，药物漏服、误服以及自行停药是慢病患者常见的服药问题，常常影响患者的治疗效果和安全性。因此，对慢病患者进行用药指导，为患者通俗易懂地讲解疾病及相关用药知识，帮助患者提高药物服用的依从性，对提高慢病的疗效具有现实意义，故而被列为中医特色慢病管理的主要内容之一。

一、目的

对患者进行用药指导的目的是：使患者了解药物治疗的重要性，提高患者的用药依从性，让患者按医嘱正确地服用药物，最大限度地提高药物的治疗效果，预防和降低用药失误与药物不良事件的发生，降低医疗费用。

二、主要内容

对慢病患者的用药指导主要包括两方面内容：一是对患者所患疾病用药指南的介绍，二是对患者常用药物知识的指导。

对所患疾病用药指南的介绍包括对所患疾病涉及药物的介绍、同类药物利弊的比较以及目前用药方案的优缺点等。而对慢病患者常用药物的指导内容，一般包括：①药物治疗的目的及意义；②患者的用药方案，包括药品名称、药效、用法、用量、疗程、服用时间及药动学特点等；③可能发生的不良反应及其对策、用药注意事项及禁忌等；④药物相互作用；⑤药物的贮存；⑥忘记服用药物时的对策；⑦停药时机的教育；⑧特殊人群的用药教育。

对于不同种类的慢病，用药指导中除了共性的内容外，还包括其他不同的内容。例如高血压病，其用药指导内容还包括：①必须逐渐降压。除高血压急症外，降压以数日、数周内降低为好，特别是老年人以及有多年高血压病史的患者，机体已经适应目前的高血压水平，血压突然下降反而不好。②治疗药物应当因人而异，药物的选择、用量、用法等，都要根据患者情况，进行个体化给药。③从单药开始，阶梯加药。开始选择单药并小剂量给药，逐渐增加剂量，足量后，如不能有效控制血压，则联用两种或三种药物治疗，联合用药可提高疗效并减少不良反应。④用药期间，禁忌突然撤掉某一种药物或骤然停药。⑤高血压患者的药物治疗是长期的，血压稳定控制 1～2 年后，可以酌情逐渐减少降压药的品种和剂量。

糖尿病的用药指导内容还包括：①应提供各类口服降糖药的用药指导，包括降糖药的名称、作用、用药剂量、用药时间、服用方法、注意事项、不良反应、禁忌证等。②对不同的胰岛素的注射方式及胰岛素的贮存方法，应进行说明和用药指导。胰岛素注射时，一般选择皮下注射，通常选择的部位有 4 个，分别为大腿外侧、腹部、臀部外上侧和上臂外侧，应适当变换注射部位。对于已开封的胰岛素，可以放置在 25℃室温下保存，保存的有效期为 28 天；未曾开封的胰岛素应保存于冰箱中，置于 2℃～8℃低温保存。③特殊人群的用药指导有所不同。例如老年的糖尿病患者，应选择较为温和的降糖药物，这类药物一般起效快、作用的持续时间较短、无明显的肝肾损伤、对人体的副作用小；而对于严重肝肾功能不全的患者，应选择胰岛素注射进行治疗。④糖尿病患者并发其他疾病时的用药选择：例如，合并高血压的糖尿病患者，建议选用血管紧张素转化酶抑制剂（ACEI）类或血管紧张素Ⅱ受体阻滞剂（ARB）类的降压药；若合并严重的冠心病，则推荐使用胰岛素注射治疗等。⑤糖尿病漏服药物的处理方法：若在漏服后及时发现，可采用补服的方法；若发现较晚时，当首先进行血糖的检测。如果血糖不是很高，则不用补服；若血糖较高时，可适当增加用药量。

慢性乙型肝炎的用药指导内容包括：①应提供各种护肝药物与抗病毒药物的相关指导，包括各类药物的名称、适应证、用药剂量、用药时间、服用方法、注意事项、不良反应、禁忌证等。②疗程：由于口服抗病毒药物疗程长，且不可随意停药——随意停药可能存在暴发重症肝炎的风险，因此对患者的抗病毒药物疗程应加强指导。③对特殊人群的用药指导有所不同。例如，妊娠期的慢性乙型肝炎患者，为阻断母婴传播，可选择替诺福韦或替比夫定等妊娠期间安全程度 B 级的抗病毒药，需注意指导患者服药的时间、药量、疗程、停药的时机、能否母乳喂养等内容；而老年人或存在严重肝肾功能不全的患者，应避免选择使用阿德福韦酯进行抗病毒治疗。④其他服药注意事项，如避免服用损害肝脏的药物，如解热镇痛药中的氨基比林、吲哚美辛、布洛芬等；镇静安眠药中的巴比妥类、安宁等；抗精神病药中的氯丙嗪等；抗感染药中的磺胺类、呋喃类、红霉素、四环素、氯霉素等，在临床上使用时应予以注意，尽量少服或避免服用。

其他的慢病如冠心病、高尿酸血症、慢性肾脏病等，慢病管理医师应根据疾病的不同，为患者建立个性化的用药指导方案。

除此之外，慢病管理医师或药师在对患者进行用药指导时，需注意常见的错误服药方法、服药与食物的关系、常见中药煎服注意事项等，应有针对性地对患者开展健康教育。例如，错误的口服用药方法常见以下几种情况：①干吞强咽药物：会损伤食管黏膜，引起出血；②躺在床上服药：部分药物滞留食管；③捏鼻子服药：小儿会呛药，药物进入气管、支气管、肺部，可导致咳嗽、肺炎甚至窒息；④将胶囊拆开服用：药物的气味导致恶心、呕吐、腹痛，或被胃酸破坏；⑤将控释片、缓释片掰开服用：失去控释、缓释的作用；⑥用果汁送服：果汁中的酸性物质会使部分药物分解，糖衣融化，不利于吸收，改变药性；⑦用茶水、咖啡或牛奶送服药物：其中的茶碱、咖啡因、钙、磷及蛋白质、脂肪等会影响药物的吸收；⑧服中药加糖：糖可减轻苦味中药的作用，但红糖中的铁、钙可与药物中的某些成分相互作用；⑨服药后马上运动：影响消化器官的血流，影响药物吸收。

常见的药物与饮食同服禁忌包括：洋地黄苷类药物忌与含钙食物同用；磺胺类药物忌与酸性果汁和醋同用；铁剂忌与茶叶同用；华法林忌与蜂胶同用；避孕药忌与动物肝脏同用等。

对常见中药煎煮与服用方法的指导：①对中药的煎煮方法的指导，包括煎煮容器的选择、煎煮水量、煎煮火候、煎煮时间、煎煮特殊方法等的指导。②中药的服用方法指导，包括服药时间、服用方式、服用温度、服用剂量及服药后的反应及调护等的指导。③患者服用中药的其他注意事项，例如在服用治感冒的中药时，不宜吃生冷及酸性的食物，因为这些食物有收敛的作用，会影响药物解表发汗的效果；在服用清热退烧的中药时，要禁用酒类、肉类、鱼类和辛辣食物，因为酒类及辛辣食物性热，而鱼、肉类食物则有腻滞生热生痰的作用，一旦食用后会使病情加重；服用温补类中药时，需要忌吃绿豆、萝卜，不宜饮绿茶或乌龙茶，因为绿豆、萝卜、多数茶皆为凉性，会减低药物温补的作用。

三、用药指导的开展方式

用药指导的形式一般包括面对面的口述形式、纸质形式、视听资料形式、微信及健康讲座等形式。

慢病用药指导的主要流程如下：①慢病管理医师、随访护士应与临床医生、药师沟通，共同评估患者对疾病及用药的认知水平，拟定个体化的用药指导方案。②可通过向群体开展健康教育讲座的方式，对患者进行自身疾病及用药相关知识的宣教，发放相关知识材料，告知患者坚持用药、正确用药的重要性，提高患者的用药依从性。③随访护士还可通过微信群、电话随访、公众号等方式，定期推送慢病知识及相关的用药知识，定期对患者进行用药提醒及监督，回答关于用药的不良反应等问题。④除了群体教育外，对个别依从性差的患者，还可以通过门诊访视、电话随访等方式，一对一地进行个体化的教育，满足不同患者的不同需求。⑤定期开展患者用药依从性评估，对依从性较差的患者应增加随访的次数，根据患者反馈的情况，提醒临床医生进行治疗方案的调整。同时应注意，除了对患者进行用药指导外，还需要结合心理指导、膳食营养指导、运动指导、养生指导等，从多方面对患者加强中医特色慢病管理，提高患者的自我管理效能，取得更好的疗效。

第八章 康 复

第一节 中医康复与指导

与现代医学相似，中医学包含了预防医学、临床医学和康复医学三个部分。中医康复学是在现代中医"康复"概念的基础上，将中医临床学和中医养生学中有关功能康复的内容进行整理及归纳，以阴阳五行学说、脏腑经络学说、病因病机学说、气血津液学说等为基础，以中医学整体观念和辨证论治为指导，采用中药、针灸、按摩、熏洗、导引、食疗等多种康复手段进行干预的综合应用学科。中医康复学的科学概念是近年来才确立的。这一概念的出现时间虽然晚于现代康复医学，但是在历史的长河中，中医康复学的医疗实践活动却非常悠久。

中医康复学根据患者的体质、症状等，辨别人体内在生理的紊乱情况，进行中医个体辨证，同时指导和帮助患者顺应自然，使机体与大自然、社会协调统一，从而实现康复。中医康复的方法丰富多彩，包括自然康复法、饮食疗法、情志调理法、运动健身法、针灸疗法等多种手段。

随着现代社会的发展，人们对健康的观念逐渐发生了变化，中医康复学受到越来越多人的青睐，在一些慢病患者的长期管理中，起到了重要作用。

一、中医康复学的内涵

1. 中医康复学的历史沿革

中医学中最早的养生及康复内容，见于《素问·五常政大论》中的"其久病者，有气从不康，病去而瘠，奈何？……必养必和，待其来复"，认为养生康复的核心是调摄精神与形体，提高机体防病能力和适应外界环境的能力，避免外邪侵袭。马王堆汉墓出土的《导引图》，绘有多种医疗体操，并注明了各种体操所治疗的疾病。三国时期，华佗创编了"五禽戏"，详细研究了虎、鹿、熊、猿、鸟的行动特点，在防病健身、功能康复方面均发挥了积极作用，称得上是运动疗法的鼻祖。晋代皇甫谧、葛洪以及南北朝时期的陶弘景，均对药物、针灸、按摩、气功、饮食、精神等主要康复治疗手段进行了总结。隋代巢元方在《诸病源候论》中记述了运用导引、气功、按摩等方法治疗偏枯、麻木、风湿痹痛、眩晕、消渴等疾病，并提出康复治疗与常规临床治疗的不同之处。唐代孙思邈所著的《备急千金要方》，详细阐述了药物、气功、按摩等康复方法。王焘在《外台秘要》中强调了饮食治疗对于康复治疗的重要性。

在近现代医学发展的很长一段时间中，中医康复学都没有得到足够的重视。直到 20 世纪 80 年代，随着现代康复学理论的成熟，中医康复学才再度获得人们的重视。有关中医康复学的专著随之相继出版，如卓大宏主编的《康复医学》中载有《中国传统的康复医学》专篇，郭子光等主编的《中国康复学》，陈可冀主编的《中国传统康复医学》等。这些著作均阐述了中医康复学的概念，并发掘和整理了古文献中有关中医康复学的内容，为中医康复学奠定了基础。但中医康复学目前在临床应用中仍存在局限和不足，如伦理体系不够完善，康复训练方法有欠规范等。同时也说明，中医康复学仍存在较大的发展空间和潜力。

2. 中医康复学的特征

中医康复学具有整体康复观和辨证康复观两大特征。整体康复观认为，人与自然环境、社会环境相统一，强调人体康复应遵循整体观点，以顺应自然，适应社会，使整个机体协调统一，从而达到整体康复。

辨证康复观认为，辨证是指对人体内在生理功能障碍的辨识，而改善生理功能障碍，能够促进外在形体及行为障碍的改善。因此，辨证论治无论在临床治疗还是在康复治疗中，均具有重要地位。疾病康复过程中，应全程贯穿辨证康复思想，以辨证作为康复的前提和依据，展开有效的康复治疗，而康复则是辨证的结果。

二、中医康复疗法

中医康复体系独具特色，各种康复疗法呈百花齐放之势，包括自然康复、音乐、情志、物理、运动、饮食、气功、针灸、推拿、按摩和药物等多种康复疗法。

1. 自然康复法

自然康复法主要是利用自然景物、环境等，促进身心功能障碍的恢复。如矿泉疗法，历代医籍均有记述，包括浴、饮、吸、热、冷等多种方法。明代李时珍的《本草纲目》记载，温汤主治"诸风筋骨挛缩，及肌皮顽痹，手足不遂，无眉发，疥癣诸疾，在皮肤骨节间者"。这与现代康复医学中占有重要地位的矿泉疗法有着相同的认识。

2. 药物疗法

药物疗法是利用自然界广泛存在着的植物、动物和矿物等天然药物治疗疾病的方法。如《黄帝内经》所述的"十三方"，就是我国古代医家运用天然药物组方治病的体现。包括《素问·汤液醪醴论》中的汤液醪醴；《素问·病能论》中的泽泻饮、生铁落饮；《素问·缪刺论》中的左角发酒；《素问·腹中论》中的鸡矢醴、乌贼骨藘茹丸；《素问·奇病论》中的兰草汤；《灵枢·痈疽》中的豕膏、菱翘饮；《灵枢·邪客》中的半夏秫米汤；《灵枢·经筋》中的马膏膏法；《灵枢·寿夭刚柔》中的寒痹熨法；《素问遗篇·刺法论》中的小金丹。"十三方"的药味虽少，但对后世天然药物的开发和应用、中药方剂学的形成和发展，都产生了深远的影响。其中的某些方药，至今仍然可以运用于临床。

我国的天然药物资源丰富，疗效好，副作用较少，使用方法简单，因此特别适合治疗慢性病患者和老年病患者。特别是在现代医学对中风后遗症、退行性病变引起的腰腿痛和颈肩痛等疾病缺乏有效治疗方法的今天，用现代科学的手段和方法，进一步研究和制造用于康复治疗的天然药物，对康复医学的发展有重要意义。

3. 饮食疗法

饮食疗法又称"食疗",是通过特定的饮食实现康复治疗的一种治疗方法。"民以食为天",摄食活动是人类生命活动最基本的表现形式。人类必须从饮食物中源源不断地摄取营养才能够生存。《素问·六节藏象论》云:"五味入口,藏于肠胃,味有所藏,以养五气,气和而生,津液相成,神乃自生。"《灵枢·营卫生会》篇云:"谷入于胃,以传于肺,五脏六腑皆以受气。"都说明只有水谷之气的不断补给,才能产生人体五脏之气、六腑之气、营卫之气等物质,从而支持人体脏腑组织各种不同的功能活动。这些观点均说明了饮食对人体的重要性。另一方面,如果饮食活动不正常,可能导致脏腑功能衰退,影响人的健康。《素问·五脏生成》篇曰:"色味当五脏:白当肺、辛,赤当心、苦,青当肝、酸,黄当脾、甘,黑当肾、咸。故白当皮,赤当脉,青当筋,黄当肉,黑当骨。"说明任何食物都有一定的性味,且对脏腑具有一定的选择,从而体现了这些食物的功效特点,即清代黄宫绣的《本草求真》中所说"食之入口,等于药之治病,同为一理"。因此,中医食疗以辨证论治为基础,有目的地选择某些食物,可补偏救弊,调整阴阳,促进疾病的康复。

4. 针灸疗法

针灸在中医康复学中越来越受到重视,已成为现代康复医学的重要组成部分。《黄帝内经》中的治疗措施,就是以针刺法为主,兼之以灸法,而且详细地记载了经脉的循行、腧穴位置以及针刺手法等,为后世针灸学科的形成和发展奠定了坚实的基础。

近年来,随着现代科学技术的发展,电针、电灸、铍针、火针、头针、耳针、穴位磁疗、超声波针等新方法相继问世,大大丰富了针灸疗法的内容。随着针灸治疗研究的不断深入,针灸疗法将成为未来康复医学的重要治疗手段之一。

5. 推拿疗法

《黄帝内经》中所记载的推拿疗法是一种以藏象、经络为基础的常用治疗方法,可用于多种疾病的治疗。在慢性疾病的康复中,《素问·异法方宜论》指出："中央者，其地平以湿，天地所以生万物也众，其民食杂而不劳，故其病多痿厥寒热，其治宜导引按蹻，故导引按蹻者，亦从中央出也。"即针对"痿""厥"一类肌肉疾患，以导引、按蹻的方法来促进功能的康复。

近年来，随着中西医结合的发展，利用现代神经生理学和解剖学的原理，创造出许多新的手法，广泛应用于康复医学的治疗，取得了很好的疗效。

6. 情志调理法

人体受外界因素刺激或疾病影响，引起情志变化，如果缺乏自我调节，就会对机体康复造成一定影响。现代研究证实，情绪变化可引起神经传导、激素分泌与释放等发生不同程度的异常病理改变。因此，调节情志也是中医康复学的重要部分。

7. 运动健身法

生命在于运动，运动是强身健体的良法。如传统的五禽戏、八段锦、太极拳等，皆为练形而设。通过这些健身法的应用，可达到强身健骨、防病治病、养生康复的效果。

三、中医康复学在慢病管理中的应用

1. 把握适应人群

随着中医康复学的不断发展，其在临床上的应用越来越广泛，涵盖了内、外、妇、儿等多个学科。其中内科主要以慢性阻塞性肺疾病、肝硬化、肾病综合征等慢性疾病的康复为主；骨科以骨关节疾病的康复，如颈肩腰腿痛的康复治疗、外伤骨折后功能恢复治疗为常见；神经科以脑卒中后偏瘫及各种神经功能损伤的康复为主。

多项研究表明，对于脑卒中患者，根据中医辨证，采用针灸、推拿、穴位按摩等方法，结合患者自身的运动训练，可改善血液循环，增强神经传导功能，改善肢体活动功能，从而改善患者的生活自理能力，提高生存质量。

对于颈肩腰腿痛患者，采用推拿、按摩等手法，配合穴位按压，可以改善局部血液循环，有效缓解肌肉痉挛。采用手法治疗、熏蒸治疗等中医康复疗法治疗各种骨关节炎，可以有效避免药物的副作用和手术的创伤，既安全且可重复操作，患者接受程度高。

此外，对于各种手术后的患者，早期采取中医康复治疗与护理干预，服用中药汤剂或进行饮食、心理调理及针灸、推拿、拔罐等综合治疗，可缓解患者术后的心理障碍，促进伤口愈合并预防并发症，能够促进术后恢复，缩短病程，普遍改善患者的生活质量，让患者早日回归正常生活。

随着我国医药卫生体制的改革，越来越多的三甲医院开始转型为专科和疑难疾病医院。对于许多存在功能障碍、需要长期康复的患者来说，其未来的治疗地点将更多地转向社区医院和基层医院。中医康复疗法"简便廉验"，易于推广，更适应社区医院开展康复工作的需要。因此，在未来，中医康复学将更多地在社区康复机构及基层康复机构中推广，造福更多有需要的群体。

2. 注重防治结合

"治未病"是中医养生和预防疾病的重要理念，包括"未病先防"和"既病防变"等多个方面。"未病先防"是指在疾病发生前进行预防，如针对有家族遗传史或存在发病先兆的人群，应在疾病发生之前，对其生活习惯进行调整，做到饮食、情志、起居等多方面的调整，还可提前采取中医的针灸、推拿、拔罐、刮痧等手段进行养生防护，达到预防疾病的目的。"既病防变"则是指在疾病出现后，尽快采取相应手段，防止疾病向不好的方向发展，或者延缓这个过程。

中医康复学注重"防治并重"，强调预防与治疗相结合。在"治未病"理论指导下，中医康复学形成了独特的理论体系，为促进患者身心恢复，及早回归社会，发挥了重要作用。

3. "杂合以治"的康复治疗观

"杂合以治"是指在中医康复治疗过程中，采用综合治疗的原则。这一理念最早可溯源到《素问·异法方宜论》中的"圣人杂合以治，各得其所宜，故治所以异而病皆愈"。张景岳注曰："杂合五方之治而随机应变，则各得其所宜矣。"

许多当代中医大家通过大量的研究和实践也证明了，在康复治疗过程中，应根据病情不同而采取相应的综合治疗手段，提倡遵循标本结合、动静结合、医疗与自疗相结合的原则，能够起到显著的康复效果。

第二节　现代康复与指导

慢病患者因长期患病和接受治疗，在日常生活、心理状态、社会活动等方面均受到不同程度的影响，导致他们的生存质量出现渐进性恶化。

慢性疾病对病人可造成多个方面的影响：①对生活及自理能力的影响：抵抗力下降，增加感染风险；多种因素导致营养不良；长期卧床易发生褥疮、坠积性肺炎等并发症；②心理方面的影响：承受不同程度的压力；产生各种情绪问题，如忧郁感、无力感、失控感、失落感、隔离感、依赖感增强等；③对工作的影响：择业时需要考虑工作时间、强度、方式、性质等多种因素，择业范围受到影响，可能影响顺利就业，进一步产生新的心理压力；④对人际交往的影响：刻意隐蔽自己的病情与残疾状态，影响参加正常社交，导致性格孤僻，情绪低落，失去信心；⑤对家庭的影响：影响家庭的收入与支出，需要家庭成员进行角色调整与适应，增加家庭成员的心理压力。

慢性疾病除了对患者本人及家庭造成不良影响外，同时还加重了社会负担，可导致国家劳动力短缺加剧，经济减速概率增加，对社会造成严重威胁。因此，对慢病患者的康复治疗与干预至关重要。康复治疗包括现代康复治疗与传统中医康复治疗，二者各有优势，本节就现代康复进行阐述。

一、现代康复医学的内涵

1. 现代康复医学的发展过程及主要内容

现代康复医学起源于第一次世界大战期间。战后，美国、英国等国家把战时积累的康复经验运用到了和平时期。第二次世界大战结束之后，在近半个世纪的时间里，现代康复医学蓬勃发展。

现代康复医学是医学综合领域中的一门新兴学科，由医学、残疾学、社会学、心理学、工程学等多门学科相互渗透而成。确切地说，康复医学是一门关于残疾与功能障碍的预防、评估、诊断并且治疗的学科。它的目的是改善伤病员和残疾者的功能障碍，最大限度地恢复他们在生理、心理、社会生活等各方面的功能，提高他们独立生活、工作、学习的能力，改善生活质量，使其重返社会。现代康复医学在概念和体系上对传统医学是一种革新，主要面向慢病、老年病和伤残者，强调整体功能的康复，使患者在生理、精神上均得到康复。

2. 现代康复医学的特点及优势

现代康复医学主要是采用各种有效的功能训练，以及应用康复工程进行代偿和重建等方法，辅以药物、饮食等其他手段，以求最大限度地进行生理、心理、职业和社会生活多个方面整体、全面的康复。现代康复医学具备以下几个特点：①以躯体残疾者以及存在功能障碍的慢病患者与老年患者为主要对象；②以功能训练、全面康复、重返社会三点为原则开展康复工作；③以社会医学为出发点，重视作业—职业—心理—社会等方面的康复治疗，帮助患者重返社会；④重视专业协作组的方式，以此对患者展开协调、综合的康复治疗；⑤重视功能的评估与分析，运用科学的评估方法，为康复治疗提供客观、准确的评估依据。

现代康复医学和中医康复学的目标都是最大限度地促使患者的功能障碍恢复，从而尽快回归社会。但二者毕竟是在中西方不同的文化背景下和不同的理论体系下产生的，有不同的思想基础和治疗方法。不同之处有以下几点：①中医康复学强调天人合一，顺应自然。将人体五脏六腑这些不同层次的系统、组织与自然、社会环境作为统一的整体，强调人与自然、社会与环境的和谐统一。在具体的思维模式上，表现为重整体功能而轻组织结构，重思辨而拙于逻辑论证。现代康复医学则兼具微观还原论与整体观的思维特点，既注重利用解剖学、生理学、病理学、物理学等微观还原论的成果达到康复目的，又强调利用各种社会资源，恢复人的整体功能，使之回归社会。在具体思维方式上，表现为符合逻辑规律，强调统一、确定、量化的形式及表述。②中西康复医学都强调和提倡整体康复与功能康复的原则，但二者的内涵有很大差别。中医重视辨证康复，根据临床辨证结果，确定相应的康复医疗原则，并选择适当的方法促使患者康复。西医康复则重在辨病康复，针对不同疾病，制订不同的康复方案，包括功能评定和各个阶段的治疗方法、工作流程、康复结局等。③现代康复医学的一大特色是功能评定，即客观、准确地评定功能障碍的原因、性质、部位、发展趋势、预后和转归，在此基础上制订康复治疗计划，指导治疗，评价康复效果。评定与诊断不同，远比诊断细致而详尽，它针对不同功能障碍进行了详细分类，设计成许多量表的形式，以数字标示和描述障碍的程度，同时借助许多特定的评定器具，清楚、详细地描述患者的功能或障碍水平，对患者外在形体和具体行为等功能障碍进行了量化。而中医康复缺乏系统规范的评价方法，只是通过望、闻、问、切四诊的方法收集资料，对各种功能障碍仅能进行概括性的描述，无法准确反映功能障碍的性质和程度，不利于康复效果的评价。准确的评估是有效康复的前提，因此在康复评定方面，中医需要向西医学习和借鉴，应当引进现代康复医学的客观评估标准，规范诊断与疗效评估的过程。

二、现代康复医学治疗体系

现代康复医学是一门跨学科的综合学科，采用多学科、多专业人员合作的工作方式，组成人员包括康复医师、康复治疗师、康复护士、康复工程师等，各个方面联合工作，共同对患者进行综合协调的康复治疗。康复治疗常用的技术方法有：物理治疗、运动治疗、作业治疗、语言治疗、心理辅导与治疗、康复工程、康复护理、社会服务等。

1. 物理治疗

物理治疗是指应用天然或人工物理因子（如电、光、声、磁、冷、热等）的物理能，通过神经、体液、内分泌等生理调节机制作用于人体，以达到预防和治疗疾病的方法，包括光疗法、电疗法、超声波疗法、磁疗法、水疗法、传导热疗法、低温冷冻疗法、生物反馈疗法等。对于消炎镇痛、镇静、催眠、兴奋神经肌肉、调节自主神经及内脏功能、松解粘连及软化瘢痕、改善瘫痪及痉挛和局部血液循环障碍有较好的效果。

2. 运动疗法

运动疗法是指以生物力学和神经发育为基础，借助治疗器械和治疗者的手法操作及患者自身的参与，采用各种形式的主动和被动运动，促进全身或局部的功能恢复，包括肌肉训练技术、关节活动训练、关节松动技术、软组织牵张技术、全身耐力训练、呼吸训练、牵引疗法、神经生物学疗法。运动疗法能够改善关节活动范围，增强肌力和肌耐力，增强心肺功能，在神经系统疾病、运动器官疾病、内脏器官疾病方面较为常用。

3. 作业疗法

作业疗法是指根据患者的功能障碍和康复目标，采用有针对性的生活活动、娱乐活动、职业劳动和认知活动，对患者进行反复训练，以缓解症状，改善躯体和心理功能，提高生活质量，最大限度地恢复其正常家庭和社会生活的治疗方法。常用的作业治疗技术包括感知和认知训练、日常生活活动、娱乐性活动、职业技能训练、高级技能训练、支具和辅助具应用等。作业疗法能够帮助患者克服功能障碍，缓解患者的精神心理压力，重新对生活建立起信心，提高生活自理能力。

4. 言语治疗

言语治疗是针对颅脑外伤后、脑卒中或脑瘫等引起语言交往障碍的患者进行评价治疗的一种方法。临床上常见的语言障碍的种类有听觉障碍（获得语言之后和之前）、语言发育迟缓、失语症、言语失用、运动障碍性构音障碍、器质性构音障碍、功能性构音障碍、发音障碍和口吃。言语治疗通过评价病情，明确诊断，决定康复治疗的方针和具体的方案。常用的检查方法包括听觉检查、语言能力检查、口语检查等。对于鉴别出的言语障碍，如声音异常、构音异常、言语异常或流畅度异常，可分别选用发音器官和构音结构练习、单音刺激、物品命名练习、读字练习、会话练习、改善发音等方法，恢复其交流能力。

5. 心理治疗

大多数身体残疾的患者、久病缠身的慢病患者，会因心理创伤而产生种种异常心理状态，因而心理治疗尤其重要。在心理治疗过程中，心理治疗师通过观察、谈话、实验和心理测验(性格、智力、人格、神经心理和心理适应能力等),对患者进行心理学评价、心理咨询和心理治疗。常用的心理治疗有精神支持疗法、暗示疗法、催眠疗法、行为疗法、松弛疗法、音乐疗法等。

6. 康复工程

康复工程是通过应用现代工程学的原理和方法,为患者设计和制作假肢、矫形器、自助具并进行无障碍环境的改造等,以恢复、代偿或重建病人的功能,为其回归社会创造条件。

7. 其他疗法

康复护理是现代康复医学不可分割的重要组成部分。它不同于一般的治疗护理,是在一般治疗护理的基础上,应用各科专门的护理技术,采用与日常生活活动有关的物理疗法、运动疗法、作业疗法,提高病人的生活自理能力,如在病房中训练病人利用自助具进食、穿衣、梳洗、做关节的主被动活动等,对患者进行残余机能的恢复。其主要的工作内容是病人卫生护理,即对失去生活自理能力的病人提供个人卫生方面的照顾和帮助。病人在物理和作业治疗科的治疗时间是有限的,因此,以病房为主要康复环境的康复护理越来越得到重视。

社会康复服务,首先应对病人的社会适应能力进行了解和评定,包括生活理想、社会背景、家庭成员的构成情况和相互关系、家庭经济情况、住房情况、社区环境等,然后评价其对各种社会资源的利用度,如医疗保健、文化娱乐和公共交通设施等。通过评价,制订出相应的康复目标和工作计划,以帮助病人尽快熟悉和适应环境,正确对待现实和未来。

三、现代康复医学在慢病管理中的应用

临床上常见的慢病包括高血压、糖尿病、慢阻肺、慢性肝炎等。这些慢病对人体的健康产生各种危害,给人们的正常生活造成不良影响。如高血压得不到有效控制,血压长期反复波动,会造成心、脑、肾等脏器病变,出现高血压性心脏病、中风、肾脏疾病等;慢性肝炎的危害在于可进一步发展为肝硬化、肝癌,将导致患者生活质量严重下降;慢阻肺除了反

复引起患者咳嗽、咳痰、胸闷，可能导致气胸、呼吸衰竭、肺动脉高压等，严重影响患者的生活质量和预后。因此，常见慢病的康复非常重要，对于疾病的预后起到举足轻重的作用。

康复治疗的原则是明确主题，厘定职责；团队协作，合理组织；区分对象，分类管理；着眼需求，侧重功能；适时介入，循序渐进。康复团队的成员，包括康复医师、康复护士、各类治疗师、康复工程师等，应做好本职工作，在康复过程中注重团结协作；同时也要根据不同康复对象的特点、状态、需求，制订个性化的康复方案，而不是一成不变；此外，要把握康复治疗的时机，循序渐进，切勿操之过急，拔苗助长。

康复治疗的灵魂在于多次的康复评定和根据评定结果及时修订康复方案。常见的工作流程一般是康复治疗团队根据患者的临床情况、实验室及影像学检查结果，结合相应专科的意见，对患者进行初期功能和能力的康复评定，制订康复计划，进行门诊或住院的康复治疗；中期再进行康复评定，修订治疗计划，进行进一步的康复治疗；然后是治疗后期的康复评定和结局的评定，根据第三期的评定结果，决定患者的进一步治疗去向。下面介绍现代康复治疗在一些常见慢病如慢阻肺、慢性肝病中的应用。

1. 慢阻肺康复

肺康复是目前慢阻肺康复治疗的研究热点。肺康复在 1981 年由美国胸科学会提出，至今已经进行了多次修订。关于肺康复的最新定义是：一种基于对患者全面评估并量身定制的综合干预措施，包括但不限于运动训练、教育和行为改变，旨在提高慢阻肺患者的生理、心理功能，并促使患者长期坚持促进健康的活动。

慢阻肺患者在进行康复治疗前，要进行体力活动危险分层等评估，再制订康复方案。运动疗法、物理疗法、心理疗法、作业疗法在慢阻肺康复中均有应用。运动疗法包括运动耐力训练、呼吸肌训练（吸气肌、腹肌训练）、胸部扩张训练、胸廓活动度及纠正驼背姿势训练。物理疗法包括利用机械辅助排痰、清除气道分泌物、膈肌起搏/电刺激呼吸、呼吸反馈训练、压力疗法。作业疗法包括选择提高上肢活动能力的作业活动，如上肢功率车训练、上肢体操棒训练；选择提高耐力的作业活动，如划船、陶艺工艺制作等；学会日常生活中的有效呼吸。心理疗法也非常重要，包括支持性心理治疗、认知行为治疗、放松疗法、音乐疗法等。

不同气流受限程度的慢阻肺患者，接受肺康复治疗后均可获益。慢阻肺急性发作期患者入院后，早期进行肺康复，同样安全、有效，并可降低患者再住院率。

2. 肝炎、肝硬化康复

肝脏作为人体的一个重要器官，承担着重要作用，包括解毒、代谢、合成、贮备等功能。慢性肝炎进展为肝硬化，意味着肝脏的各项功能出现衰退倾向。因此，针对肝炎、肝硬化患者进行康复治疗，意义重大。

由于疾病的不同特性，现代康复的各种疗法并非都会应用到。对于慢性肝炎、肝硬化患者来说，运动疗法、物理疗法、心理疗法的应用可能会更多一些。

体育锻炼是护肝的有效办法。运动可以消减超标体重，防止肥胖，避免脂肪过多加重肝脏负担；同时能够促进气体交换，加快血液循环，保障肝脏的有效血供。但是肝病患者的运动方式和强度一定要小心把握，应避免过度劳累。运动后要保证充足的休息。经过长期观察，专家们认为散步是肝病患者最好的运动方式。

物理治疗方面，如电子生物反馈疗法、热疗法、光疗法等均可尝试。

心理治疗在肝病患者的康复治疗中至关重要。人有喜怒忧思悲恐惊等多种情绪，其中怒、忧、思这几种情绪变化与肝病关系密切。暴怒和忧思过度会导致肝胆、脾胃气机郁滞，进而影响血液运行，引起气滞血瘀，最终导致疾病加重。现代医学认为，暴怒等情绪变化，会刺激机体产生应激反应，使人体内分泌系统发生变化，某些激素的合成、分解、分泌受到影响，使肝脏损害进一步加重。这些情绪变化均不利于肝病康复，因此应该指导肝病患者学会疏导不良情绪，保持乐观向上的心态。培养书法、绘画等兴趣爱好有助于调节情绪。同时可运用音乐疗法，指导患者收听一些舒缓的音乐。患者心情舒畅，精神饱满，则正气存内，邪不可干。

第三节　康复护理与指导

一、概述

康复护理（rehabilitation nursing, RN）是护理学和康复医学的结合，是指在总的康复医疗计划下，为达全面康复的目标，紧密配合康复专业人员，对残疾者、老年病、慢性病而伴有功能障碍者进行除基础护理外的符合康复医学要求的专门护理和功能训练。

慢病的康复护理对象主要是患有高血压、糖尿病、脂肪肝等慢性疾病且伴有功能障碍者。康复护理人员通过对康复对象实施各种康复技术，给予心理支持，变被动护理为主动自我护理，预防继发性功能障碍，达到最大限度的功能改善，提高康复对象的生存质量，促进其重返社会。良好的康复护理不仅可以延迟慢病病人自理能力的丧失，还可以节约医疗成本，减轻病人的家庭经济负担。随着医学的不断发展，以及疾病护理模式的逐步转变，康复护理将成为慢性疾病治疗的重要组成部分。

二、康复护理人员的角色

1. 照顾者（care-giver）

护理人员执行医疗计划，向慢病患者提供一切日常康复所需的知识，并发现护理问题，拟定护理计划，采取护理措施，评价护理效果，预防并发症。

2. 健康教育者（educator）

康复护理的主要目的是达到患者的"自我护理"，康复护士对患者及其家属的康复护理知识宣教显得尤为重要。康复护士解答患者迫切需要了解的知识，如起居饮食、能否康复、是否可继续工作、需住院多久、有什么检查、药物使用方法等。对患者和家属的健康教育可以促进患者的自我护理能力和自我认知能力的提升。

3. 执行者（manager）

患者平时接触最多的工作人员为护理人员。护理人员在采取护理措施时应具有康复的观念，如健侧肢体功能位的摆放、膀胱功能的锻炼、呼吸功能的锻炼等，尤其在早期落实康复理念的操作中，护士的作用尤为重要。

4. 协调者（coordinator）

负责慢病管理的康复护士需要做好康复医学团队中其他成员如康复医师、物理治疗师、作业治疗师等的协调工作。当患者有康复需求时，护士作为康复团队的一员，可为患者联系会诊。同时，护理人员和康复人员共同讨论、制订康复计划，共同执行康复计划，并向康复团队汇报患者的康复效果。

三、康复护理相关理论

1. 生物—心理—社会医学模式

该模式以患者为中心，强调了患者的生物、心理和社会属性，提出了整体护理的观点。康复护理在该模式的指导下，形成了整体康复护理体系，即在康复过程中以患者为中心，视患者为生物、心理、社会等多因素构成的开放性有机整体。在总的康复医疗计划下，为实现医疗的、教育的、社会的和职业的全面康复目标，护理人员与康复医学及其他康复专业人员共同协作，在患者本人、患者家属以及医护人员的共同参与下，对患者进行符合康复要求的专业护理和专门的功能训练，预防继发性残疾，减轻残疾的影响，满足患者身心需要，以达到最大限度的康复并回归社会。

2. 环境理论

环境是护理最基本的4个概念之一。南丁格尔认为，环境是影响生命和有机体发展的所有外界因素的总和。环境因素不仅可以引起机体的不适，而且可以影响人的精神状态，能够缓解或加重疾病和死亡的进程。这被后人总结为"南丁格尔环境理论"。环境包括物理环境、社会环境和心理环境。环境理论应用于康复护理，主要体现在通过为患者营造良好的康复物理环境和社会环境，改善患者的心理状态，促进患者最大限度地获得个体生理、心理的康复效果及参与社会活动的能力，改善健康水平及生活质量，回归社会。在康复护理实践中，环境理论已被广泛应用于提高患者的康复效果。

3. 奥瑞姆（Orem）自我护理理论

1971年，美国护理学家 Orem 提出，人是具有生理、心理、社会及不同程度自理能力的整体。该理论共分3个部分：自理理论、自理缺陷理论和护理系统理论。自理缺陷理论是 Orem 学说的核心，当人的自理能力不能满足治疗性自理需要时，就产生自理缺陷，也就需要护理干预。护理系统理论有3个护理系统：完全补偿系统、部分补偿系统和支持教育系统。Orem 自理理论强调，康复护理在于调动和激发患者的主观能动性，把康复训练运用到实际生活中，从被动接受康复转为主动参与，即将"替代护理"变为"自我护理"，克服自理缺陷的发展，尽可能减少对护理的依赖，促进自理能力的提高。

4. 罗伊（Roy）适应模式

Roy 适应模式认为，人是一个对内部或外部环境刺激不断适应的整体自适应系统。Roy 认为，人对刺激的反应表现为：生理功能、自我概念、角色功能和相互依赖。若刺激强度未超出个体的可适应范围，人体可最大限度地发挥潜能，产生适应性反应，反之则产生无效性反应。护理的目的是增加患者的适应性反应，减少无效的反应。护理过程可以促进适应，帮助护士确认自适应的行为和无效的行为，建立患者康复目标，设计干预措施，并设定评价标准。康复患者经常遇到生理功能、自我概念、相互依赖和角色功能的变化。康复护士对患者进行评估，并将结果告知医生和康复团队其他成员，然后启动适当的诊断研究或护理措施。该模型提供了一个全面的方法，在所有自适应模式中最大限度地开发每个人的潜能，促进完整性。

四、康复护理评定

康复评定是对患者功能状况和潜在能力的判断，也是对患者各方面的资料收集、量化、分析并与正常标准进行比较的过程，是康复医学的重要组成部分。康复护理评定是康复评定的重要组成部分，是通过收集康复护理对象的功能形态、能力和社会环境等资料，与正常标准进行比较和分析，确定康复护理问题，为制订康复护理方案提供参考依据。

1.康复护理评定的内容

（1）身体功能评定　①一般康复医学评定：包括对全身情况，关节活动度，肌力、肌张力和步态情况，日常生活活动能力，矫形器和辅助器具使用能力的评定，以及中医的舌象、脉象等。②专门医学科的检查和评定：包括心功能、肺功能、心理学、神经生理学评定等。

（2）语言功能评定　包括对声音语言的理解和表达、应答能力（即听和说能力）的评定，对文字语言的理解和表达能力（即读写能力）、计算能力的评定。

（3）心理评定　包括智力测验、行为测验、性格测验、心理适应能力测验。

（4）日常生活活动能力评定　包括进食、穿衣、大小便控制、洗澡和行走，即通常所说的衣、食、住、行和个人卫生。

（5）职业能力评定　包括职业适应能力评定、职业前评定（如进行作业习惯、作业速度和耐久性的测定）。

（6）参与社会生活能力评定　包括社会适应能力、家庭经济能力、住房情况、社区环境、社会资源（包括医疗保健、文化娱乐、公共交通设施等）利用的可能性评定。

2.康复护理常用评定方法

（1）身体功能评定　①心功能评定：包括心功能分级（美国心脏协会）、分钟步行实验、心电图和运动负荷实验。②肺功能评定：包括呼吸功能徒手评定、肺容量评定、肺通气功能评定。

（2）语言功能评定 包括交谈、阅读、书写及采用通用的量表来评定（如汉语失语检查法）。对有构音障碍的患者，除了观察患者发音器官的功能是否正常，还可以通过仪器对构音器官进行检查。

（3）心理评定 ①认知功能测验：意识评定，常用 Glasgow 昏迷量表；认知筛查量表；记忆测验，常用韦氏记忆量表和日常记忆问卷。②智力测验：韦氏智力量表、坦福 – 比奈量表、成人简易智力测验。③情绪测验：自评抑郁量表（SDS）、抑郁状态问卷（DSI）、汉米尔顿焦虑评定量（HAMA）。

（4）日常生活活动能力评定 可以通过日常生活能力量表（activities of daily living, ADL）、基础性日常生活活动能力量表（basic activities of daily living, BADL）、工具性日常生活活动能力量表（instrumental activities of daily living scale, IADLS）进行评定。

（5）职业能力评定 如职业能力自我评定量表、职业能力评定量表。

（6）参与社会生活能力评定 如社会适应能力量表。

（7）疼痛评定 如压力测痛计、口述描绘评分法、视觉模拟评分法（visual analogue scale，VAS）、McGill 疼痛问卷（McGill pain questionnaire，MPQ）等。

（8）营养评定 如营养风险筛查（nutrition risk screening, NRS）、主观全面评定（subjective global assessment, SGA）、简易营养评价法（mini nutrition assessment, MNA）、营养不良筛检工具（malnutrition universal screening tool, MUST）等。

（9）睡眠评定 如 PSQI、阿森斯失眠量表（Athens insomnia scale, AIS）、里兹睡眠评估问卷（the Leeds sleep evaluation questionaire, LSEQ）、失眠严重指数量表（insomnia severity index, ISI）、一般睡眠障碍量表（general sleep disturbance scale, GSDS）等。

（10）压疮评定 如 Braden 评分标准、Norton 评分标准、Waterlow 压疮风险评估量表等。

五、康复护理常用技术

1. 体位摆放

体位是指人的身体所保持的姿势或位置。在临床上通常是指患者根据治疗、护理以及康复的需要所采取并能保持的身体姿势和位置。

康复护理中常用的体位摆放技术有良肢位、功能位的摆放等。良肢位多应用于脑损伤患者的康复护理，是为了防止或对抗痉挛姿势的出现、保护肩关节及早期诱发分离运动而设计的一种治疗体位。功能位是指当肌肉、关节功能不能或尚未恢复时，必须使肢体处于发挥最佳功能活动的体位。烧伤患者的抗挛缩体位是指烧伤患者应保持的正确体位，即应与烧伤部位软组织收缩方向相反的体位，这种体位有助于预防软组织挛缩。

2. 排痰技术

排痰技术又称为气道分泌物去除技术，具有促进呼吸道分泌物排出、维持呼吸道通畅、减少呼吸道反复感染的作用。排痰技术主要包括体位引流、叩击、振动等方法。

3. 吞咽训练

吞咽训练的目的是改善摄食吞咽的功能，改变或恢复经口进食的方式，预防和减少并发症，改善患者的营养状态，有利于其他功能障碍的恢复。

4. 膀胱护理

膀胱护理的目的是恢复和改善患者的膀胱功能，降低膀胱内压力，减少残余尿，控制和消除泌尿系统并发症的产生，提高患者的生活质量。

5. 肠道护理

肠道护理的目的是帮助患者建立排便规律，消除或减少由于大便失禁造成的难堪，预防因便秘、腹泻与大便失禁导致的并发症，从而提高患者的生活质量。如进行腹部按摩、肠道功能训练等。

6. 压疮护理

压疮是因为局部皮肤过度受压，造成局部血液循环障碍，从而引起皮肤及皮下组织坏死。解除压迫是防治压疮的主要原则，定时翻身和变换体位是预防压疮的基本方法。

7. 心理护理

心理护理的原则是建立良好的沟通环境，身心治疗相结合，遵循自主性原则。如进行心理支持、指导患者放松疗法（包括渐进性放松法、钟摆样摆动法、深呼吸放松训练、肌肉放松体操、心理支持）。

六、中医康复护理

中医康复护理是运用中医学的整体观念和辨证施护理论，利用传统康复护理的方法，配合康复医疗手段、传统康复训练和养生方法，对老年病、慢病患者等，通过积极的康复护理措施，使其形体和精神尽量地恢复到原来的健康状态。中医康复护理的原则包括养生护理原则、综合护理原则、整体护理原则。

中医康复护理与现代护理相比，有独特的护理方法，施护内容主要为：①生活起居护理；②情志护理；③饮食护理；④运动护理；⑤中医护理技术。

附：肝硬化患者的康复护理及指导

乙型肝炎后肝硬化为常见慢性疾病之一，具有病程长、病情反复、难以治愈等慢性疾病特点。根据病情的严重程度，患者常伴有乏力、活动耐力下降、营养不良、腹胀、肢肿，甚至出现意识障碍等症状，严重影响患者的生活质量和预后。实行康复护理，提高乙型肝炎后肝硬化患者的自我护理能力，对延缓疾病进展、减少和预防并发症、促进患者回归社会具有重要意义。

1. 护理评估

（1）病史　患病及治疗的经过；目前病情与一般情况；生物—心理—社会状况。

（2）身体评估　意识状态、营养状况、皮肤和黏膜、呼吸情况、腹部体征、尿量及颜色。

（3）实验室及其他检查 血常规检查、血生化检查、腹水检查、影像学检查、胃镜检查等。

（4）其他评估 日常生活能力评定、中医体质评估等。

2. 主要护理诊断

（1）营养失调——低于机体需要 与肝功能减退、门静脉高压引起的食欲减退、消化和吸收障碍有关。

（2）焦虑 与担心疾病预后、经济负担等有关。

（3）体液过多 与肝功能减退、门静脉高压引起的水钠潴留有关。

（4）活动无耐力 与肝功能减退、大量腹水有关。

（5）潜在并发症 上消化道出血、肝性脑病等。

3. 护理措施

（1）生活起居护理 ①养成良好的生活习惯，生活起居有常，避免为劳倦所伤；运动以不疲劳为度。②腹胀肢肿、行动不便患者，应协助其日常生活和做好安全防护。③保持二便通畅。大便不通者，指导其正确使用通便食物或药物。④指导患者保持口腔清洁，以防口腔感染。如指导患者餐后用银甘水（银花加甘草煎水）漱口；忌用硬毛牙刷刷牙，以防出血。⑤保持皮肤清洁。皮肤瘙痒者，必要时可用炉甘石洗剂搽身止痒或用水擦洗止痒。

（2）饮食护理 ①一般饮食康复护理指导：既要保证饮食的营养，又要遵守必要的饮食限制，这是改善肝功能、延缓病情进展的基本措施。饮食护理原则：高热量、高蛋白质、高维生素、易消化软质饮食，并根据病情及时调整。亦可根据患者的中医辨证，进行药膳食疗指导，促进患者康复。②辨证施膳护理，具体如下。

肝气郁结证：饮食宜多食疏肝理气之品，如陈皮、枸杞子、金橘、玫瑰花等。可食用枸杞大枣粥、橘皮粥、玫瑰菊花粥。

水湿内阻型：饮食宜低盐、低钠、偏温热，可适当用姜、葱、蒜、韭菜、胡椒、芥末等作调料，忌生冷瓜果。可食扁豆、山药、胡桃、龙眼、大枣等，或黄芪粥、党参粥、胡桃粥、人参茯苓粥和桃仁糕等健脾益肾之品，或常服鲤鱼、鲫鱼、赤小豆汤，以利水消肿。

血瘀阻络证：饮食宜稀软，宜食理气活血化瘀的食品，如金橘、柚子、橙子、扁豆、萝卜、山楂等。

肝肾阴虚证：宜食滋补肝肾的食品，如百合、枸杞子、栗子、木耳、鸭肉、甲鱼、瘦肉等。也可食桑椹子粥、百合粥、清蒸甲鱼等。

湿热蕴结证：饮食宜清热利湿、攻下逐水，如黄瓜、冬瓜、薏苡仁、赤小豆、西瓜、鲜藕汁，忌辛辣、肥甘厚味、过咸之品。

脾肾阳虚证：宜温中补阳、暖胃健脾，如肉桂、当归、生姜、羊肉等。忌食太过寒凉之品。

（3）情志康复护理　中医认为，人是一个有机的整体。人的情志影响脏腑器官的气血变化，如喜则伤心、怒则伤肝、思则伤脾、忧则伤肺、恐则伤肾。肝硬化腹水患者由于常常病情反复，迁延不愈，导致产生各种不良情绪。常用的情志护理方法包括：①倾听疗法；②认知引导；③以情胜情；④体感音乐疗法；⑤中医特色技术，如穴位按摩、耳穴压豆等，以缓解患者的不良情绪。

（4）运动康复指导　运动是身体活动的一种，是一种主动的以增强体质为目的的身体运动，包括有氧运动和抗阻运动。肝硬化患者可以进行运动康复治疗，运动时要讲究科学适度，以不感觉疲劳为原则。代偿期的患者可选择：①抗阻运动：每周两次，每次大约30分钟，徒手（如俯卧撑）或借助健身器材（如弹力带）等，就能完成训练；②有氧运动：年轻人可选择慢跑、乒乓球、羽毛球等，老年人则以散步、气功、太极拳、八段锦、五禽戏等为宜。肝硬化失代偿期患者，要保证充足的卧床休息时间。

（5）用药护理　①中药汤剂，宜餐后服；有呕心欲呕、腹胀者，宜少量多次服用；如需服用逐水药物，以在清晨空腹为宜。出现脾胃虚弱和津液亏耗表现时，应及时就医。②使用抗病毒口服药，如恩替卡韦等。应向病人解释其作用原理、治疗目的，告知患者一定按医嘱，坚持定时、定量服药，切不可随意停药或增减剂量，以免病毒大量复制而加重病情。③臌胀、积聚病人，使用丸剂、片剂等药物时，应泡软或碾粉后服用。④服逐水药和利尿药前，应向患者解释服药方法、药物作用、服药后出现的反应及注意事项，注意观察水、电解质情况，防止发生低钾、低钠血症。有门脉高压而服用普萘洛尔（心得安）的患者，应监测心率变化，低于60次/分钟应告知医生处理。⑤肝寄生虫病患者服用打虫药后，注意观察患者用药后的反应及心电图情况。⑥恶心呕吐较重者，可少量多次频服；或于服药后，在舌上滴姜汁数滴。⑦勿滥用对肝脏有损害的药物，遵医嘱用药。

（6）中医特色技术护理　常见的有以下具体辨证施护方法。

肝气郁结证：①指导患者顺时针按摩腹部，改善腹胀。②用大蒜头、车前草各15克，捣烂贴脐，一日一次；或用脐饼方（由木香、桔梗、枳壳等组成）贴脐上，配合神灯照射，每次30分钟，每天1次，1周为1个疗程，连续1～2个疗程。③采用直流电离子导入，并配合中药离子导入方（由大黄、沉香、枳壳、莱菔子等组成，研成粉末，调制成膏贴）穴位贴敷，选肝俞、双足三里穴，每日1次，1周为1疗程。

水湿内阻证：①用盐炒吴茱萸外敷腹部，以温中散寒、行气利水。②严重腹胀者，用肛管排气或隔姜灸足三里、中脘、天枢等穴。③采用直流电离子导入，并配合中药离子导入方（由陈皮、苍术、柴胡、莱菔子、法半夏等组成，研成粉末，调制成膏贴）穴位贴敷，选肝俞、双足三里穴，以消胀逐水利尿，每日1次，1周为1疗程。④艾灸：取脾俞、中脘、足三里、阴陵泉等穴位。⑤腹部按摩：搓热双手，右手按在左手背上，用左掌心在脐的周围顺时针方向转摩36次。

湿热蕴结证：①采用直流电离子导入，并配合离子导入方做穴位贴敷。②中药灌肠：可采用大黄灌肠液（大黄30g，木香20g，槟榔20g，枳实15g，川厚朴15g，蒲公英30g，莱菔子20g），煎水保留灌肠，每日1次，每次保留1～2小时。③遵医嘱，予针灸治疗：取阳陵泉、阴陵泉、内庭、太冲、足三里、气海，用平补平泻法，每日一次。

瘀血阻络证：①解毒化痞膏（由柴胡、郁金、茵陈蒿、栀子、赤芍、桃仁、三七等组成）外敷肿胀、疼痛处（肝区或章门、期门、日月等穴），每日一次，每次 2 小时，1 周为 1 个疗程，连续 1～2 个疗程。有清热解毒，化瘀消癥的功效。②有瘀血阻络证候的患者，应用活血软坚沐足方（由红花 10g，三棱 10g，莪术 10g，乳香 10g 等药物组成），煎水 500mL，加温水至 2500mL，沐足，每次 30 分钟，每天 1 次，1 周为一个疗程。功能活血化瘀，软坚散结。③中药离子导入疗法：选用中药离子导入膏Ⅲ号（由牡蛎、三棱、竹茹、当归等组成），取肝俞、足三里、膈俞等穴，配合活血化瘀中药方，进行离子导入，以软坚散结化瘀。④肝病治疗仪：将光能发生器对准肝区、脾区或脐周，且距治疗部位 15cm 左右（以治疗时感觉舒适为度）；将脉搏传感器夹在患者指头上，传感器出线一侧朝掌心。20～30 分钟 / 次，一天 1～2 次，共 7～14 天，配合药物使用，可显著提高疗效。可由医生根据患者病情需要，选择每天使用次数。

脾肾阳虚证：①艾灸：选用脾俞、肾俞、足三里、气海、关元、神阙、中脘、天枢等穴位。②采用直流电离子导入，并配合离子导入方做穴位贴敷。③腹部热敷、盐熨。

肝肾阴虚证：①中药离子导入疗法：取肝俞、足三里、脾俞等穴，配合滋养肝肾、凉血化瘀中药方（枸杞子、墨旱莲、生地黄等组成）进行离子导入。②擦涌泉：单掌横置于涌泉穴，来回擦动 50 次；或用蓖麻籽 30～40 粒，石蒜球根大者 10 个，捣烂如泥后，分敷双涌泉穴，约 10 小时，小便即增多，2 天换药 1 次，至肿消为度。③中药沐足：用滋肾调肝沐足方（由苏木 10g，川木瓜 10g，当归 10g，五味子 10g 等药物组成），煎水 500mL，加温水至 2500mL，沐足，每次 30 分钟，每天 1 次，1 周为一个疗程。④耳穴压豆：取神门、心、肝、肾、皮质下等穴位，将王不留行籽贴在选好的耳穴敏感点上，指引患者用拇指和食指捏住耳廓，对已贴压的耳穴进行对压，至局部产生沉、重、酸、麻、热及胀痛感并向四周放射为佳。嘱患者每日自行按压 3～5 次，每次每穴按压 3～5 分钟。两耳交替贴用，3 天更换 1 次，5 次为 1 个疗程。

4. 护理评价

（1）患者能够正确选择和执行符合疾病康复原则的饮食治疗计划，保证每天所需营养。

（2）患者能够保持心态平和，无不良情绪；家属能够积极配合和鼓励患者，利于疾病的康复。

（3）患者能够掌握腹水、黄疸等相关知识，能正确观察和记录尿量、二便颜色与性状、体重、腹围、身体不适症状等。

（4）患者日常生活可自理，未发生跌仆等情况。

（5）患者能够了解肝硬化所产生的并发症，对于发生上消化道出血、肝性脑病的注意事项有所了解。

第九章　养　生

第一节　养生概要

中国传统养生思想的历史悠久。《庄子·养生主》有言："为善无近名，为恶无近刑。缘督以为经，可以保身，可以全生，可以养亲，可以尽年。""养生主"就是指养生的关键、要领。可见是《庄子》首次提出了"养生"的概念。

养生就是根据生命的客观发展规律，采取各种方法保养身体，增强体质，预防疾病，延缓衰老，从而达到延年益寿的目的。

慢性疾病的发生、发展与人的作息、饮食、运动等密切相关。中医学认为，"生病起于过用"，疾病的发生是由于日常生活中的"过用"。这种"过"，既包括过多，也包括过少；既包括作息起居之过，也包括饮食运动之过。如对于饮食过多或过少，《素问·痹论》说"饮食自倍，肠胃乃伤"，《灵枢·五味》说"谷不入，半日则气衰，一日则气少矣"。对于饮食五味太过，《素问·生气通天论》说"味过于酸，肝气以津，脾气乃绝"，《素问·五脏生成》篇说"多食咸，则脉凝泣（涩）而变色"。因此，在日常的养生中，对日常生活和慢性疾病进行管理至关重要。

三因制宜是日常养生的重要原则。对于同一地域的人群而言，因时、因人采取不同的养生方案是至关重要的。因此，四时养生与体质养生便成为养生的重中之重。在了解具体的四时养生与体质养生之前，有必要了解四时与体质的变化如何影响养生，如何对健康产生影响。

一、四时与养生

中国传统养生文化重视天人合一，提倡顺应自然的养生方法，根据四时气候、阴阳变化规律，从精神、起居、饮食、运动等方面进行综合调养。

时间与人体的生命活动、疾病变化息息相关。《素问·生气通天论》言"平旦人气生，日中而阳气隆，日西而阳气已虚"，说明人体的阳气变化与一天的时间变化相关。《素问·脏气法时论》《灵枢·顺气一日分为四时》也提出某些疾病具有旦慧、昼安、夕加、夜甚的时间变化规律。《素问·八正神明论》提出"月始生，则血气始精，卫气始行；月郭满，则血气实，肌肉坚；月郭空，则肌肉减，经络虚，卫气去，形独居。是以因天时而调血气也"，说明人体的气血存在周期性的变化规律，因此治疗也因遵从这种变化规律，"月生无泻，月满无补，月郭空无治""得时而调之"。

其实，早在《道德经》中就提出"人法地，地法天，天法道，道法自然"，提倡要"顺应自然"而养生，指出人的一切生命活动都与大自然息息相关，必须与其保持和谐一致，才能保持健康。

正如《灵枢·本神》所说："故智者之养生也，必顺四时而适寒暑……如是，则僻邪不至，长生久视。"《素问·上古天真论》也说："上古之人，其知道者，法于阴阳，和于术数，食饮有节，起居有常，不妄作劳，故能形与神俱，而尽终其天年，度百岁乃去。"意思就是说，人们的生活起居、饮食劳作等要符合自然界的阴阳变化。人要遵循自然规律进行调养，做到饮食有节，一方面在量上要节制，一方面在味上要节制，即饮食做到气不可厚，味不可偏，量不可过多过少等。生活起居也应该顺应自然界阴阳的变化，尤其是四时阴阳的变化，如春天应早睡早起，夏天应晚睡早起等。还要注意劳逸结合，做到"劳而不倦"，同时，还要做到精神内守，心志安宁，排除杂念和妄想，起到形体与精神的共同调养，才能终其天年，度百岁而去。

二、体质与养生

体质是人类个体在形态结构和功能活动方面所固有的、相对稳定的特性，是由先天遗传和后天获得所决定的，具体包括身体形态发育水平、身体素质和运动能力、生理功能、心理状态和适应能力等。

中医体质学是以中医理论为指导，研究人类各种体质特征，各种体质类型的生理、病理特点，并以此分析疾病的反应状态、病变的性质及发展趋向，从而指导疾病预防、治疗以及养生康复的一门学科。

中医对体质的认识最早源于《黄帝内经》。早在《灵枢·阴阳二十五人》中便根据人的形体、肤色、认识能力、情感反应、意志强弱、性格静躁以及对季节气候的适应能力等方面的差异，将人的体质分为了木、火、土、金、水五大类型，可以说，这是传统医学对人体体质的最早分类。

《灵枢·阴阳二十五人》曰："木形之人……好有才，劳心，少力，多忧，劳于事。"木形人性格内向，敏感多虑，郁郁寡欢，胸闷不舒，常欲太息。木形人的体质特点：皮肤呈苍色，头小，面长，两肩广阔，背部挺直，身体小弱，手足灵活，并有才能，非常劳心，体力不强，多忧虑，做事勤劳。这种人对于时令的适应方面，大多能耐受春夏，不能耐受秋冬，感受秋冬寒冷之气的侵袭，就容易生病。

《灵枢·阴阳二十五人》曰："火形之人……疾心……有气，轻财，少信，多虑，见事明，好颜，急心，不寿暴死。"火形人性情急躁易怒，容易发火，常爱与人争辩，虚荣心较强，争强好斗。火形人的体质特点：皮肤呈赤色，脊背肌肉宽厚，脸形瘦尖，头小，肩背髀腹匀称，手足小，步履稳重，对事物的理解敏捷，走路时肩背摇动，背部肌肉丰满。其性格多气，轻财，缺乏信心，多虑，认识事物清楚，爱好漂亮，性情急，往往不能享高龄而死亡。这种人对于时令的适应方面，大多能耐受春夏，不能耐受秋冬，感受秋冬寒冷之气的侵袭，就容易生病。

《灵枢·阴阳二十五人》曰："土形之人……安心，好利人，不喜权势，善附人也。"土形人性情比较稳定，中庸而不偏激，生活平静而安稳，一切顺其自然，不计较个人名利，有事业心，诚实而敦厚，并能适应环境，与人和睦相处。但有以下缺点：多思多虑，没有开拓和进取精神，反应较迟钝，行为不活跃，缺乏理想。土形人的体质特点：皮肤呈黄色，面圆，头大，肩背丰厚，腹大，大腿到胫部都生得壮实，手足不大，肌肉丰满，全身上下都很匀称，步履稳重，举足轻。他们内心安定，助人为乐，不喜依附权势，而爱结交人。这种人对于时令的适应方面，大多能耐受秋冬，不能耐受春夏，感受春夏之气的侵袭，就容易生病。

《灵枢·阴阳二十五人》曰："金形之人……身清廉，急心静悍，善为吏。"金形人禀性廉洁，性情急躁，静则安，动则悍猛，适合做官吏。《尚书·洪范》云："金曰从革。"金质强硬，"革"就是变革。金形人思想比较激进，意志坚定，行动果断，志向远大，有较强的组织能力，有不达目的决不罢休的作风。但有以下缺点是：情绪急躁，不善于团结人，对人有时尖酸刻薄，嫉妒心较强，爱虚荣，爱斤斤计较，固执己见，缺乏灵活性，易悲伤。金形人的体质特点：体形比较瘦小，但肩背较宽，方形脸，鼻直口阔，四肢清瘦，动作敏捷，肤色较白，呼吸平缓，说话虽少，但语出惊人，心胸宽广，富有远见，稳重自持，组织力强，为人敦厚，做事认真。这种人对于时令的适应方面，大多能耐受秋冬，不能耐受春夏，感受春夏之气的侵袭，就容易生病。

《灵枢·阴阳二十五人》曰："水形之人……不敬畏，善欺绐人，戮死。"水形人对人不尊敬，也不惧怕人，善于欺骗别人，容易被人戮杀。水形人的体质特点：体型比较胖，偏矮，头较大，腮部较宽，腹部较大，肤色偏黑，腰臀稍大，手指短，发密而黑，怕寒喜暖。机智，灵巧，步态，反应灵敏，多诡计，善辩，喜动，富于灵感，好幻想，喜自由，多疑嫉妒，心胸比较狭窄。这种人对于时令的适应方面，大多能耐受秋冬，不能耐受春夏，感受春夏之气的侵袭，就容易生病。

到了现代，中医学家对前人的经验进行了总结并重新细化分类，其中最著名的是国医大师王琦教授的中医体质学。他将人的体质分为九种，即平和质、气虚质、阳虚质、阴虚质、痰湿质、湿热质、瘀血质、气郁质、特禀质，并根据九种体质的不同，总结出不同的养生方法。

平和质：这是正常体质。这类人的体形匀称健壮，面色、肤色润泽，头发稠密有光泽，目光有神，唇色红润，不易疲劳，精力充沛，耐受寒热；睡眠、食欲良好，大小便正常；舌淡红，苔薄白，脉和缓有力；平时患病较少，对自然环境和社会环境适应能力较强。

气虚质：这类体质的人一般肌肉不健壮，容易呼吸短促，接不上气；喜欢安静，不喜欢说话，说话声音低弱；容易感冒，常出虚汗，经常感到疲乏无力；对外界环境适应能力弱，不耐受寒邪、风邪、暑邪。

阳虚质：这类人肌肉不健壮，总是手脚发凉，胃脘部、背部或腰膝部怕冷，衣服比别人穿得多，夏天不喜欢吹空调，喜欢安静；吃或喝凉的食物不舒服，容易大便稀溏，小便颜色清而量多；阳虚的人容易受寒邪侵袭。

阴虚质：这类人的体形多瘦长，经常感到手心、脚心发热，脸上冒火，面颊潮红或偏红，耐受不了夏天的暑热，常感到眼睛干涩，口干咽燥，总想喝水，皮肤干燥，容易失眠，大便干结。

痰湿质：这类体质的人一般体形肥胖，腹部肥满松软；出汗多而黏腻，手足心潮湿、多汗，常感到肢体酸困沉重、不轻松；面部经常有油腻感，嘴里常有黏或甜腻的感觉，平时痰多。

湿热质：湿热体质的人，面部油光发亮，脸上易生粉刺，皮肤易瘙痒；常感口苦、口臭，舌质偏红，苔黄腻；大便黏滞不爽，小便有发热感，尿黄，女性常带下色黄，男性阴囊总是潮湿多汗。

血瘀质：血瘀体质的人，瘦人居多，皮肤常在不知不觉中出现紫瘀斑（皮下出血），皮肤常干燥、粗糙，还常感到这儿疼那儿疼的；面色晦黯或有色素沉着、黄褐色斑块，眼眶经常黯黑，眼睛经常有红丝（充血），刷牙时牙龈容易出血。

气郁质：这类体质的人一般形体瘦者为多；常感到闷闷不乐、情绪低沉，易紧张、焦虑不安，多愁善感或容易受到惊吓；常感到乳房及两肋部胀痛，常有胸闷的感觉，经常无缘无故地叹气，容易心慌、心跳快，喉部经常有堵塞感或异物感，容易失眠；性格内向不稳定，忧郁脆弱，敏感多疑；易患失眠、抑郁症、神经官能症等。

特禀质：这类体质就是过敏体质，平时即使不患感冒也经常鼻塞、打喷嚏、流鼻涕，容易患哮喘，容易对药物、食物、气味、花粉等过敏。皮肤容易起荨麻疹，或因过敏出现紫红色瘀点、瘀斑；皮肤常一抓就红，并出现抓痕。

《灵枢·天年》说："人之始生……以母为基，以父为楯，失神者死，得神者生。"体质形成的先天因素，除了遗传父母的精、血、神、气等物质信息之外，还要受妊娠时的生活状态、精神状态、所患疾病的影响。可见，体质的形成，一方面受先天、年龄、性别等众多因素的影响，另一方面，后天的饮食、劳作、精神、疾病等，也对体质的形成产生重要影响。

在先天和后天因素共同作用下，人体往往处在阴阳消长的偏颇状态，这就是所谓的病理体质，也被称为亚健康状态。若偏颇进一步发展，就成为疾病。因此，体质是介于健康和疾病之间的过渡状态，是形成疾病的内在基础。体质的调整对预防疾病显得尤为重要。

体质不是一成不变的，它受内、外诸多因素的影响，因此，体质是可变的，同时也是可以调整的。正是由于体质的可变性、可调性，我们才有了养生和调理体质的基础。

体质不同，则所适合的养生方法也千差万别。如果不分体质，盲目套用所谓的养生方法，不仅起不到预期的效果，有时甚至会适得其反。

中医体质学说在中医基础理论的指导下，根据具体体质，通过对精神、饮食、起居、运动的调整，通过导引、针灸、按摩、药物等干预措施，使体质随之发生相应的变化。

第二节　精神养生

　　精神养生，是在中医学"天人相应"整体观的指导下，通过怡养心神、调摄情志等手段，保护和增强人的心理健康，达到形神高度统一、预防疾病、延缓衰老的方法。

　　早在春秋战国时期，诸子百家对情志养生就有精辟的论述。中医学典籍《黄帝内经》对身心疾病的社会心理致病因素、发病机制、诊断防治等方面都有许多精辟的论述，对心理与生理的关系、个性心理特征、心理因素在疾病发生发展中的作用、心理治疗等进行总结，形成了较完整的理论体系。唐代医家孙思邈、金元医家张子和等都对精神养生提出了许多独特的见解。

　　中医学认为，疾病的发生，除了外感六淫之外，内伤七情亦是重要的病因。人的精神状态和情志变化，可影响脏腑气血功能变化，从而影响疾病的发生和发展。《灵枢·百病始生》说："喜怒不节则伤脏，脏伤则病起于阴也。"提示人的情志变化可以使人得病。《素问·上古天真论》中指出"恬惔虚无，真气从之，精神内守，病安从来"，说明调摄情志对预防疾病的重要性。

　　随着物质生活水平的日益提高，人们的心理需求也在不断提高，现代医学模式由生物医学模式向生物—心理—社会医学模式转变。同时，一些慢性非传染性疾病的发病率也在逐渐升高，其中很重要的就是精神因素的影响。在临床中发现，心理、精神、情志因素以及应激状态等，可引发或加重脂肪肝、高血压病、心脏病、糖尿病、恶性肿瘤等慢病。心脑血管疾病和恶性肿瘤等慢病已经构成对人类健康和生命的主要威胁，这些疾病的产生与社会心理因素有着密切关系。可见，现代疾病谱的改变，充分说明精神致病的广泛性。因此，在临床中推广精神养生，对防治慢病是非常必要的。

　　中医学的精神养生文化博大精深，源远流长，其思想理论具有跨学科性，涉及哲学、文学、社会学等学科，是中医学当中极具探究价值的重要内容。由精神因素引起的心身疾病，已是当代人类社会普遍存在的多发病和流行病。因此，对精神养生应给予充分的重视。

在临床中推广精神养生，可以对慢病起到很好的预防和辅助治疗的作用，对于减轻患者家庭的经济负担和精神压力，促进社会的和谐发展有重要意义。

一、慢病的四时精神养生

春在五脏关系中属肝，而肝的生理特性是主升主动，主疏泄，喜条达而恶抑郁，其志为怒。由于春季属肝木之令，《素问·四气调神大论》云："春三月，此谓发陈，天地俱生，万物以荣，夜卧早起，广步于庭，被发缓形，以使志生，生而勿杀，予而勿夺，赏而勿罚，此春气之应，养生之道也。"因此在春季，精神养生要顺应升发之气，要保持精神舒畅，可外出踏青，游山玩水，赏花嬉戏，陶冶性情，舒畅情志，同时要遇事戒怒，开朗乐观。

夏在五脏关系中属心，而心的生理特性是主长，主血脉，藏神志，其志为喜。由于夏季属心火之令，《素问·四气调神大论》云："夏三月，此谓蕃秀，天地气交，万物华实，夜卧早起，无厌于日，使志无怒，使华英成秀，使气得泄，若所爱在外，此夏气之应，养长之道也。"因此，在夏季，精神养生要做到精力充沛，情绪外向，使精神状态像盛开的花朵一样秀美，像自然界的万物一样蓬勃向上，以充足的神气配合人体旺盛的机能。然而心火易浮，夏日炎炎，易扰心神，使人心烦气躁，因此夏季精神养生要注重"安心"，做到神清气和，快乐欢畅，心怀宁静，切忌发怒，"心静自然凉"，以使气机宣畅，通泄自如，保证"心主血脉"功能的正常进行。

秋在五脏关系中属肺，而肺的生理特性是主收，主气，主治节，主宣肃，其志为悲。由于秋季属肺金之令，《素问·四气调神大论》云："秋三月，此谓容平，天气以急，地气以明，早卧早起，与鸡俱兴，使志安宁，以缓秋刑，收敛神气，使秋气平，无外其志，使肺气清，此秋气之应，养收之道也。"因此在秋季，精神养生要注意收敛神气，以适应秋季的阴气生长，以防阳气外泄，使自己的精神状态像秋季万物一样平定充实。由于秋季在志为悲，尤其是一些中老年人目睹秋风冷雨、花木凋零、万物萧条的深秋景况，常在心中引起悲秋、凄凉、垂暮之感，易产生抑郁情绪。因此，在情志方面要注意保持心情舒畅，培养乐观的情绪，使神志安宁，以缓和秋季的肃杀之气对人体的影响。

冬在五脏关系中属肾，而肾的生理特性是主闭藏，主藏精，主水液，主纳气，其志为恐。由于冬季属肾水之令，《素问·四气调神大论》云："冬三月，此谓闭藏，水冰地坼，勿扰乎阳，早卧晚起，必待日光，使志若伏若匿，若有私意，若已有得，去寒就温，无泄皮肤，使气极夺。此冬气之应，养藏之道也。"因此在冬季，精神养生要注意顺应冬季"藏"的特性，保持精神安静，心情愉悦，必须控制情志活动。如过度兴奋、激动或忧伤、焦虑，则易扰动体内潜伏的阳气，甚至使阳气耗散，从而导致疾病的发生。在冬季，只有做到安神定志，清心宁静，才能使机体与外界环境保持相应平衡，才能养"藏"，从而达到减少疾病的目的。

二、慢病不同体质的精神养生

1. 五形人体质的精神养生

（1）木形人　宜保持乐观豁达的心态，而应避免忧愁，以免影响肝主疏泄的功能。根据《黄帝内经》"喜胜忧"的原则，应主动寻求快乐，多参加社会活动、集体文娱活动，常看喜剧、滑稽剧、听相声，以及富有鼓励、激励意义的电影、电视，勿看悲剧、苦剧。多读积极的、鼓励的、富有乐趣的、展现美好生活前景的书籍，以培养开朗豁达的性格。不过分计较名利得失，知足常乐。在听音乐上，可以选择曲调流畅、速度轻松明快、节奏鲜明、旋律优美、表达喜悦主题的曲目，如《步步高》《喜相逢》等，均有通调气血、开阔胸怀、纾解郁闷的作用。

（2）火形人　火形人精神养生的要务是静神。在外须顺应四时自然之性，使心情畅达而不违；在内则恬静淡泊以保神。南北朝医学家陶弘景曾经提出"和心、少念，静虑"，先去其乱神犯性诸事，确是调心养神之道。如静坐、练书法、钓鱼都是行之有效的方法。另外，还应当注意尽量少参加争胜负的文娱活动，避免出现过度的喜怒等不良情绪。金元医家张子和在《儒门事亲》中提出了"悲可治怒，以凄怆苦楚之言感之"的基本方法。因此，在听音乐上，可以选择节奏缓慢、曲调低沉悲哀、旋律沉闷、压抑、凄苦悲凉的曲目，如《汉宫秋月》《二泉映月》《天涯歌女》《葬花》等，均有悲哀动情、悲则气消、悲则气下、以悲潜阳的作用。

（3）土形人　可以安排土形人多做些具体的工作和实干之事，使其无暇胡思乱想。此外，根据《黄帝内经》"怒胜思"的原则，也可以用激怒的方法，使其忧思的情绪得到舒缓。比如在其工作压力特别大，或当失恋、单相思等焦虑、忧思难解、无法自拔之时，不妨说点或做些会让其愤怒的话语或行为，使其情绪得以宣泄。通过以木克土、以怒胜思的方法，达到为其排忧解难的目的。在听音乐上，可以选择速度平稳、稍快、节奏鲜明、庄严、旋律悲壮愤怒的曲目，如《满江红》《松花江上》《光明行》《蓝色狂想曲》等，均有消沉泄郁、以"怒胜思"的作用。

（4）金形人　肺金主管的情绪是悲伤，金形人常常表现为闷闷不乐，精神不振。若悲伤过度，还容易导致肝木之气的郁结，进而又平添了抑郁、焦虑的情绪。根据《黄帝内经》"喜胜悲"的原则，金形人的精神养生可以参照木形人，平素应当多读积极向上的书籍，常看相声、小品、喜剧以及励志的电影或电视节目，积极参与社会活动和集体活动，保持豁达开朗、知足常乐的心态。在听音乐上，可以选择高亢、悲壮、铿锵有力、雄伟的曲目，如《将军令》《黄河》《金蛇狂舞》等，均有雄壮泄郁、以"怒胜思"的作用。

（5）水形人　肾水主恐，水形人如果对外界刺激的情绪反应太过，则容易出现滑精、小便失禁、骨痿等"恐则气下"的表现。一般而言，惊恐所致之病均较难治。由于惊恐大多是在思想毫无准备的情况下，突然看见怪物、听闻奇声、遭遇险境等而导致的，多伤及心肾。《素问·阴阳应象大论》载："恐伤肾，思胜恐。"王冰注曰："深思远虑，则见事源，故胜恐也。"明代吴崑《医方考》亦言："情志过极，非药可愈，须以情胜。"朱丹溪认为治疗"恐伤"，可"以思胜之，以忧解之"。张子和则更明确地指出："以思治恐"，当"以虑彼忘此之言夺之"。在听音乐上，可以选择速度缓慢轻柔、节奏安静平稳、旋律柔和婉转、清幽和谐的曲目，如《春江花月夜》《梅花三弄》《平沙落雁》等，均有以"思胜恐"的作用。

2. 九种体质的精神养生

（1）平和质　坚持"不伤不扰，顺其自然"的原则，心态平和，恬淡乐生，荣辱不惊，拒贪清欲，节制偏激的情感，及时消除生活中不利事件对情绪的负面影响。

（2）气虚质　心态应平和，切忌大喜大悲、忧思过度，遇事勿急躁，办事勿过劳，消除焦虑和紧张情绪。

（3）阳虚质　应调节自己的情绪，要积极向上，广交朋友，多和周围的人沟通、倾诉，积极参与社会活动，尽量消除或减少忧伤、惊恐等不良情绪的影响。可根据自己的个人爱好选择活跃、欢快、兴奋、激情的音乐。

（4）阴虚质　要注意克制情绪，自觉养成冷静、沉着的性格，尽量避免参加竞争胜负的文娱活动。闲暇时多听悠扬、舒缓、轻柔的音乐，以陶冶情操，防止恼怒，保持稳定的心态。

（5）痰湿质　注意疏肝理气，注意培养和保持积极乐观的心态，保持心境平和，及时消除不良情绪，节制大喜大悲，并培养业余爱好，转移注意力，以使气机调达，水液代谢正常。此外，"思虑伤脾"，应当避免思虑过度，合理安排休闲、度假活动，劳逸结合。

（6）湿热质　要舒缓情志，安神定志，以一颗平常心正确对待喜与忧、苦与乐、逆与顺，心胸宜开朗豁达，处世宜大度，理性地克制情感上的冲动，与人和谐相处，加强沟通，克服偏执。

（7）血瘀质　应该注意疏肝理气。人的情绪影响肝脏的疏泄功能，亦可影响气血的正常运行。通过心理疏导、情绪宣泄等方式，保持舒畅、豁达、开朗的精神状态，有助于通调营卫，气血和畅。因此，瘀血质者应当及时调整苦闷、忧郁等不良情绪，培养乐观豁达的心态，保持心情平和、精神愉悦、心胸开阔。可常听一些轻柔舒缓的音乐，处事随和，待人宽厚，以积极向上的心态面对生活，克服偏执的态度。

（8）气郁质　根据《黄帝内经》"喜胜忧"的原则，应主动寻求快乐，多参加社会公益活动、集体文娱活动，常看喜剧、滑稽剧，以及富有鼓励、激励意义的电影、电视，勿看悲剧、苦剧。多外出旅游，游山玩水，以开阔心胸。多听轻快、开朗、激动的音乐，以改善情绪。多读积极的、鼓励的、富有乐趣的、展现美好生活前景的书籍，以培养开朗、豁达的性格，不计较名利得失，知足常乐。气郁质者既要学会处事大度，遇事不要太敏感，也要学会适当发泄，使肝气得以疏泄。

（9）特禀质　精神养生要注意节制情感，正确看待自身的缺陷和不足，保持一颗平常心，保持积极向上、乐观开朗的心态，避免情绪紧张，凡事勿患得患失。

第三节　食疗养生

药膳食疗在我国源远流长，早在远古时代就有"神农尝百草"的传说，此乃"药食同源"的出处。在西周时期就已经有了"食医"的分科，随后在《黄帝内经》《神农本草经》《伤寒杂病论》等中医经典著作中，已载有许多药食并用的中药品种及药膳名方，如当归生姜羊肉汤、甘麦大枣汤等。唐代孙思邈《备急千金要方》专列了"食治"专篇；唐代孟诜《食疗本草》中收载药用食物 260 余种，详细记载了食物的性味、保健功效，过食、偏食后的副作用，以及其独特的加工、烹调方法，建立了完整的食疗药膳体系。自宋代以来，《太平圣惠方》《饮膳正要》《本草纲目》《救荒本草》《随息居饮食谱》等一大批重要著作相继问世，中医药膳食疗学逐渐成熟。

中医药膳既为药，亦为食，是中国饮食文化特有的组成部分，也是中医防治疾病的一种独特方式。早在《黄帝内经》时期，就有"药以祛之，食以随之"的记载。《备急千金要方·食治》明确指出："夫为医者，当须洞晓病源，知其所犯，以食治之。食疗不愈，然后命药。""食能排邪而安脏腑，悦神爽志，以资血气。若能用食平病，释情遣疾者，可谓良工。"故历代医家在治疗疾病时，除了予以中药外，也很重视饮食的调养作用，通过饮食调护来调养正气，祛尽余邪，恢复健康。

因此，药膳食疗养生是中医药养生的重要组成部分，也是中医慢病管理的重点之一。2015 年，国务院办公厅发布的《中医药健康服务发展规划（2015—2020 年）》，把"大力发展中医养生保健服务"作为七大重点任务中的第一条，明确指出"规范中医养生保健服务……开展药膳食疗"。

中医药膳食疗在我国具有广泛的民众基础，能为广大民众接受，在临床已广泛推广。中医药膳食疗是以传统中医药理论为指导，这种理论是建立在千百年经验积累的基础上，经过中华民族长期的实践验证，因而是正确的，行之有效的。

随着"回归自然""崇尚绿色"的国际大趋势和医学模式的转变，随着我国经济的快速发展，人民生活水平的不断提高，以及我国已经进入老龄化社会，人们追求健康的意识日益强烈。中医药膳食疗将会更多地进入寻常人家，成为人们防病治病、养生保健的重要手段。

一、慢病的四时药膳食疗养生

中医学认为天人相应，人与自然界密切相关，自然界四时气候的变化，对人体的生理和病理可产生一定的影响。药膳食疗养生要根据季节气候的特点来选择相应的药膳，以增强人体适应四季气候变化的能力。

《黄帝内经》认为，四季与人体不同的脏器相对应，因此，每个季节里，都应该对其相应的脏器进行调理。《素问·脏气法时论》篇载："肝主春……肝苦急，急食甘以缓之……肝欲散，急食辛以散之，用辛补之，酸泻之。""心主夏……心苦缓，急食酸以收之……心欲软，急食咸以软之，用咸补之，甘泻之。""脾主长夏……脾苦湿，急食苦以燥之……脾欲缓，急食甘以缓之，用苦泻之，甘补之。""肺主秋……肺苦气上逆，急食苦以泄之……肺欲收，急食酸以收之，用酸补之，辛泻之。""肾主冬……肾苦燥，急食辛以润之……肾欲坚，急食苦以坚之，用苦补之，咸泻之。"

《养老奉亲书》进一步指出："当春之时，其饮食之味，宜减酸益甘，以养脾气……当夏之时，宜减苦增辛，以养肺气……当秋之时，其饮食之味，宜减辛增酸，以养肝气……当冬之时，其饮食之味，宜减咸而增苦，以养心气。"

药膳食疗养生的关键就是根据时间、季节的变化而调整饮食，而更为精准地因时施膳，应当是根据二十四节气施膳。

1. 春季药膳食疗养生

春季阳气升发，气温由寒转暖，万物萌发，药膳食疗应顾护正气，顺应阳气的升发状态。春应于肝，肝胆之气都在春天旺达条畅。肝气旺于春，易克伐脾土，致脾胃虚弱，故《备急千金要方》指出，春季宜"省酸增甘，以养脾气"。酸性收敛，不利"发陈"，有违春气之应；甘味入脾，脾属土，肝属木，肝木可以克脾土。春三月，任肝木舒畅条达，符合"赏而勿罚，予而勿夺"的原则。为防止肝木过旺克伐脾土，可在饮食上增加甘味以"实其脾气"。

此外，初春阳气升发，稍食辛温之品可发散阳气，以助春阳。温性食物利于扶阳，故饮食宜选辛、甘、温之品。因"春困"，脾气易乏，故饮食亦不宜过量，食宜清淡、忌油腻。

春季药膳食疗养生，常用食物可选糯米、韭菜、胡萝卜、洋葱、樱桃、大枣、蜂蜜等，代表性药膳食疗处方为山药大枣粥。少食酸味食物，如羊肉、狗肉、海鱼、虾、蟹、乌梅、酸梅等。同时不宜吃寒凉食物，如冰激凌、冰冻饮料、苦瓜、芥菜等，以防寒气聚于体内，导致夏季脾虚。

2. 夏季药膳食疗养生

夏季艳阳高照，万物繁荣，此时人体的阳气最易发泄。同时，夏季主暑湿，人们食欲普遍降低，脾胃运化能力减弱。因此，在饮食上尤须注意调适，才能保证身体健康。

夏季宜养"长"，借助大自然的长势，促进人体的生长功能。《理虚元鉴》认为，"夏防暑热，又防因暑取凉。长夏防湿"。夏季暑热较重，最易挟湿，困阻脾胃，伤及正气，导致脾胃气机不畅而诱发疾病。《备急千金要方》指出，夏季应"省苦增辛，以养肺气"，因为在夏季人体心火旺而肺气弱，宜食辛味以养肺气，避免心火过旺而制约肺气的宣发。人体阳气旺而阴气弱，为顺应这种生理的变化，宜食暖食以助阳气，忌食大热之品，正如古人所言，"夏季暑湿，适宜清补"。在炎热的夏天，人体阳气趋外，而阴气内伏，人体的消化能力较弱，选择食物应当以清淡爽口为宜。

夏季的药膳食疗，常用食物可选玉米、小麦、高粱、绿豆、丝瓜、苦瓜、西红柿、黄瓜、白鸭肉、兔肉等。代表性药膳食疗方为绿豆粥。避免过食生冷、寒凉食物，以免伤及脾阳，出现消化系统疾病。慎食辛辣温热以及煎炸油腻之品，以免出现脾胃湿热之患。

3. 秋季药膳食疗养生

秋季天气由热渐凉，虽天高气爽，然而气候渐燥，自然界的阳气由疏泄趋向收敛、闭藏。燥邪当令，最易袭肺，人体又易为燥邪所伤而致津伤肺燥。《饮膳正要》曰："秋气燥，宜食麻以润其燥，禁寒饮。"

秋燥易伤阴津，饮食安排当以滋阴润燥为准则，多选择芝麻、蜂蜜、甘蔗等润肺滋阴食品，少食葱、姜、蒜等辛味伤阴之品。秋应于肺，肺气盛于秋，故秋季的饮食要"省辛增酸，以养肝气"。

秋季药膳食疗养生，常用食物百合、莲子、栗子、木耳、海带、紫菜、苹果、泥鳅、鸭肉、甲鱼等。代表性药膳食疗方为莲子银耳汤。慎食辛辣煎烤之物，以免伤及机体阴液。

4. 冬季药膳食疗养生

冬季北风凛冽，大地冰封，万物收藏，人体阳气潜藏，阴气极盛，故养生亦必须避寒就温，敛阴护阳，以顺应自然界阴长阳消的变化，使体内阴阳相对平衡，以应早春的生机。

冬季饮食的基本原则是保阴潜阳，宜食龟、木耳、胡麻之类食品，以及胡萝卜、油菜等富含维生素类蔬菜，尚可适量进食含脂类食品。《备急千金要方》指出，冬季应"省咸增苦，以养心气"。

冬天乃肾所主时令，肾本旺，故肾不虚的人应该减少进补。如果过补就会造成肾水过旺，导致肾水克制心火太过，造成心气虚弱。所以为了养心气，冬天应该适当减少吃补肾食物，也就是"省咸"。同时由于火性炎上，所以心气在病理状态下易上升，出现失眠、心烦、健忘、胸闷、憋气等心肾不交症状。苦入心经，主降，故吃苦味食物补心的同时，亦能降心气，达到心肾相交的目的。所以冬天药膳食疗养生要"增苦"，以养心气，故可以增加食用苦味食物，如栀子、莲子心等。

冬季宜热食，但不可过食燥热之品，以免使内伏的阳气郁而化热。冬季忌黏硬、生冷食物，免伤脾胃阳气。冬季阳气闭藏，闭藏之中含有勃勃生机，易于中药内服而发挥长效作用，是老年体弱之人、慢病患者进行调补的最佳时机。

冬季药膳食疗养生，常用食物如小麦、玉米、油菜、菠菜、韭菜、羊肉、狗肉、黄鳝等。代表性药膳食疗方为虾仁炒韭菜。慎食寒凉及过于辛燥之物，以免伤阳或滋生内燥。

综上所述，中医药膳食疗养生要遵循五行规律，调节机体以适应自然，辨证施养，审因用膳，合理饮食，这样才能预防四季邪气的侵袭，纠正体质的寒热偏差，以促进身体的新陈代谢，使机体各脏腑功能协调并与自然达到平衡和统一。

二、慢病不同体质的药膳食疗养生

1. 五形人体质的药膳食疗养生

（1）金形人 《素问·阴阳应象大论》曰："西方生燥，燥生金，金生辛，辛生肺……在色为白……在味为辛……苦胜辛。"金形体质的人药膳食疗养生，需要先养肺。在选择食物时要特别注意，少吃或者不吃辣椒、生姜、葱、蒜等辛辣食物，也要少吃狗肉、鹿肉等温阳的食物，多吃白色的食物，如荞麦、菜花、白菜、山药、百合、莲子、梨、柚子等，这类食物有助于润养肺脏，调理金形体质者的体内阴阳平衡，帮助金形体质患者缓解或治疗疾病。代表性药膳食疗方为莲子百合煲瘦肉。

（2）木形人 《素问·阴阳应象大论》曰："东方生风，风生木，木生酸，酸生肝……在色为苍……在味为酸……辛胜酸。"木形体质的人药膳食疗养生，需要先养肝，多吃绿色的食物，如绿豆、韭菜等，这类食物有助于养护肝脏。代表性药膳食疗方为韭菜炒豆芽。

（3）水形人 《素问·阴阳应象大论》曰："北方生寒，寒生水，水生咸，咸生肾……在色为黑……在味为咸……甘胜咸。"水形体质的人药膳食疗养生，离不开补肾，应选择具有水属性的食物，多吃黑色的食物，如黑豆、桑椹、葡萄、乌梅、黑芝麻等，这类食物有助于补肾。代表性药膳食疗方为黑豆猪腰粥。

（4）火形人 《素问·阴阳应象大论》曰："南方生热，热生火，火生苦，苦生心……在色为赤……在味为苦……咸胜苦。"火形体质的人药膳食疗养生，离不开养心，因此在选择食物时，要偏重于能平衡阴阳、抑制火气、保养心脏的食物，如红豆、西红柿、草莓、樱桃、猪血等，尽量少吃或不吃能提升阳气、激发火气的食物，如韭菜等。代表性药膳食疗方为西红柿豆腐羹。

（5）土形人　《素问·阴阳应象大论》曰："中央生湿，湿生土，土生甘，甘生脾……在色为黄……在味为甘……酸胜甘。"土形体质的人药膳食疗养生，离不开健脾，因此在选择食物时，要偏重于黄色、属土的食物以滋养脾土，如玉米、土豆、南瓜、苹果等。要均衡饮食，不要偏食，尤其不要只偏重于增长阳气或滋生阴气的食物。代表性药膳食疗方为砂仁陈皮鲫鱼汤。

2. 九种体质的药膳食疗养生

（1）平和质　平素以保养为主，可适当使用扶正之品，不宜过于强调进补。其饮食调养原则是膳食平衡、均衡营养。平和质的药膳以甘、平、温为主，平补平调，以符合平和体质人群的养生需求。故平和质的药膳以常见的具有补益功能的药食两用品种为主，如莲子、芡实、茯苓、山药、枸杞子等。代表性药膳食疗方为莲子茯苓羹。

（2）气虚质　饮食调养宜选择性平、偏温的品种，不宜多食生冷苦寒、辛辣燥热等偏性较大的食物。气虚质的药膳中，五性以平、温为主，五味以甘为主，辛次之。因为气虚不宜峻补、蛮补、呆补，所以使用少许辛味材料可做到补而不滞。故气虚质的药膳以具有益气、温阳、理气功能的中药为主，常用中药有黄芪、党参、茯苓、白术、陈皮、大枣等。

饮食宜选用性平偏温、健脾益气的食物，如大米、小米、南瓜、胡萝卜、山药、香菇、莲子、白扁豆、黄豆、豆腐、鸡肉、鸡蛋、鹌鹑和牛肉等。多喝红茶、乌龙茶等，少喝绿茶。尽量少吃或不吃空心菜、白萝卜等耗气的食物。代表性药膳食疗方为参芪粥。

（3）阳虚质　宜多食用甘温补脾阳、温肾阳的食物，少食用生冷、苦寒、黏腻食物。阳虚质的药膳中，五性以平、热、温为主，五味以甘、辛为主，也就是温补加平补，以符合阳虚质饮食调护的原则。常用中药有熟地黄、山药、山茱萸、枸杞子、菟丝子、杜仲、鹿角胶、附子和肉桂等。

饮食宜选用甘温补脾阳、温肾阳为主的食物，如羊肉、鸡肉、带鱼、黄鳝、虾、刀豆、韭菜、茴香、核桃、栗子、腰果、松子、生姜等。宜饮暖胃暖身之红茶。少食生冷、苦寒、黏腻食物，如田螺、螃蟹、海带、紫菜、芹菜、苦瓜、冬瓜、西瓜、香蕉、柿子、甘蔗、梨、绿豆、绿茶、冷冻饮料等。即使在盛夏也不要过食寒凉之品。代表性药膳食疗方为当归生姜羊肉汤。

（4）阴虚质 宜多食用滋阴潜阳食物。酸甘可以化阴，甘寒可以清热，这些食物适宜阴虚体质者食用。阴虚质的药膳中，平性之品应最多，寒凉多于温热，在平补之中用寒凉，达到滋阴潜阳的目的，并用苦寒之品达到清内热的目的。其中寒凉之品主要集中于药物类，以符合阴虚质的阴虚内热状态的饮食调护原则。常用中药有熟地黄、山药、山茱萸、牡丹皮、茯苓、泽泻、桑椹和女贞子等。

饮食宜选用甘凉滋润的食物，如鸭肉、猪瘦肉、百合、黑芝麻、蜂蜜、荸荠、鳖、海蜇、海参、甘蔗、银耳、燕窝等。茶饮可选黄茶、白茶等清爽的茶类。温燥、辛辣、香浓的食物易伤阴，故应少吃，甚至不吃，如羊肉、韭菜、茴香、辣椒、葱、蒜、葵花子、酒、咖啡、浓茶，以及荔枝、龙眼、樱桃、杏、大枣、核桃、栗子等。代表性药膳食疗方为甘蔗粥。

（5）痰湿质 饮食上可以吃些偏温燥的食物，要少吃酸性的、寒凉的食物，特别是少吃酸性食物。痰湿质的药膳中，五性以温、凉、平为主，五味以甘、辛为主。痰湿质由于水液内停而痰湿聚集，积久则易生热，而辛温可化湿利水，宣肺通利三焦，凉性可用于痰湿久郁生热状态的改善，符合痰湿质饮食调护原则。常用中药有白术、茯苓、山药、扁豆、薏苡仁、砂仁、陈皮、紫苏子和白芥子等。

宜选用健脾助运、祛湿化痰的食物，如冬瓜、白萝卜、赤小豆、荷叶、山楂、生姜、荠菜、紫菜、海带、鲫鱼、鲤鱼、鲈鱼等。饮茶可选老乌龙茶和老黑茶。少食肥、甜、油、黏腻的食物。代表性药膳食疗方为砂仁鲫鱼汤。

（6）湿热质 饮食调护原则为宜食用清热利湿的食物，禁忌辛辣燥热、大热大补的食物，少吃肥甘厚腻的食物，最忌讳食用经过油炸、烧烤的食物。湿热质的药膳中，五性以凉、平为主，寒、温次之；五味以苦、甘淡为主。甘淡可以利湿，甘寒可以清热，辛温则有助于化湿逐饮。常用中药有藿香、栀子、茵陈、贝母、茯苓、泽泻等。

饮食宜选用甘寒或苦寒的清利化湿食物，如绿豆、绿茶、芹菜、黄瓜、苦瓜、西瓜、冬瓜、薏苡仁、赤小豆、马齿苋、藕、鲫鱼等。茶饮宜选绿茶。应少食羊肉、动物内脏等肥厚油腻之品，以及韭菜、生姜、辣椒、胡椒、花椒及火锅、烹炸、烧烤等辛温助热的食物。代表性药膳食疗方为绿豆汤。

（7）气郁质 宜选用理气解郁、调理脾胃功能的食物，少吃收敛酸涩的食物，亦不可多食冰冷食物。气郁质的药膳中，五性以温、平为主，五味则以甘、辛为主。气郁质的饮食调护不可过热或过寒，以免加重气机郁滞的状态，宜选用辛温之品以发散、调畅气机，用甘平之品以补，而不至于因发散而导致虚损，也不会因补益过度而加重郁滞。常用中药有柴胡、陈皮、川芎、香附、枳壳、木香、紫苏、薄荷等。

饮食宜选用具有理气解郁作用的食物，如黄花菜、菊花、玫瑰花、茉莉花、大麦、柑橘、柚子等。饮茶宜选用气味芳香的花茶。少食收敛酸涩的食物，如石榴、乌梅、青梅、杨梅、草莓、阳桃、酸枣、李子、柠檬、南瓜、泡菜等。

（8）血瘀质 不宜食用寒凉、收涩、冰冻、油腻之食物。血瘀质的药膳中，五性以温、凉、平为主，五味以甘、辛、苦为主。常用中药有桃仁、桃花、赤芍、当归、川芎、茜草、丹参、山楂等。

饮食宜选用具有调畅气血作用的食物，如玫瑰花、黑豆、油菜、黑木耳等。还可少量饮酒，有助于促进血液运行，但慢性肝病及高血压病等疾病的患者不宜饮用。女性月经期间慎用活血类食物。饮茶宜多喝绿茶。少食收涩、寒凉、冰冻之食物，如乌梅、柿子、石榴、苦瓜、花生米，以及高脂肪、高胆固醇、油腻食物，如蛋黄、虾、猪头肉、猪脑、奶酪等。代表性药膳食疗方为桃仁粥。

　　（9）特禀质　饮食宜清淡均衡，粗细搭配适当，荤素配伍合理，宜多食益气固表的食物。茶饮宜选择发酵度较高、焙火适中的茶，如红茶、黑茶、普洱熟茶等。尽量少食辛辣、腥发食物，不食含致敏物质的食品，如蚕豆、羊肉、鹅肉、鲤鱼、虾、蟹、辣椒、胡椒、浓茶、咖啡等。

第四节　起居养生

起居养生，是指生活作息要形成规律的习惯，要顺应自然，使做到起居有常、劳逸结合、动静相宜等的一系列养生措施。

中医的起居养生源远流长。《管子·形势解》说："起居时，饮食节，寒暑适，则身利而寿命益。起居不时，饮食不节，寒暑不适，则形体累而寿命损。"《黄帝内经》谓之"起居有常"，要求人们应在白天阳气旺盛时进行活动，而到夜晚阳气衰微之时安卧休息，也就是古人所说的"日出而作，日入而息"。孙思邈指出："衣食寝处皆适，能顺时气者，始尽养生之道。"他还说："故善摄生者，无犯日月之忌，毋失岁时之和。"说的是，能顺应四时变化规律，调整自己的起居，且不违反自然规律的人能健康长寿。现代医学已证实，人的生命活动都遵循着一定节律周期，规律有序的生活作息能使大脑皮层形成有规律的条件反射。因此，主动地安排合理的生活作息时间，做到按时睡眠和起床、定时用餐、定时排大便、定期洗澡、定期锻炼身体，合理安排工作和学习等，都是健康长寿的必要条件。

随着社会生活水平的不断提高，慢性疾病也随之而来，并不断增加，如高血压、冠心病、糖尿病等。人们在解决基本生活需要的同时，也要求不断提高自己的生存质量，同时，注意到日常生活影响疾病的发生、发展，甚至预后。故养生应运而生，中医的养生系统完善，中医养生讲究根据自然变化规律。中医四季养生的原则是"春夏养阳，秋冬养阴"。《素问·四气调神大论》指出："夫四时阴阳者，万物之根本也。所以圣人春夏养阳，秋冬养阴，以从其根，故与万物沉浮于生长之门。逆其根，则伐其本，坏其真矣。故阴阳四时者，万物之终始也，死生之本也。逆之则灾害生，从之则苛疾不起，是谓得道。"这就告诉我们，四时的阴阳，即生、长、收、藏，为万物的根本；春夏养阳、秋冬养阴，是顺应四时阴阳变化的养生之道的关键，同时也指出了逆四时阴阳变化的危害。

当然，古籍中也记载了一些起居失常的表现和危害。如《素问·上

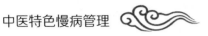

古天真论》说"起居无节，故半百而衰也";《素问·生气通天论》言"起居如惊，神气乃浮";《素问·太阴阳明论》提到"起居不时者，阴受之";《灵枢·百病始生》认为起居不节，用力过度，会导致络脉损伤。可见《黄帝内经》重视起居养生，对于起居不规律的做法是不赞同的。若是"以酒为浆，以妄为常，醉以入房，以欲竭其精，以耗散其真，不知持满，不时御神，务快其心，逆于生乐，起居无节，故半百而衰也"。所以在日常起居中，应坚持有规律的生活，做到起居有常，食饮有节，劳逸适度。

一、慢病的四时起居养生

1. 春季养"生"

春为四时之首，万物复苏，生机盎然，是万象更新的开始。春季在五行属木，《尚书·洪范》曰："木曰曲直。"曲直是指树木的枝条具有生长、柔和、能屈又能伸的特性，引申为在春季具有生长、升发、条达、舒畅的事物和现象。

《素问·四气调神大论》言："春三月，此谓发陈，天地俱生，万物以荣，夜卧早起，广步于庭，被发缓行，以使志生，生而勿杀。"春季万物生发，阳气逐渐上升，在情志方面要保持精神的舒畅，防止暴怒、忧郁导致肝气郁结。

在起居方面，东晋的养生家葛洪说："善摄生者，卧起有四时之早晚，兴居有至和之常制。"春季适宜夜卧早起，具体睡眠时间一般在晚上10点半左右入睡即可；早晨要早起，6点左右为宜，这样有利于机体内阳气的生长。

要"春捂"，服饰宽松。踏青赏花，饱览春光。春季养生，应该增强自己的体质，保暖防寒，固护肌表。配戴口罩，把守"关口"。居室要阳光充足，空气清新，衣、被勤洗勤换，常开窗通风。

春天洗脚，升阳固脱。同时按摩足部穴位，有助于静静地进入梦乡。

2. 夏季养"长、化"

夏季，气候炎热，万物生长，是天地之气上下交合之季，是一年之中阳气最充足的季节。中医把夏季分为夏和长夏，夏季在五行属火，长夏在五行属土，《尚书·洪范》曰："火曰炎上，土爰稼穑。"炎上，是指火具有炎热、上升、光明的特性；稼穑，泛指人类种植和收获谷物的农事活动，引申为在夏季具有温热、上升、生化、承载、受纳等性质或作用的事物和现象。

人在天地之气交合的过程中，受夏季炎热气候的影响，机体内机能也发生相应的变化，人体阳气容易外泄。在炎热的夏季，以暑湿之气为主，暑为阳邪，其性升散，易耗气伤津，损伤人体的阳气。

在起居方面，夏季睡时最短，提倡"夜卧早起"，以便充分地接受大自然阳气的沐浴。夏季起居要注意防暑降温，充足睡眠，有条件的最好午睡，保护脾胃，注意不可贪凉太过，如过食生凉、睡眠时受风、过度吹空调等。有空调的房间，切忌将室内温度降得很低，一般来讲晚上睡眠时空调温度宜在26℃～28℃，以免室内外温差太大，造成身体的不适。

夏季服装以轻、薄、柔软为好，以棉、麻等透气、吸汗性强的面料为主，要勤洗勤换。外出时要防止阳光暴晒，可打遮阳伞、佩戴太阳帽及墨镜，也可在裸露的皮肤处涂抹防晒霜，以避免过量的紫外线照射，损伤皮肤及眼睛。酷夏时节，人们要每天洗澡，这不仅能洗掉汗水污垢，使皮肤清爽，消暑防病，还可以消除疲劳，改善睡眠。

3. 秋季养"收"

秋季，天地阳气渐收，阴气渐长，万物收敛，是一个丰收的季节。秋季在五行属金，《尚书·洪范》："金曰从革。"从，顺也；革，即变革，指金有刚柔相济之性。

秋季在五脏关系中属肺，而肺的生理机能是主气，司呼吸，主行水，朝百脉，主治节，以宣发、肃降为主要运动形式。同时，肺为娇脏，喜润恶燥。燥为秋季的主气，具有干燥、收敛的特性。

"秋三月，此谓容平，天气以急，地气以明，早卧早起，与鸡俱兴，使志安宁，以缓秋刑，收敛神气，使秋气平。"肺在志为悲，悲则气消，因此在秋季要注意保持乐观和开朗的心态，调畅身体气机，防止秋季肃杀之气损伤机体脏腑气机。

在起居方面，提倡早睡早起，每天保持至少 8 小时的睡眠时间，以利于阴精的"收"，同时也要注意早起，以顺应阳气的舒张。

4.冬季养"藏"

冬季，草木凋零，万物闭藏，是一年中最寒冷的季节。冬季在五行属水，《尚书·洪范》："水曰润下。"润下是指水具有滋润、下行的特性。因此，要注意冬季"藏"的特性。而顺应自然的养生之道在冬季就是"养藏"，要注意收藏阴精，保护阳气。

冬季在五脏关系中属肾，肾为先天之本，其主要生理机能是主藏精，主水，主纳气。在寒冷的冬季，由于阳气的闭藏，人体新陈代谢水平相应较低，因而要依靠生命的原动力"肾"来发挥作用，以保证生命活动适应自然界变化。寒是冬季的主气，具有寒冷、凝结、收引的特性。

"冬三月，此谓闭藏，水冰地坼，无扰乎阳，早卧晚起，必待日光，使志若伏若匿，若有私意，若已有得。去寒就温，无泄皮肤，使气亟夺。"肾在志为恐，冬季应保持心态平和，减少情志刺激，维持脏腑气机平衡。

冬季寒冷，万物藏匿，阳收阴长。在起居方面，《灵枢·口问》曰："阳气尽，阴气盛，则目瞑；阴气尽而阳气盛，则寤矣。"冬季以阴气盛而阳气潜藏为特点，故提倡人在冬季"早卧晚起"，有规律的作息方式和高质量的睡眠有利于休养生息、恢复体力和储备能量。天气明媚时，要及时开窗，使新鲜空气流入室内，排出浊厚久积之陈气，清新微凉的气体能使人精神抖擞，舒畅开怀。

人们在冬季要避寒就温，适度运动，以少出汗为宜，以免耗伤阳气，更防伤及肾气。冬季人们要多行日光浴，阳光不仅能驱散寒意，还能使人体阳气畅达，气血流通，周身和畅，时间以上午 9～10 时、下午 4～5 时为宜，既可获得充足的阳光照射，还可免于晒伤。阳光中紫外线、红外线、可见光对维持身体健康和保持心情舒畅大有裨益。同时，冬季要注意保暖。其一，注意头部保暖，否则会出现头疼等症。其二，要背部保暖，不然会出现颈椎、腰椎疼痛。其三，脚部保暖。

在冬季，还需要注意不要房劳过度，尽量不要违背了冬季"藏"的特点，以免耗伤人体肾精。此外，注意冬季不宜在寒冷、湿气较重之地久留。

二、慢病不同体质的起居养生

1. 五形人的起居养生

木形人的起居养生，必须掌握顺势而为，注意顾护体内的阳气，凡有耗伤阳气及阻碍阳气的情况都应该避免。应该顺应四季的变化而调整起居，居住环境应空阔，避免密集；家具摆放要规律有序，避免杂乱；衣着要宽松。同时注意不要贪湿、贪冷；不要穿衣单薄；不要宅在家里；情绪要稳定。

火形人在起居上除了顺应四季变化，应该注意避免在炎热夏天外出，避免熬夜，避免劳累过度，适当控制工作、生活节奏。

土形人应该注意防止脾土过盛则"乘水"或者"侮木"。土克水，脾气过旺则肾气相对较弱，再加上土形人往往体形偏胖，一定程度上具有阳虚体质的特点。在起居方面，要注意顾护阳气，避免长时间劳作，避免熬夜。土形人在脏通于脾，在腑通于胃，在季节应长夏。长夏气候潮湿，故最易湿滞脾胃，脾为湿脏，两湿相加，最易患湿病。因此长夏要防湿邪，在居室方面要注意防潮。

金形人应格外注意保证充足的睡眠，避免熬夜；避免用眼过度。春季注意保暖，做好"春捂"；夏季注意调适寒温，勿过热，勿太凉，预防"空调病"；秋季注意根据天气情况适时增减衣服，尤其是夜晚及早晨避免受凉；冬季注意保暖，适时添加衣被。

水形人在冬季应避免在树荫、水亭及过堂风大的过道久停，宜多进行日光浴，平时注意足部、背部及下腹丹田部位的防寒保暖，要睡好子午觉，避免熬夜，以防耗气伤津；夏季避免长时间待在空调房间，适合在阳光下慢跑。

2. 九种体质的起居养生

平和质者是正常体质，重在治未病，饮食应有节制，不要过饥过饱和过冷过热，注意劳逸结合，保持充足的睡眠时间。

气虚质者应该注意生活规律，起居有常，同时注意根据外部环境调整自己的起居。

阳虚质者容易受寒邪侵袭，因此，平时起居要注意保暖，特别是背部及下腹丹田部位。

阴虚质者，在中午要保持一定的午休时间。避免熬夜、剧烈运动，锻炼时要控制出汗量，及时补充水分。

痰湿质者的居住环境宜干燥而不宜潮湿，避免在潮湿、阴冷的环境里久留，平时多进行户外活动。注意保暖，保护阳气。在多雨潮湿季节，要经常除湿，勤换衣物，并多晒被褥。逐渐减少睡眠时间，多晒太阳，促进机体的活跃。穿衣选择棉、麻、丝等易于散湿的材料，衣着要宽松透气，避免受寒淋雨，避免湿气在体内聚集。

湿热质者要避免居住在低洼潮湿的地方，居住环境宜干燥、通风。在暑湿较重的盛夏季节，要减少户外活动的时间。不要熬夜或过于劳累，必须保持充足而有规律的睡眠。夏天气温高、湿度大，最好选择在凉爽时锻炼。

血瘀质者，起居不要过于安逸，以免气机郁滞而致血行不畅，要保持足够的睡眠。运动能生阳气，气畅血行，可常参加户外运动。

气郁质者的居住环境应安静，保持有规律的睡眠，睡前避免饮茶、咖啡和可可等具有提神醒脑作用的饮料。

特禀质者要保持室内清洁、通风，被褥、床单要经常洗晒。室内装修后不宜立即搬进居住，应打开窗户，让油漆、甲醛等化学物质挥发干净后再搬入。春季室外花粉较多时，要减少室外活动时间。不宜养宠物，以免对动物皮毛过敏。保持充足的睡眠，积极参加体育锻炼，增强体质。天气寒冷时锻炼要注意防寒保暖。

第五节　运动养生

中医传统养生理论认为，人类的生命活动有"恒动"的特性。例如，《修真秘要·真人养生铭》指出："人欲劳于形，百病不能成。"金元时期的医家朱丹溪在《格致余论》中指出："天之物，故恒之于动，人之有生，亦恒于动。"我国历代养生家都提倡通过形体运动来增强体质和提高人体的抗病能力。

运动养生在我国源远流长，是中医养生学的一项重要内容。早在先秦时期，先民们就以舞蹈来舒筋活络，流通气血，防病祛病。随后，各种导引术不断发展，如气功、太极拳、八段锦、五禽戏、易筋经等，又称为传统健身术。故所谓运动养生，是指借助身体锻炼，通过活动筋骨，疏通经络，调节气息，静心宁神，促使气血运行，气至病所，从而实现强身健体、延年益寿的目标。

《吕氏春秋》说，"流水不腐，户枢不蝼，动也，形气亦然。形不动则精不流，精不流则气郁。郁处头则为肿为风，处耳则为挶为聋，处目则为𥉿为盲，处鼻则为鼽为窒，处腹则为张为疛，处足则为痿为蹷"，用流水和户枢为例，说明运动的益处。传统的运动养生方法如五禽戏、太极拳、八段锦、易筋经等，都是着眼于精、气、神的锻炼方法，通过调身、调息、调心等方法来调整精、气、神的和谐统一。调心则意念专注，排除杂念，宁静以养神；调息则呼吸均匀和缓，气道畅通，柔和以养气；调身则经络气血周流，脏腑和调，故而做到"炼精化气""炼气化神""炼神还虚"。同时，在运动强体的过程中要做到运动适度，"行劳而不倦"，持之以恒，坚持不懈。

伏尔泰说："生命在于运动。"但不能过分强调运动而忽略了静的作用。中医养生方法倡导动静结合，身心共养，刚柔相济，动以养形，静以养神。但同时，形体宜动，须动中有静；心神宁静，须静中有动。形动有助于神静，神静亦有助于形动。故更应注重静以养形，动以养神，达到形神共养的目的。

中医的运动养生强调守静，动静结合，其目的就是保持身体和精神的统一。以静制动，一切都会归于清静，思清意定以养神；以动起静，可使气血流畅，神不妄动以养形。"动以养形、静以养神"，在运动中将动静结合，形神皆养，才能使气血和顺，"形与神俱"，达到健身延寿的目的。故运动养生主要分为两大类，一类是静功，一类是动功。

一、运动养生的分类

1. 静以养神

常见的静功养神的方式包括静坐、静立、闭目养神、琴棋书画等，通过精神上的自我控制与调试，摒除浮躁、紧张的情绪，使身心获得最佳的宁静、松弛、平稳状态。

静功是以坐、卧等静的姿势为表现形式，配合意念活动和呼吸调节，通过习练呼吸，可达到"血气自顺，元气自固，七情不炽，百骸之病自消矣"。六字诀是在呼吸吐纳时，通过特定的发音、口型来调整和控制体内气息的升降出入的一种功法。通过"嘘""呵""呼""呬""吹""嘻"六种特定的吐字发音，分别与肝、心、脾、肺、肾、三焦相对应，进而达到调整气机、平衡阴阳、增强脏腑功能的作用。诸多练功实践证明，调整呼吸（调息），是锻炼意守、加速入静的有效途径之一。

如书法，好的书法作品不仅体现在外观字形上，更要有神采，即形神兼备。在书法创作过程中，需心神集中，心平气和，意守丹田，双腿有根，双臂有动，双目凝神。欲书之时吸气，行笔之时提气，收笔之时呼气，要把握气息与行笔的节律。故有人形容习书犹如纸上太极拳，可舒筋活络、强身健体。

2. 动以养形

动以养形的主要运动方式包括导引、呼吸吐纳、太极拳、八段锦等，通过形体锻炼，舒筋健骨，以凝神静思，意守入静，达到形神共养。

（1）导引术 导引术是中医养生学中极具特色的运动方法，要求"调身""调息""调心"，强调动作、呼吸、意念融为一体。导引术是将呼吸运动、肢体运动和意念活动三者合一的宣导气血、治疗疾病的保健方法。

导引吐纳可与天地精气相通，活动腰腹手足，保持肢体灵活，适应自然环境，从而达到健康长寿目的。

在远古时期，人类常模仿动物的动作或自发地活动肢体。至战国时期，形成了专门的动作术语和方法。及至秦汉，这些方式又有了一些新的发展。

"导引"一词始见于《庄子》中的"吹呴呼吸，吐故纳新、熊经鸟伸、为寿而已，此道引之士，养形之人"。这是一项以肢体运动为主，配合呼吸吐纳，追求长寿的运动方式。先秦时期的术式较为简单，见于文献的仅有"熊经鸟伸"等单个动作。

东汉以后，导引术有较快的发展。《三国志·魏书·方技传》记载华佗言："动摇则谷气得消，血脉流通，病不得生，譬犹户枢不朽是也。"华佗总结、整理了有关导引术，创编了"五禽戏"，"一曰虎，二曰鹿，三曰熊，四曰猿，五曰鸟。亦以除疾，兼利蹄足，以当导引，体有不快，起作一禽之戏，怡而汗出，因以著粉，身体轻便而欲食"。

虎戏动作主要刺激肾经和膀胱经的原穴、俞穴等，同时牵动任脉、督脉，疏通肾经和膀胱经，改善肾脏功能。鹿戏动作主要刺激肝经、胆经等，达到疏肝理气、舒筋活络的作用。熊戏动作主要刺激脾经和胃经等，起到调理脾胃、充实四肢、强身壮体的作用。猿戏动作主要刺激心经的神门穴和心包经的大陵穴等，起到宁心安神、畅通血脉的作用。鸟戏动作主要刺激肺经和大肠经等，起到清肃宣降、充盈元气的作用。其弟子吴普施行五禽戏法，"年九十余，耳目聪明，齿牙完坚"，可见对增强体质、提高人体免疫力作用明显。

唐代医家孙思邈以动静相宜为养生之道，将按摩、体操、调息"三合一"，指出"人若劳于形，百病不能成"（《保生铭》），"鸡鸣时起，就卧中导引"。他提出，散步要"四时气候和畅之日，量其时节寒温，出门行三里、二里，及三百步、二百步为佳，量力行，但勿令气乏气喘而已"（《千金翼方》），要经常地"调身按摩，动摇肢节，导引行气"，方能气机畅通，保证健康。他主张劳形要适度："养性之道，常欲小劳，但莫大疲及强所不能堪耳。""心若太费，费则竭，形若太劳，劳则怯，神若太伤，伤则虚，气若太损，损则绝。"他奉劝人们"莫久行、久立、久坐、久卧、久视、久听"。《素问·宣明五气》云："久视伤血，久卧伤气，久坐伤肉，久立伤骨，久行伤筋，是谓五劳所伤。"在运动中动以养形，静以养神，动静结合，才能"形与神俱"，达到健身延寿目的，孙思邈为此创编了"老子按摩法""天竺按摩法"等老年保健操。

小劳术是宋人蒲虔贯根据前人导引术改编的一种健身法。他说："养生者，形要小劳，无至大疲。故水流则清，滞则污。养生之人，欲血脉常行，如水之流。坐不欲至倦，行不欲至劳，频行不已，然亦稍缓，即是小劳之术也。"由此可见，小劳术是基于古代导引中运动量大与小的矛盾，以及动作繁与简的矛盾而发展起来的。

（2）八段锦 八段锦最早出现在南宋，是由宋代坐功发展起来的八节连贯的健身操，多以肢体活动为主，辅以呼吸，是对早期导引的继承。

八段锦专为保健而设，动作简单易行，不受场地限制，且每一段动作都有运动重点。综合起来，对五官、头颈、躯干、四肢、腰、腹等全身各个部位都进行了锻炼，从而使气血流畅，体力日健，精力充沛，是全面调养机体的健身功法。

八段锦是由八组不同动作组成的健身术。有坐式的"文八段"和立式的"武八段"之分。其特点是通过不同运动导引，守意调形，气随意动，轻灵活泼，节节贯穿，舒适自然，虚实相生，刚柔相济。

经常练习八段锦可强身健体，疏通经络，补益气血，消积化痞，舒筋柔体。

（3）太极拳 太极拳以太极为名，取易理中太极圆柔连贯、阴阳合抱之势为法，是一项典型的"动中求静"的运动，其一招一式均以各种圆弧动作组成，"以意领气、以气运身"，用意念指挥身体的活动，用呼吸协调动作，是"内外合一""形神一体"的内功拳。在打拳时双腿要虚实交替变化，且动作要柔和轻灵，蓄力发劲，刚柔相济，"外示安逸，内益鼓盈"。

太极拳完全采用站式，强调肢体运动，其中吸收了一些武术动作，以柔济刚，刚柔相济。太极拳强调通过以内养外法则，以意识为主导，运用意、气、劲、形运转的方法，达到在内练主导下的内外合一。太极拳的古拳谱规定："心为气，气为旗，神为主帅，神为驱使，刻刻留意，方有所得。""变转虚实须留神……势势存心揆用意，若言体用谁为准，意气君来骨肉臣。"

长期练习太极拳，使气血流通、强筋健骨，还可在潜移默化中使人变得心神安宁，稳健豁达。形体的"动"在其过程中蕴含着意念的"静"，意念的"静"在形式上往往指导着形体的"动"，动中寓静，静中有动，动以养形，静以养神，动静结合，身心共养，形神合一，是中医养生之精髓。《寿世青编》中说："全生之术，形气贵乎安，安则有伦而不乱；精神贵乎保，保则有要而不耗。故保养之道，初不离于形气精神。"

（4）易筋经　我国古代"易筋经"的创导者提出的"易筋"理论认为，虽然"人身之筋骨由胎禀而受之，有筋弛者，筋挛者，筋靡者，筋弱者……"，但是可以通过体育锻炼"挽回斡旋"的方法改变自身，进而达到使"筋挛者易之以舒，筋弱者易之以强，筋弛者易之以和，筋靡者易之以壮，即绵泥之身，可以立成铁石"。

（5）气功　对气功的描述，清代纪昀的《阅微草堂笔记·滦阳消夏录四》这样写道："葆养元神，自全生命。"气功作为一笔宝贵的文化遗产，具有丰富的历史内涵。中国传统气功强调武德，即练功要修身养性，优化人的情绪、意志与性格等。这既是练功取得良好效果的前提，也是通过气功锻炼能逐渐得到的直接效益。

实践告诉我们，人在气功入静状态下，会体验到愉快和舒适，不仅有身体的舒适感，而且心情也非常舒畅，整个身心都沉浸在一种超脱的意境中。长期坚持气功锻炼，就能起到陶冶情操、开阔心胸、培养意志、塑造健全的人格、增强心理适应能力的作用。练功还可使人感到做事得心应手，效率增加，而且有利于改善人际关系，提高心理健康水平。所以现在有部分心理学医生会把气功理论应用到心理患者的治疗过程中。实践证明，气功能够调动和激发机体内在的潜力，推迟或延缓衰老，防治老年智能减退，增进老年人身心健康，达到延年益寿的功效

（6）自我保健按摩　自我保健按摩是指自我运用一定的按摩手法，在自己身体上的某些部位（包括穴位）予以治疗，达到防病治病、保健强身、延年益寿的目的。

（7）散步　清代养生家曹庭栋在《老老恒言·散步》中指出，"步主筋，步则筋舒而四肢健""散其气以输于脾，则磨胃而易腐化"，表明散步具有帮助消化、舒利关节、流通气血等作用。

健步走是介于散步和竞走之间的一种运动方式，其速度为120步／分钟，6千米／小时，心率120～150次／分钟。运动时间1小时左右，运动频率3～5次／周，男女老少均可参加。健步走时，步伐大，速度均匀，身体协调，沿着专用健身步道、景观大道或公园广场运动。健步走是一项值得提倡的健身运动，健步走将开启全民健身新时代。

现代的运动养生方式还有动感单车、有氧搏击、有氧健身操、瑜伽、普拉提以及各种体育运动等。

运动应该有度，根据年龄、体质、自身疾病的不同而采取适度的运动量，以不乏不累为妥。中医认为：久坐、久视、久卧、久立、久行是五种劳伤的致病因素，过度运动、过度劳累也可导致诸多疾病。因此，行、立、坐、卧、视等都要适度，顺其自然，不能超负荷运动，这样才能达到运动养生之目的。

二、慢病的四时运动养生

人与自然界是不可分割的整体。《素问·宝命全形论》曰："人以天地之气生，四时之法成。"《素问·阴阳应象大论》曰："阴阳者，天地之道也，万物之纲纪，变化之父母，生杀之本始。"《素问·六节藏象论》曰："天食人以五气，地食人以五味。"《灵枢·邪客》曰："人与天地相应者也。"在养生实践中，我们应该充分认识到这一原则的重要性和指导性，

在了解和把握自然界气候变化规律的基础上，要结合季节特点，顺应阴阳的变化，运用中医的理论进行适当调摄，只有这样才能维持人与自然的和谐统一，使机体处于阴平阳秘的健康状态，预防疾病的发生，最终达到延年益寿的目的。

1. 春季养"生"

春为四时之首，万物复苏，天地生机盎然，是万象更新的开始。春季在五行属木，具有生长、升发、条达、舒畅的特点，因此，春季养生必须掌握春令之气升发舒畅的特点，注意保卫体内的阳气，使之不断充沛，逐渐旺盛起来，凡有耗伤阳气及阻碍阳气的情况都应该避免。

在运动方面，可选择散步、踏青、太极拳、八段锦等，但在锻炼的过程中不宜出汗太过，结束时应擦干汗液，换上干衣物，以防着凉。这些活动可以促进肝气的疏泄，使身体的阳气更好的升发，有助于肝气的升发与春季升发的特点相统一，从而增强机体对外界环境的适应能力。

2. 夏季养"长、化"

夏季，气候炎热，万物生长，是天地之气上下交合之季，是一年之中阳气最充足的季节。人在天地之气交合的过程中，受夏季炎热气候的影响，机体内机能也发生相应的变化，人体阳气容易外泄。

在炎热的夏季，以暑湿之气为主，暑为阳邪，其性升散，易耗气伤津，损伤人体的阳气。在运动方面，要顺应夏季阳盛于外的特点，注意保护阳气，适度运动，如瑜伽、晨跑、游泳等，尽量避免过量剧烈运动而导致中暑。

3. 秋季养"收"

秋季，天地阳气渐收，阴气渐长，万物收敛，是一个丰收的季节。秋季在五行属金，在五脏关系中属肺，而肺的生理机能是主气、司呼吸，主行水，朝百脉，主治节，以宣发肃降为其运动形式。同时，肺为娇脏，喜润恶燥。燥为秋季的主气，具有干燥、收敛的特性。

秋季是全民开展各种健身运动的好时期，可以选择散步、长跑、太极拳、练气功等，进行户外运动。户外锻炼可增强体质，耐寒抗病，补养肺气，消除秋愁。

4.冬季养"藏"

冬季，草木凋零，万物闭藏，是一年中最寒冷的季节。冬季五行属水，因此，要注意冬季"藏"的特性，而顺应自然的养生之道就是"养藏"，要注意收藏阴精，保护阳气。

俗话说："冬天动一动，少生一场病；冬天懒一懒，多喝药一碗。"说明冬季锻炼身体的重要性。冬季虽然天气寒冷，但亦要注意运动，因为运动可促进体内气血流通，增强御寒能力。可在室内或室外进行体育锻炼，如气功、太极拳、长跑等，但在室外锻炼要注意预防感冒以及冻伤。

三、慢病不同体质运动养生

1.五形人体质的运动养生

木形人：应多参加户外旅游活动，舒缓形体，可定期登山或郊游。适宜选择以练气为主的静态运动，如五禽戏、太极拳、八段锦、瑜伽等，有助于身体的阴阳平衡。此外，也可选择如散步、慢跑、广播体操等活动，运动度以微有汗出为度。

火形人：可适当参加运动，但以静态运动为主，如太极拳、慢跑、散步等。宜选择在清晨，在公园或河边的林荫道上运动，避免运动后大量汗出以伤津耗气，同时也可多参与下棋、钓鱼等活动以调节情绪。

土行人：多参与室外活动，增加运动量，顺养阳气。可选择快走、慢跑及各种球类运动，以不疲倦为度，需注意避免过度劳累及过度出汗。此外，需避免运动后立即饮用冷饮。

金形人：金形人以微微出汗为宜，可选择动态的运动，如慢跑、羽毛球、足球等。在夏季体育锻炼后，应特别注意液体的补充，以防津液耗伤。此外，可多做伸展运动，如八段锦、广播体操等，以条达肝气，舒展肺气。

水形人：可选择动静结合的运动，如太极拳、太极剑、八段锦、瑜伽等静态运动，结合慢跑、球类运动等动态的运动。在夏天应适当加大运动量，可选择动静结合的运动，如慢跑、球类等动态运动，使微汗出，以利于阳气发越。冬天适当减少运动量，多进行太极拳等静态运动，避免大量出汗以伤阳气。

2. 九种体质的运动养生

平和质者是正常体质，运动上应注意劳逸结合。

气虚质者属于体力不足的体质状态，运动上应避免耗气，以练气为主的静态运动为主，如静坐、琴棋书画、五禽戏、太极拳、八段锦、瑜伽等，可适当配合部分室外运动，但应选择空气清新的场所，如公园、河道等。

阳虚质者属于阳气不足的体质状态，运动上应注意保护阳气、升发阳气，要多接触自然界，以选择动静结合运动、户外运动为主，如太极拳、八段锦等。运动场地应选择阳光充足的场所，运动时间以清晨太阳上升之时运动为佳，避免夜间运动，以免耗伤阳气。

阴虚质者处于阴液偏少或亏虚的状态，在运动方面应避免大汗出，以静态运动、户内运动为主，如静坐、静立、闭目养神、琴棋书画等，也可选择散步等户外运动，不宜剧烈运动，同时，运动后应注意补充液体。

痰湿质者多数形体偏胖，应加强运动，每次的运动时间应持久，运动量以一小时为最佳，但也应根据自己的具体情况循序渐进，长期坚持。建议做较长时间的有氧运动，所有中小强度、较长时间的全身运动都属于有氧运动，如慢跑、乒乓球、羽毛球、网球、游泳、武术，以及适合自己的各种舞蹈等。游泳锻炼还是一种很好的全身运动，并且对提高心肺功能十分有效。

湿热质者适合做运动量较大、强度较大的体育活动。高强度的运动可以消耗体内过多的热量和脂肪，帮助湿热之邪排出体外。可选择如对抗性较强的球类比赛、拳击、武术、游泳、爬山、长跑、自行车等。但应注意的是，在剧烈运动的同时，应注意补充水分，同时运动宜在饭后一小时以后进行。

血瘀质者应多做有益于心脏、血脉的活动，如各种舞蹈、太极拳、八段锦、长寿功、内养操、保健按摩术等，总之，以全身各部都能活动、助气血运行为原则。

气郁质者属于气机郁滞的体质状态，运动以调节气机为主，可多做舒展类的运动，如广播体操、八段锦等，同时也可选择郊游、登高等活动以疏肝解郁、调畅肺气。

特禀质者多属于过敏体质，运动场所应选择空旷之地，避免人群聚集。此外，为避免在公园、山林等地出现花粉过敏，建议尽量减少郊游、登高等户外活动，尤其应避免春季户外运动。

总之，在运动养生过程中，人们不仅要"恬惔虚无"，而且要"法于阴阳，和于术数"，还要注意"饮食有节，起居有常，不妄作劳"，才能"形与神俱，而尽终其天年，度百岁乃去"。

第六节 针灸按摩养生

针灸按摩养生，就是在养生实践中，单独或联合运用针刺、灸、按摩这三种方法，扶正祛邪，调整经络、气血、脏腑的功能，增强体质，以达到保健防病、延年益寿、尽终天年的目的。

中医运用针灸、按摩养生保健，源远流长。《素问·异法方宜论》就记载了中医治疗疾病的五种手段，即砭石、微针、毒药、灸焫、导引按跷。针、灸、按摩就属于其中的三种。东汉张仲景的《金匮要略》中，为防外邪由表入里、由浅入深，提出"适中经络，未流传脏腑，即医治之""四肢才觉重滞"，就建议综合运用多种治疗方法，早期进行干预，"勿令九窍闭塞"，这些方法就包括针灸、膏摩等。

晋代皇甫谧在其著作《针灸甲乙经》、唐代孙思邈在其所著《备急千金要方》中，都提倡针、灸并用以防治疾病。宋代《扁鹊心书》重视通过灸法以扶助阳气来延年益寿，记载有"人于无病时，常灸关元、气海、命门、中脘，虽未得长生，亦可以保百年寿也"。元代针灸大家窦汉卿在《标幽赋》中指出，毫针"可平五脏之寒热，能调六腑之虚实"。

明代杨继洲的《针灸大成》是一本古代针灸学的集大成著作，其中所记载的诸多针灸方法和实践经验，对当今的中医养生保健具有重要的借鉴意义。清代《医宗金鉴·正骨心法·手法总论》对狭义的按摩法有明确记载，指出"按其经络，以通郁闭之气；摩其壅聚，以散瘀结之肿"，这对调节经络气血功能有重要指导意义。

当代著名针灸学家周楣声在其著作《灸绳》中，大力推崇灸法在防治疾病中的作用，指出"灸和针固然是各有所长，而在很多方面，灸效却常常超出针效"，并提出"热证可灸"的观点，扫除了灸法治疗热证的障碍。

"邪之所凑，其气必虚。"正气在疾病的发生、发展、转归中起主导作用。自然界气候的异常变化，人的饮食失节，起居失常，劳逸失度，情志失调，疫气外袭，均可导致人体阴阳失衡，经络、气血、脏腑功能失常，正气亏虚，进而感受外邪或内生邪气，致使发生疾病。疾病发生后，正邪交争，正气受损；疾病迁延，成为慢性久病，正气难复，邪难尽除。故平素应重视养生，通过运用适当的方法，扶正祛邪，对未病先防、既病防变、病后防复具有积极作用。

"正气存内，邪不可干。"针、灸、按摩可以调和阴阳，疏通经络，行气活血，调整脏腑功能，扶正祛邪，增强人体抗病能力，且灸和按摩的操作相对简单，无创，故把这三种方法用于养生保健，具有可行性。在慢性疾病治疗过程中，恰当运用针灸、按摩，对扶助正气、促进机体康复具有重要作用。

一、慢病的四时针灸按摩养生

春季，为顺应肝木升发之性，可选足厥阴肝经，沿其循行方向按摩，并着意按摩期门，用平补平泻法，也可使用毫针适当针刺太冲，用平补平泻法。若素体阳虚，肝阳不足，木气难升，可灸肝俞、太冲、曲泉，用补法；若素体阳旺，肝胆湿热，可针刺太冲、光明、行间、阳陵泉，用泻法。

夏季，地上阳热浮盛，地中之阳热偏虚，在人体，易致脾胃出现虚寒之证。此时人也容易因过食生冷之品，伤及脾胃阳气，可选中脘、足三里、大都，适当灸之，用补法。心阴不足者，逢此夏季暑热，耗气伤津，阴液更虚，可选神门、心俞、少冲，采用毫针针刺，用补法；心火上炎者，可选神门，采用毫针泻法。夏季为防止相火上逆，可选手厥阴心包经、足少阳胆经，沿其循行方向按摩，并适当着意按摩大陵、丘墟，用平补平泻法，以助相火之下降。

长夏，地面上方阳热盛满，湿气大生，地下阳热大虚。脾胃湿热偏现者，可选太白、丰隆、商丘、内庭，采用毫针针刺，泻法；脾胃寒湿偏现者，可选脾俞、太白、大都，采用毫针补法，或温针灸。

秋季，为顺应秋天金气肃降之性，可选手太阴肺经，沿其循行方向按摩，并着意按摩太渊，用平补平泻法。若肺阴虚者，可选肺俞、太渊，采用毫针针刺，补法。

冬季，冬水沉藏，阳虚体质之人，因得阳气潜藏，病情有所缓解。肾阳虚、内寒盛者，可灸肾俞、复溜、太溪、关元，用补法；阴虚内热者，可取太溪、复溜，采用毫针针刺，补法。

二、慢病不同体质的针灸按摩养生

1. 五形人体质的针灸按摩养生

木形人，木气偏现，肝木的疏泄功能异常，善病风。肝木疏泄不及，多源于肝虚。偏于阳虚者，可选肝俞、太冲、曲泉，灸之，用补法，或采用毫针针刺，用补法；偏血虚者，可选肝俞、膈俞，采用毫针补法；偏于阴虚者，可选肝俞、太冲、曲泉，采用毫针补法。肝木疏泄太过，当理肝健脾，可选太冲、期门、行间，采用毫针泻法，足三里用毫针补法。此外，木形人"劳心""多忧劳于事"，容易耗伤心之阴阳，可选心俞、神门、少冲，用毫针补法。

火形人，火气偏现，心火的宣通功能异常，善病热。心火宣通不及，源于心虚者，可选心俞、神门、少冲，采用毫针针刺，补法，偏于阳虚者，加灸心俞、公孙；偏于血虚者，加膈俞，用毫针补法。心火宣通太过，则表现为热证，可选心俞、神门，用毫针泻法。

土形人，土气偏现，脾土的运化功能异常，善病湿。脾土运化不及，脾虚者，可选脾俞、太白、大都、足三里，或针、或灸、或温针灸，用补法，可按摩足三里，用补法。脾土壅实，不能运化，可选太白、商丘、中脘、足三里，采用毫针针刺，用泻法，足三里用平补平泻法。如因水湿困脾者，加水分、阴陵泉，用毫针泻法；如因湿热中阻者，加阴陵泉、内庭，用毫针泻法。

金形人，金气偏现，肺金的收敛功能异常，善病燥。肺金燥热者，可选肺俞、尺泽，用毫针泻法。

水形人，水气偏现，肾水的封藏功能异常，善病寒。肾水封藏不及，因肾阴虚者，可选太溪、复溜、肾俞，采用毫针针刺，用补法；因肾阳虚者，可选太溪、复溜、肾俞、关元，可灸之，或温针灸，用补法。

2. 九种体质的针灸按摩养生

气虚体质者，可选膻中、气海，采用灸法，补法，或温针灸，补法。偏肺气虚者，加肺俞，采用灸法，补法；偏于脾胃气虚者，加脾俞，足三里，采用灸法，补法；偏于肾气虚者，加肾俞，采用灸法，补法。

阳虚体质者，可选关元、神阙，采用灸法，补法，神阙也可用隔盐灸法。偏于心阳虚者，可加心俞、神门，采用灸法，补法；偏于脾胃阳虚，可加太白、足三里，采用灸法，补法；偏于肾阳虚者，可加太溪、命门、肾俞，采用灸法，补法。

阴虚体质者，可选三阴交，采用毫针针刺，补法，或按摩该穴，用补法。偏于心阴虚者，可加心俞，采用毫针补法；偏于肺阴虚者，可加肺俞，采用毫针补法；偏胃阴虚者，可加胃俞，采用毫针补法；偏肝阴虚者，可加肝俞，采用毫针补法；偏于肾阴虚者，可加太溪、肾俞，采用毫针补法，或按揉该穴，用补法。

血瘀体质者，可选膈俞、血海，采用毫针针刺，用平补平泻法，膈俞可点刺出血或刺络拔罐；或灸以上两穴，用补法。心血瘀阻者，可加内关，采用毫针泻法；肝血瘀阻者，可加期门，采用毫针泻法，或按摩期门，用泻法。

气郁体质者，可选膻中，采用毫针针刺，泻法，或按摩该穴，用泻法，或灸之。因肝主疏泄，故气郁的治疗重在疏肝解郁，可加太冲、期门，采用毫针针刺，泻法，或按摩这两穴，用泻法。

痰湿体质者，可选中脘、足三里、丰隆，采用毫针针刺，中脘、丰隆用泻法，足三里用平补平泻法，或灸以上三穴。

湿热体质者，可选中脘、阴陵泉、阳陵泉、内庭，采用毫针针刺，用泻法。

特禀体质者，多与风邪相关，根据"治风先治血，血行风自灭"之义，可选血海、膈俞、风市、风门、风池，采用毫针针刺，泻法。也可以按摩以上穴位，泻法。

第七节　药物养生

　　药物养生，就是在养生实践中，根据中医药学理论，恰当地运用药物，扶正祛邪，调整脏腑、气血、津液的功能，增强体质，以达到保健防病，延年益寿，尽终天年的目的。

　　我国历来提倡药食同源，应用药物养生的历史源远流长。我国现存最早的本草古籍《神农本草经》中，记载了 365 种药物，其中部分药物具有"延年益寿""轻身""不饥""长生"等作用。《神农本草经》视这些药物为上品药，"主养命以应天"。这是战国至秦汉时期人们对具有养生延寿作用的药物的一次总结。

　　在后世的养生及医疗实践中，本草品种代有增加，对药性的认识也越来越趋于全面和准确，药物及方剂的使用也趋于丰富。唐代孙思邈的《备急千金要方》《千金翼方》、宋代的《太平惠民和剂局方》《圣济总录》等均记载有大量的补益延寿类方药。

　　金元以降，随着中医各家学说的兴起，各流派创制的代表性方药各具特点。以李杲为代表的补土学派，阐发脾胃内伤学说，注重温补中焦脾胃之气，使补中类方剂得以丰富；朱丹溪倡导"阳常有余，阴常不足"，擅用滋阴降火、填精类方药，对阴虚火旺之证有良效；赵献可阐发命门理论，注重肾水、命门火，用六味丸、八味丸分别作为补肾水和补命门火的代表方；张景岳提出"阳非有余，真阴不足"，并发挥命门学说，擅用温补，创制左归丸、右归丸、左归饮、右归饮等补肾方剂，为温补学派的代表人物。

　　清代温病学家在温热病的辨证治疗过程中，重视顾护胃津及肾阴，创制甘寒养胃阴、咸寒滋肾阴类方剂，为后世所重视。

　　上述这些医家所创立或阐发的理论，为药物养生提供了坚实的理论基础，所创制的方药为药物养生提供了丰富的实践经验。

　　《黄帝内经》有言："邪之所凑，其气必虚。"人体既可因正气亏虚而感受外邪或产生内邪而发病，也可因内外邪气所伤、疾病所累而导致正气亏虚。正气亏虚在疾病的发生、发展和转归中起主导作用。临床中，五脏系统所涉及的慢病，多有正气的亏虚，有的表现为脏腑形质的亏损，有的表现为气血、津液、阴阳的亏虚。正是由于正气不足，脏腑、气血、津液功能失调，不能祛邪外出，故而在慢性疾病的管理中，应及时辨别邪正的盛衰，体质的偏向，对正气亏虚、体质失于平和者辅以适当的方药治疗，以调节脏腑、气血、津液的功能，防止疾病进展，进而扶正以祛邪。

中医药学在慢病治疗方面具有坚实的理论基础，积累了丰富的实践经验，同时提倡药食同源，中药中有很多人们喜闻乐见的药品，故在养生保健、慢病的调治过程中，只要医者选用精当，患者恰当运用，"标本相得"，通过适当的药物调治，必有助于增强正气，提高生活质量，改善患者的症状和体质状态，防止病情加重，促进疾病的康复，预防或减少疾病复发，从而取得治未病、拥有健康、延年益寿的效果。

一、慢病的四时药物养生

通天地者，阴阳之气。此阴阳之气，为阴阳和合之气、冲和之气、太和之气、平和之气。天地阴阳之气的运动以阳气为主导，按四时之序生长收藏。

一年之中，天之阳气秋降、冬沉、春升、夏浮，又秋降，如此循环往复。天之阳气，经秋降入土下，经冬沉入土下、水中，经春由水中升出地面之上，经夏浮盛于地面上空，又经秋降入土中，如此循环不已。天之阳气降沉升浮一周，化生中气，为生命所赖。土为阳气升降之中枢。

天人合一，同此太和之气。人身之阳气与天之阳气，其象相应。人身之阳气，当秋时，由上（即心火之位）经肺金之收敛，降入脾土之中；当冬时，经肾水之封藏，藏于土下、水中，作为生命的根本；封藏已极，当春时，经肝木之疏泄，从水中生出脾土之上，这时的阳气温暖柔和，为木气。木气即水中之火气。此火气不断升长，当夏时，在心火之中宣通旺盛，此为君火。人身阳气在体内降沉升浮一周，化生中气。中气者，生命所赖，根于相火，相火即肾水中所藏的阳气。脾土为人体内阳气升降之枢。一年之秋冬春夏，以一日观之，则酉时类秋，子时类冬，卯时类春，午时类夏。人体阳气在一日的收藏生长，也类似于阳气在天地间四时的降沉升浮。

因此，四时养生用药，当顺从天之阳气在四时降沉升浮的动态，结合体质辨识，恰当选用。

当秋季之时，用药顺应秋金肃降之性，可酌加酸味之品，如芍药、乌梅、五味子之类，因酸味药有收敛的作用。此时，阴虚体质者，内燥易生，易感外燥，肺金收敛力弱，如偏肺胃阴虚者，可酌加清凉、润降之品，如沙参、麦冬、玉竹等。

当冬季之时，用药顺应冬水沉藏之性，可酌加苦味之品，如黄柏、知母之类，因苦能坚阴。冬季，阳虚体质之人，因得阳气之潜藏，病情有所缓解；阴虚体质之人，虚热内生，用药可酌加黄柏、知母等清虚热之品，咸寒沉降之品，如鳖甲、龟甲，亦可选用。

当春季之时，用药顺应春木升发之性，酌加辛温之品，如桂枝、生姜、当归，因辛味药能散、能行。阳虚体质之人，阴寒内生，若体内阴气过盛，木气难升，可用当归生姜羊肉汤温肝散寒，以助木气之升。

当夏季之时，地上阳热浮盛，地中之阳热偏虚，在人体亦然，如贪凉饮冷失度，尤易致脾胃虚寒之证，此时可酌加温中纳气之品，如干姜或生姜、砂仁等。阴虚体质者，如心阴不足，逢此夏季暑热耗气伤津，阴液更虚，可用西洋参或生晒参，养心阴兼益气。

当长夏之时，地面上方阳热盛满，湿气大生，地下阳热大虚。湿热体质或阴虚体质之人，容易感受天气之湿热，而致湿热壅盛，而阳虚体质之人，易感受湿气，致中焦寒湿之证。湿热偏现者，宜加苦寒燥湿之品，如茵陈、夏枯草、黄芩、黄连、黄柏等；寒湿偏现者，宜加苦温燥湿之药，如白术、苍术、白豆蔻、草果等，中焦寒多时，方药可选理中丸加砂仁、法半夏、茯苓。

二、慢病不同体质的药物养生

体质禀受于先天，具有一定的稳定性，又受后天的影响，具有一定的可变性。正因为体质具有一定的可变性，故可以从后天入手，通过药物养生等手段，对个体的体质进行调理，以达到人体阴阳的动态平衡。

1. 五形人体质的药物养生

木形人，木气偏现，肝木的疏泄功能异常，善病风。肝气郁滞者，当疏肝理气，可用柴胡、山楂、麦芽、玫瑰花。如肝木疏泄不及，缘于肝虚者，人多恐惧，情志抑郁，当补之。偏于肝阳虚者，可予细辛、生姜、山茱萸；偏于阴虚者，可予熟地黄、枸杞子、女贞子；偏血虚者，可予当归、白芍；肝气不散者，可加川芎。如肝木疏泄太过，则肝气实，人多怒，性情急躁，当缓肝，可予甘草，或泻肝，可予赤芍药；如木实克土，当抑木扶土，可加白芍、白术；肝气有余，化火生风，则应清热息风，可用钩藤、天麻；肝阴不足，阴虚风动，则应养阴息风，可用阿胶、生地黄、白芍。此外，木形人"好劳心""多忧劳于事"，容易伤心之阴阳。伤于心阳者，可予红参、桂枝配炙甘草；伤于心阴者，可予西洋参或生晒参，配甘草。

火形人，火气偏现，心火的宣通功能异常，善病热。心火宣通不及，缘于心虚，心虚则悲。偏于阳虚者，可予桂枝配炙甘草、红参；偏于阴虚者，可予西洋参或生晒参，配甘草；偏于血虚者，可予养血之品，如阿胶、丹参、四物汤等。心火宣通太过，则表现为热证，宜用清火之品，如生甘草、竹叶、淡竹叶、黄芩、黄连等。

土形人，土气偏现，脾土的运化功能异常，善病湿。脾土运化不及，缘于中焦阳虚者，可予干姜配炙甘草或用理中丸、附子理中丸；缘于脾胃虚弱，偏于气虚者，可予香砂六君丸或六君子汤或黄芪建中汤，偏于阴虚者，可予益胃汤。脾土壅实，不能运化，如因食滞者，应消食导滞，可予山楂、神曲、麦芽、白豆蔻或保和丸等；如因湿邪困脾，应燥湿健脾，可予二陈汤或平胃散或参苓白术散；如因湿热中阻者，应予清热祛湿之品，可予茵陈、生薏苡仁、赤小豆、绿豆、佩兰等。

金形人，金气偏现，肺金的收敛功能异常，善病燥。肺金燥热者，可予生甘草配桔梗，或用桑杏汤或麦门冬汤；燥凉者，可予炙甘草配炮姜。

水形人，水气偏现，肾水的封藏功能异常，善病寒。肾水封藏不及，常见两因：一者，肾阴虚，阴不敛阳，可予六味地黄丸、二至丸，如阴虚火旺者，可予知柏地黄丸；二者，因肾阳虚，阴寒内盛，格阳于外，阳不能入阴，可予附子、肉桂等以辛温散寒。

2. 九种体质的药物养生

对于除平和体质以外的偏颇体质，运用适当的药物进行调理，使其趋向或回归平和体质，是药物养生和慢病管理中的重要组成部分。而药物之所以能纠偏反正，调理体质，与中药本身所具有的相对固定的四性、五味是密不可分的。选用性味相宜的药物，是使用药物调理体质、养生取效的关键。

药物的四性，即药物的寒、热、温、凉四种药性。在程度上，凉次于寒，温次于热。寒、凉属阴，温、热属阳。

阳虚体质者，病性偏寒；阴虚体质之人，病性偏热。我们可以通过应用药物的阴阳偏性，纠正人体在疾病状态下的寒热偏性，从而使人体恢复阴阳平和态。具体来讲，就是"治寒以热药，治热以寒药"，寒热错杂，则寒温并用；若遇阴阳格拒，则加用反佐之法。反佐之法就如张介宾所言："以热治寒，而寒格拒热，则反佐以寒药而入之；以寒治热，而热拒寒，则反佐以热药而入之。"

药物除四性之外，尚有一类药性——平性。平性药物不偏寒热，药性平和，作用和缓，多为健脾益气之品，如党参、山药、茯苓等，气虚体质者常用之，剂量方面适当多用亦无妨。

药物的五味，即药物的酸、苦、甘、辛、咸五味。五味各有功用，分言之，酸"能收、能涩"，即有收敛、固涩的作用；苦"能泄、能燥、能坚"，即有清火泄热、下气降逆、通泻大便、燥湿、坚阴的作用；甘"能补、能和、能缓"，即有补益、和中、调和药性、缓急止痛的作用；辛

"能散，能行"，即有发散、行气、行血的作用，尚有润养的作用；咸"能下、能软"，即有泻下通便、软坚散结的作用。

五味，酸入肝，苦入心，甘入脾，辛入肺，咸入肾。适则有益，过则有害。《素问·生气通天论》指出："阴之所生，本在五味，阴之五宫，伤在五味。是故味过于酸，肝气以津，脾气乃绝……是故谨和五味，骨正筋柔，气血以流，腠理以密，如是则骨气以精。"五味之化，辛甘化阳，酸甘、苦甘化阴。如桂枝辛温，生姜辛散，合甘草、大枣之甘，辛甘化阳，阳气化生，可消阴邪，常用于纠正阳虚体质者的中、上焦阳虚。白芍苦、酸，甘草或饴糖味甘，苦甘、酸甘化阴，可补阴血之不足；西洋参苦甘，酸枣仁酸敛，合甘草之甘，苦甘、酸甘化阴，可补元阴之不足、心血之亏虚。这在纠正阴虚体质时常用。

此外，还有淡、涩两味。其中淡"能渗、能利"，即有渗湿、利小便的作用，使水湿从小便排出，这在纠正痰湿体质时常用。涩则与酸味药的作用相似。

气虚体质者，可选黄芪、炙甘草、党参、山药，脾虚有湿者，酌加白术、薏苡仁等。偏于肺脾气虚者，方可选四君子汤或六君子汤，偏于肾气虚者可选肾气丸。

阳虚体质者，可选桂枝、干姜或生姜、附子、菟丝子、肉苁蓉、山茱萸等。偏于心阳虚者，方可选桂枝甘草汤；偏于脾阳虚者，可选甘草干姜汤或理中汤；偏于肾阳虚者，可选右归丸。

阴虚体质者，可选百合、麦冬、沙参、玉竹、桑葚、女贞子、鳖甲等。肝之阴血不足者，可选白芍、当归。根据苦甘化阴之法，心阴虚者，可选西洋参配甘草；肺阴虚者可选桔梗配甘草；肝阴虚者，可选白芍配炙甘草或酸枣仁配炙甘草；肾阴虚者，可选黄柏配白蜜。偏于肺阴虚，方可选沙参麦冬汤或百合固金汤；偏于胃阴虚者，可选益胃汤或玉女煎；偏于肝阴虚者，可选一贯煎或酸枣仁汤；偏于肾阴虚者，可选六味地黄丸或二至丸或左归丸。

血瘀体质者，可选三七、丹参、山楂等。偏于上焦血瘀者，方可选血府逐瘀汤；偏于中焦血瘀者，可选膈下逐瘀汤；偏于下焦血瘀者，可选桃核承气汤或桂枝茯苓丸或少腹逐瘀汤。血虚血瘀者，可选桃红四物汤。

气郁体质者，可选山楂、麦芽、青皮、佛手、玫瑰花、川芎等。因肝主疏泄，气郁者重在疏肝解郁，方可选柴胡疏肝散或逍遥散。

痰湿体质者，可选陈皮、化橘红、薏苡仁、茯苓、白豆蔻、泽泻等，方可选二陈汤、五苓散。

湿热体质者：可选苍术、藿香、石菖蒲、茵陈、夏枯草、荷叶、金钱草、大黄等。湿热偏于上焦者，方可选三仁汤；偏于中焦者，可选黄芩汤加黄连、茵陈、苍术、佩兰、藿香；偏于下焦者，可选四妙丸或茵陈五苓散等。

第十章　随　访

一般而言，随访是指医院以通讯或其他的方式，与曾在本医院就诊的患者进行定期联系，了解患者病情变化和指导患者康复的一种观察方法。通过随访，可以提高医院在医前及医后的服务水平，同时方便医生对病人进行跟踪观察，掌握第一手资料，进行统计分析、经验积累，同时也有利于医学科研工作的开展和医务工作者业务水平的提高，从而更好地为患者服务。

随着"健康中国"战略落地，"十三五"期间国家医疗健康事业围绕大健康、大卫生和大医学，将"治慢病，防未病"提升至新的高度。慢病和大病往往具有病程长和病情易反复等特性，对这类疾病的治疗是艰巨和漫长的。因此，对于这类疾病，不能因患者完成治疗或出院而宣告结束，还应定期进行复查和随访，对潜在的疾病做到早发现、早诊断、早治疗。同时，通过对随访资料的分析，可以及时而全面地了解病人出院后的治疗和恢复情况，积累医学科研资料，探索疾病规律，从而提高医疗质量。开展对患者的随访工作还可以加强与患者的沟通，从而推进和谐医患关系的建立。

在慢病管理工作中，随访是慢病管理专职医师根据患者的病情及个体状态，以及医疗、科研、教学的需要，与纳入管理的患者保持联系或要求患者定期来医院复查，从而对患者的治疗效果、病情发展状况以及个体状态继续进行追踪观察所做的工作。

在慢病管理工作中，常见的随访模式有常规随访、季度随访、节气随访、研究型随访，有时将专题健康讲座也纳入随访模式之一。

第一节　常规随访

常规随访又称生存率随访。此类随访通常是对患者进行简单的病情询问（如病情是否稳定、是否进展等）。常规随访因为应用频率高，范围广，因此在执行前多需要制订较详细的随访计划，如随访对象、频率、方式、途径等。而在慢病管理过程中，常规随访又有其特色。以下以广东省中医院肝病科慢病管理中心的常规随访模式为例子。

一般在患者纳入管理后 1 周或半个月，会进行首次随访，以了解患者对管理建议的了解和执行情况，必要时进行调整。

首次随访 1 月后，一般进行第二次随访，以获取病人的症状或生活质量改善情况。针对合并血糖或血压异常的患者，则一并了解相关指标的波动情况，并对生活指导进行调整。

纳入管理 3 个月后，进行第 3 次随访，召患者返院，完善生化及影像、超声等检查，以及完善相关量表评估，以评估近期疗效，必要时进行管理方案的相应调整。此后一般每 3 个月至半年随访 1 次。

特殊情况下，如改变治疗方案、患者出现合并疾病、患者的生活方式出现巨大变化、患者对管理方案的依从性出现困难、检查结果出现较大波动、患者服药未遵医嘱等，则随访次数更应频繁。

此外，常规随访一般会定期进行统计，随访统计分为科室报表、个人报表、宣教统计、问卷统计、短信统计等。统计内容包括每月随访人次、随访总人次、任务随访率、实际随访率、随访状态统计、问卷发送人数、问卷有效填写人数、有效人数比率等。

第二节　季度随访

季度随访又称四时随访，是以每个季度为一个阶段的随访方式。这是因为一般疾病的治疗过程中，复查频率多为每三个月一次。

季度随访一方面可以了解患者当前的生活质量及症状的变化情况，另一方面又可及时评估其检验指标的变化情况，是一种一举两得的随访方式。而从中医来讲，还有新的含义。正如《素问·宝命全形论》所说："人以天地之气生，四时之法成。"明代医家张景岳曾说："春应肝而养生，夏应心而养长，长夏应脾而养化，秋应肺而养收，冬应肾而养藏。"说明人体五脏的生理活动，必须适应四时阴阳的变化，才能与外界环境保持协调平衡。这与现代医学认为，生命产生的条件，正是天地间物质与能量相互作用的结果的看法，是基本一致的。人类需要摄取饮食，呼吸空气，与大自然进行物质交换，从而维持正常的新陈代谢活动。

由此可知，从中医角度而言，季度随访内容更加关注每季度自然界气候的特点与人体的生理变化，也即与四时养生内容大有关联。因此，我们首先应该了解四时养生的特点。

在《素问·四气调神大论》篇中，已经系统而具体地论述了四季特点与相应的养生之法。"春三月，此谓发陈，天地俱生，万物以荣，夜卧早起，广步于庭，被发缓形，以使志生，生而勿杀，予而勿夺，赏而勿罚。此春气之应，养生之道也……夏三月，此谓蕃秀，天地气交，万物华实，夜卧早起，无厌于日，使志无怒，使华英成秀，使气得泄，若所爱在外。此夏气之应，养长之道也……秋三月，此谓容平，天气以急，地气以明，早卧早起，与鸡俱兴，使志安宁，以缓秋刑，收敛神气，使肺气平，无外其志，使肺气清。此秋气之应，养收之道也……冬三月，此谓闭藏，水冰地坼，无扰乎阳，早卧晚起，必待日光，使志若伏若匿，若有私意，若已有得，去寒就温，无泄皮肤，使气亟夺。此冬季之应，养藏之道也。"

医者应利用这一时间生物学规律，因时制宜，有目的地选择不同时机与患者互动，一方面，能起到评估疗效的作用，另一方面，能及时指导患者，在每年的不同季节与大自然更好地相处，获得身心与自然界的和谐统一。

如在春季随访时，按《黄帝内经》里所说："春三月，此谓发陈，天地俱生，万物以荣。"意思是当春归大地之时，冰雪已经消融，自然界阳气开始升发，万物复苏，柳丝吐绿，世界上的万事万物都出现欣欣向荣的景象，"人与天地相应"，此时人体之阳气也顺应自然，向上向外疏发。这时指导患者春季养生，必须掌握春令之气升发舒畅的特点，注意保卫体内的阳气，使之不断产生，逐渐旺盛起来，凡有耗伤阳气及阻碍阳气的情况皆应避免，这个养生原则应具体贯穿到饮食、运动、起居，防病、精神等各个方面去。如指导饮食，要求清淡，不宜大量食用油腻、油煎的食物；水果宜食用一些甘蔗、马蹄、柑橙等，取其清淡甘凉，防止积热郁里。在运动方面，则宜早起，缓缓散步，让形体舒展，使志意顺春天升发之气而活动，以求神定而志安。

在夏季进行随访时，如《黄帝内经》所描述的夏天的季节特点一样："夏三月，此谓蕃秀，天地气交，万物华实。"此时人体阳气外发，伏阴在内，气血运行亦相应地旺盛起来，并且活跃于机体表面。应指导患者在盛夏防暑邪，在长夏防湿邪，同时又要注意保护人体阳气，防止因避暑而过分贪凉，从而伤害了体内的阳气，即《黄帝内经》里所指出的"春夏养阳"。在起居方面，应该避免露天乘凉过夜，或饮冷无度，致使中气内虚，从而导致暑热与风寒之邪乘虚而入。在乘凉时，要特别注意盖好腹部。还要谨防久处冷气设备的环境下。同时，指导患者适当增加运动量，让体内阳气宣泄于外，与夏季阳盛的环境相适应。饮食则忌过食生冷，少食油腻厚味、煎炸动火之物，宜食用甘寒、利湿、清暑、少油之品。

在秋季随访中，如《素问·四气调神大论》里说："使志安宁，以缓秋刑，收敛神气，使秋气平，无外其志，使肺气清。此秋气之应，养收之道也。"指导患者保持精神上的安宁，只有这样才能减缓肃杀之气对人体的影响；还要注意不断地收敛神气，以适应秋季"容平"的特征，并不使神志外驰，以保肺的清肃之气，这就是顺应秋季的季节特点，在精神上养收的方法。而饮食切忌过食煎炸动火之物，宜食用润燥生津、润肺止咳、润肠通便之品，如百合、蜂蜜、芝麻、核桃肉、雪梨等。运动可通过打太极拳、散步等，或参加适当的体力劳动，用肌肉的紧张去消除精神的紧张，使人精神愉快。此外，还可采用琴棋书画移情法，正如吴师机在《理瀹骈文》里所说："七情之病者，看书解闷，听曲消愁，有甚于服药者矣。"因此，当处于"秋风秋雨秋愁时"，可以听一听音乐，欣赏一下戏剧，或听一场幽默的相声，这样，苦闷的情绪也随之而消失。

在冬季随访中，应强调冬季气候寒冷，是万物潜伏闭藏的季节。此时日照少，容易伤及人体阳气，人体若没有阳气，体内就失去了新陈代谢的活力，不能供给能量，生命就要停止。故要指导患者避免扰动阳气，不要使皮肤开泄出汗，而使闭藏的阳气受到影响。饮食则宜食用一些补肾之品，如羊肉、狗肉、鸡肉、鸽肉、虾、鹌鹑等，以增强肾脏的藏精作用，使肾气、肾精旺盛，体力增强，提高正气，达到来春不生或少生温热病的目的。《素问·金匮真言论》说："藏于精者，春不病温。"反之，冬不藏精，春必病温，即是说明冬季不能藏精，则会在来年春天引起疾病。

第三节　节气随访

节气随访即按照二十四节气的顺序，以节气为随访时点的一种随访方式。在西医医院，节气随访无论在临床或者慢病管理中均较少应用，但在中医医院，这种随访方式有着特殊意义。

二十四节气是古代农耕文明的产物，在《尚书·尧典》中就提出了"日中、日永、宵中、日短"的概念，即我们现在所说的春分、夏至、秋分、冬至。随着农业生产和天文观测的发展，到了战国末期，《吕氏春秋》中又引入立春、立夏、立秋、立冬这四个节气。至此，传统意义上的四时八节已经被初步确立。

到了汉代，二十四节气逐渐完善，史书中也多有提及，如《淮南子·天文训》中对二十四节气有较为详细的记述："十五日为一节，以生二十四时之变。斗指子，则冬至，音比黄钟。加十五日指癸，则小寒……加十五日指丑，则大寒……立春……雨水……惊蛰……春分……清明……谷雨……立夏……小满……芒种……夏至……小暑……大暑……立秋……处暑……白露……秋分……寒露……霜降……立冬……小雪……大雪……冬至。"内容与今人熟知的二十四节气完全一致。《史记·太史公自序》云："夫阴阳四时、八位、十二度、二十四节，各有教令，顺之者昌，逆之者不死则亡。未必然也，故曰'使人拘而多畏'。"西汉邓平等人所著的《太初历》中，正式将二十四节气编入历法，明确了二十四节气对应的天文位置。

在古代历法中，每月有两个节气，月首者称之为"节气"，包括立春、惊蛰、清明、立夏、芒种、小暑、立秋、白露、寒露、立冬、大雪、小寒；月中者称之为"中气"，包括雨水、春分、谷雨、小满、夏至、大暑、处暑、秋分、霜降、小雪、冬至、大寒。二十四节气中"节气"和"中气"各占一半，二者交替运行，周而复始。但今人已不再细分，将之并称为节气。

每个节气在农历中的时间也是相对固定的，"节气歌"的后四句就反映了这一特点："上半年来六廿一，下半年来八廿三。每月两节日期定，最多相差一二天。"即上半年节气多集中于六日及二十一日前后，而下半年则多集中于八日及二十三日前后，最多不过相差一两天。

　　从医学的角度看，关于二十四节气的记载可以追溯到《黄帝内经》，如《素问·六节藏象论》曰："五日谓之候，三候谓之气，六气谓之时，四时谓之岁。"明确指出一年二十四节气，一节主半月，二十四节气是气候变化的节点，高度总结了自然界阴阳变化的规律，较之四时更能精准地反映自然界气候演变规律。人与天地相参，与日月相应，中医学向来重视"天人合一"的整体观。由于节气的有序轮替，万物才能生、长、化、收、藏，机体的脏腑功能活动亦受其影响。研究发现，季节更替之时，褪黑素含量的变化有规律，证实了季节变化影响人体生理确有生物学基础。《黄帝内经》从人体的藏象、经络、舌象、脉象等各个方面描述其随二十四节气变更而产生的生理性改变。明代张景岳在《类经图翼》中详细论述了二十四节气如何标示天地阴阳的转化更替，如"霜降二候，草木黄落"，说明此时阴气复苏，阳气将去，阴阳相互转化，从而引起了二十四节气周而复始、如环无端的规律性演变，并使得天地万物有着春生、夏长、秋收、冬藏的节气性变化，并与人体的生理病理过程关系密切。现代研究也证实了这一有规律的节气变化。

　　医学家彭子益说"节气的节字，就是竹节"的意思，二十四节气就是古人用最简练的方式对气候的高度概括，不仅简练，更主要的是实用性强。节气的变化是产生疾病的原因之一。彭子益还说过："二十四节气，节与节之间，是滑利的。一到节上，便难过去。宇宙大气，交节必郁而后通。久病之人，交节前三日多死。大气郁，人身亦郁。久病之人，腠理闭塞，交节不能通过，是以死也……可见，中医学是人身一小宇宙之学矣。"对于流行性疾病，他更直截了当地说："时病者，因时令之大气变动所发生之病，如中暑、霍乱、痢疾、白喉、疟疾、时行感冒、燥气、痧症、湿热等是也。病虽因于时气，病实成于本气。自来论时病者，皆认为外来时邪中入人身为病，于人身本气自病，全不重视。"

在随访过程中，结合节气特点，对患者进行身体状态评估，并按照节气顺序进行健康宣教非常重要。如立春是由冬寒向春暖过渡的时节，处于阴消阳长、寒去热来的转折期，气候多变，温差较大，不宜因一时温度升高而过早减衣。随访时应指导患者适当"春捂"，既是顺应阳气升发的养生方法，也是预防疾病的自我保健良方。

惊蛰期间，春暖花开，适宜踏青远足，助阳气之升发。夏至是阴阳交替的时节，人常感到四肢困倦，萎靡不振。随访时，应指导患者适当健脾祛湿，调养心神，通过心静来应对酷热，及时补充水分，避免过度贪凉、过食生冷。

立秋以后气温由热转凉，人体的消耗逐渐减少，食欲增加，是最适宜进补的时候。立秋时气温尚高，降水量减少，空气干燥，随访时应指导患者多食用一些滋阴"养肺"生津的食物。

立秋之后，阳气渐收，阴气渐长，精神情志、饮食起居、运动锻炼，皆应以养收为原则。如冬至是冬季的第一个节气，气候变寒，万物开始潜藏，随访时应指导患者减少运动量，可以通过冬补的方式抵御寒冷，以养精蓄锐，等待春天的到来。

此外，还可以按照节气，定期指导患者进行二十四节气导引，如练习二十四节气坐功或广东省中医院肝病科二十四节气导引功。二十四节气坐功据传说由陈抟老祖所创，从唐末或宋初流传至今，已有千年左右历史，刊载于明武宗正德丙寅年的《保生心鉴》中，对后世影响较大。而广东省中医院肝病科二十四节气导引功则是由广东省名中医池晓玲教授制作，曾先后发表在《生命时报》，目前广东省中医院肝病科在节气随访中主要即用此套导引功进行教学。

第四节　研究型随访

研究型随访一般是与科研相关的随访，即对纳入研究项目或者研究课题的志愿者进行定期访视的行为。

首先，要根据科研项目或者研究课题的需要，制订随访计划和随访规则。然后，采用面对面、发短信、微信等方式进行长期或短期的追踪随访。

不同的科研项目对纳入的患者的随访内容及随访时间要求不一，可以根据随访要求，对入组患者的基本信息进行设置和更改，并根据科研要求设定随访时间。

随访内容一般包含让患者配合完成相关检查项目、填写完成相关量表、药物发放与剩药回收、健康宣教、治疗方案调整等。

科研型随访的模式一般分为全国多中心随访、省内其他城市患者随访、市内近距离患者随访。

全国多中心随访主要多服务于省级以上的科研项目。通过临床评价中心开发的临床研究中央随机系统，查看各中心入组信息并进行二级监察。管理中心人员根据二级监察员录入的患者信息，制订随访计划及有关内容，定期了解受试者服药情况、病情变化、心理状态，嘱其按时按量服药，告知下次复诊时间，并将有病情变化的受试者的随访情况反馈至各分中心的临床研究协调员。以上所有随访记录均要备案。

省内其他城市患者随访，则尽量要求患者按规定的访视时间回到医院门诊复诊，以便于统一管理。如因居住地遥远、出行不便等原因，在个别访视时间点不能到达的患者，在征得研究员同意后，可以提前发放观察药物，并根据随访计划及内容，通过各种途径（电话、微信等）了解患者服药情况、病情变化、心理状态，嘱其按时按量服药，解决患者的问题，告知复诊时间及有关注意事项。所有随访结果要反馈至本临床评价中心的临床协调员（CRC），并制订后期随访和管理计划。

　　近距离患者随访，主要用于较小规模的科研项目，可以联系患者前来医院完成随访，也可以在征得患者同意的前提下，采取上门随访，了解患者的病情变化、是否按时服药、服药时间、服药方法，并提醒下次复诊时间。必要时，与患者面对面交流、沟通，引导患者摒弃偏见，增强战胜疾病的信心。外出随访回院后，随访人员要把有关访视情况逐项登记，以保持随访记录的连续性和完整性。

　　总之，慢性疾病管理是对个体或群体的健康进行全面监测、分析、评估，提供健康咨询和指导，以及对疾病危险因素进行干预的全过程。慢病管理不仅是一个概念、一个定义，也是一种方法、一种路径，更是一套完善、周密的服务程序。而随访是其中的一种管理方式，是为了满足医疗、教学、科研的需要，与慢病患者进行定期接触的一种行为，通过定期了解患者的病情变化和指导患者康复，做到医疗和观察并重。尤其对科研型随访而言，慢病随访模式不仅能够保证课题项目的研究质量，而且还可以着眼长远，提高医院在医疗前及医疗后的服务水平，方便医生对患者疾病进行跟踪观察，掌握第一手资料，进行统计分析，积累医疗经验，提高医务工作者的业务水平，同时也有利于医学科研工作的开展，更好地为患者服务。

第五节 专题健康讲座随访

大量研究发现，患者对疾病的认识程度及其治疗依从性与疾病预后之间有着直接的关系。对慢病患者来说，有可能身体上的病症并不是非常急重，但在一些患者的认知里，慢病常常终身不愈或者"很花钱"，因此极易出现恐惧、焦虑等不良情绪，不仅不利于病情的康复，而且加重了患者的负担。

在慢病管理过程中，通过定期给病人开展专题讲座，将疾病的全过程、治疗的关键点、预防的具体措施等，按照专题，有条理地向患者宣讲，并进行随访，对患者非常有帮助。同时，医生不仅可以随时掌握患者身心的恢复情况，而且可以进一步修订和完善慢病管理方案。

专题健康讲座是以健康理念、健康知识宣教为主要内容的一系列演讲活动。一般适用于以下几类患者群：

（1）缺乏对健康教育的求知欲望的患者。这类患者不懂得利用健康知识预防疾病、促进疾病康复，在就医时往往注重治病的过程，急于缓解因疾病带来的痛感，所以对健康教育不感兴趣。甚至有的患者认为，在承受疾病痛苦的同时，还需要记住健康知识，这是一种负担。对这类患者进行专题讲座随访，可以使其被动接受健康知识，更好地管理自己。

（2）理解能力及接受能力比较差的患者。因文化程度比较低、年龄大、语言沟通障碍等因素，导致有些患者不能很好地理解医院的宣传栏、服务号或者健康处方里关于健康和养生的知识内容，再加上疾病知识内容的专业性，使病人望而却步。对这类患者进行健康教育随访，可以满足其掌握疾病知识的愿望。

通过健康教育随访，有目的、有计划地实施慢病管理措施，增加患者对疾病知识的了解，使患者的行为方式向有利于康复的方向调整，还可以帮助患者积极配合治疗，提高他们对慢病管理工作的满意度，促进病人取得较好的预后和疾病转归。

下篇
实践篇

在 20 余年的探索和实践过程中，广东省中医院肝病科逐步建立并完善了中医特色慢病管理流程，构建起以慢性肝病（如慢性乙型肝炎、肝硬化、自身免疫性肝炎、非酒精性脂肪肝等疾病）为范例的中医特色慢病管理体系，并结合患者病情、患者中医体质、中医证候、年运变化及节气变更等情况，在每年的立春、立夏、立秋、立冬前制订出针对不同体质的春、夏、秋、冬四季的个性化中医特色慢病管理方案，结合中医"话疗"向患者进行讲解，并帮助他们更好地执行方案。

在中医特色慢病管理的实践中，广东省中医院肝病科不仅积累了经验，收获了心得，而且逐步体会到中医特色慢病管理在临床、科研、教学、人才培养等方面的独特价值和广阔的应用前景。

第十一章 中医特色慢病管理流程

慢病管理是指组织慢病专业的医生、药师及护理人员，为慢病患者提供全面、连续、主动的管理服务，以达到促进患者健康、延缓慢病进程、减少并发症、降低伤残率、延长寿命、提高生活质量并降低医药费用的一种科学管理模式。

要做好慢病管理，良好、有效、流畅的流程是必不可少的。随着慢病患者日益增多，构建一套好的管理流程显得尤其重要，因为它不但可以促进效率，而且可以减少观察误差，能更好地服务于患者。

慢病管理过程中涉及的对象主要有以下几类：①慢病管理的对象：主要是专科慢病患者或者科研需要的目标慢病患者。慢病患者又分为常见慢病患者和罕见慢病患者等。②慢病管理的执行者：慢病管理过程中直接与患者联系、沟通、服务和进行随访的人员，包括慢病管理专职医师、慢病管理专职护士等。③慢病管理配合者：主要为门诊或住院部医师（负责将患者纳入慢病门诊）、检验师（负责检验及出具报告）、治疗师、营养师、运动指导师、心理师等。

目前我国不少医院已经认识到慢性肝病规范化诊疗管理的必要性，已有多家医院通过长期的摸索，建立了不同形式的肝病规范化的诊疗管理模式。广东省中医院肝病科已开展慢性肝病规范化管理的探索多年，并已成立肝病慢病管理门诊，建立患者的健康档案库，建立慢性肝病的随访队列，坚持开展对慢性肝病患者的规范化、系统化管理，同时，引入中医治未病、中医辨证论治的特色，分层次、分阶段对慢性肝病患者进行治疗，已建立中医特色慢病管理方案。临床实践证明，这些思路和方法对于慢性肝病的防治取得更好的管理成效。

以下以一例慢性非酒精性脂肪性肝病（NAFLD）患者参与慢病管理过

程为例，介绍慢病管理的常用流程。

第一节　纳　入

NAFLD 患者在门诊就诊或病房住院时，主管医师需要完善血液生化及影像学、组织学等检查，明确诊断。

根据现代医学证据，NAFLD 是一种与胰岛素抵抗和遗传易感密切相关的代谢应激性肝损伤。NAFLD 不仅可以导致肝病残疾和病人死亡，还与代谢综合征（MetS）、2 型糖尿病（T2DM）、动脉硬化性心血管疾病以及结直肠肿瘤等的高发密切相关。随着肥胖和 MetS 的流行，NAFLD 已成为我国第一大慢性肝病和健康体检发现肝脏生物化学指标异常的首要原因。有越来越多的乙型肝炎病毒慢性感染者合并 NAFLD，严重危害人民的生命健康。

因 NAFLD 无特异性症状和体征，大部分患者因偶然发现血清谷丙转氨酶（ALT）和谷氨酰转移酶（GGT）增高或者影像学检查结果显示弥漫性脂肪肝而疑诊为 NAFLD。NAFLD 的诊断需要有弥漫性肝细胞脂肪变的影像学或组织学证据，并且要排除乙醇（酒精）滥用等可以导致肝脂肪变的其他病因。NAFLD 的评估包括定量肝脂肪变和纤维化程度，判断有无代谢和心血管危险因素及并发症，有无肝脏炎症损伤以及是否合并其他原因的肝病。

目前诊断 NAFLD 主要以中华医学会肝病学分会脂肪肝和酒精性肝病学组制定的《非酒精性脂肪性肝病防治指南（2018 更新版）》为临床诊断标准。临床明确 NAFLD 的诊断需符合以下 3 个条件：①不饮酒或无过量饮酒史（男性饮酒折合乙醇量小于 30g/d，女性小于 20g/d）；②未应用胺碘酮、氨甲蝶呤、他莫昔芬、糖皮质激素等药物，并排除基因 3 型丙型肝炎病毒（HCV）感染、肝豆状核变性、自身免疫性肝炎、全胃肠外营养、乏 β 脂蛋白血症、先天性脂质萎缩症、乳糜泻等可以导致脂肪肝的特定疾病；③肝活检组织学改变符合脂肪性肝病的病理学诊断标准。

鉴于肝组织学诊断难以获得，NAFLD 的工作定义为：肝脏影像学表现符合弥漫性脂肪肝的诊断标准且无其他原因可供解释和（或）有 MetS 的患者出现不明原因的血清 ALT 和（或）天冬氨酸转氨酶（AST）、GGT 持续增高半年以上。减肥和改善胰岛素抵抗（IR）后，异常酶谱和影像学脂肪肝改善甚至恢复正常者，可明确 NAFLD 的诊断。

主管医师在确定治疗方案及药物处方后，如评估该患者适合纳入慢病管理门诊，进行疾病管理，于是就将其推荐至专科慢病管理中心。将患者纳入慢病管理的目的是：规范该患者的临床诊疗、慢病管理与随访程序，提高防控成效。

第二节 建 档

患者至慢病管理中心后，由慢病管理专职护士为患者建立个人档案。建档之前，专职人员必须了解 NAFLD 的总体概况及危险因素或诱因、国内外研究进展，以便有的放矢地进行个体资料的收集与建档工作。

NAFLD 的危险或易感因素的研究如下：富含饱和脂肪酸和果糖的高热量膳食，以及久坐少动的生活方式，是 NAFLD 的危险因素。NAFLD 的患病率变化与肥胖症、T2DM 和 MetS 的流行趋势相平行。瘦人 NAFLD 通常有近期体质量和腰围增加的病史。此外，高尿酸血症、红细胞增多症、甲状腺功能减退、垂体功能减退、睡眠呼吸暂停综合征、多囊卵巢综合征也是 NAFLD 发生和发展的独立危险因素。

明确上述疾病知识后，慢病管理专职护士可以有意识、有目的地进行个体资料收集，选择相应量表进行个体状态评估，并进行建档。

档案内容不仅要记录患者的生命体征以及自身所经历的与健康相关的行为和事件，如既往病史及诊断治疗情况、家族病史、历次体检结果及个人的生理、心理、社会、文化、生活习惯等信息，而且还可通过量表等方式对患者当前的个体状态进行评估，如采用生活质量量表、体质量表、焦虑或抑郁量表、运动相关量表等。此外，建档还包括记录患者当前的个人需求，如对某些症状的调整需求，要求给予适合其工作方式的运动、饮食指导等。

第三节 健康风险分析与评估

健康风险分析与评估部分由慢病专职医师完成。在充分获得患者的治疗资料、建档信息后，慢病专职医师将患者的疾病情况及生活方式等因素转化为可测量的指标，预测患者在未来一定时间内发生疾病或死亡的危险，同时估计降低患者潜在危险的可能性，并将信息反馈给患者。反馈信息主要包括：

1. 治疗目标

鉴于 NAFLD 是肥胖和 MetS 累及肝脏的表现，大多数患者肝组织学改变处于单纯性脂肪肝阶段，治疗 NAFLD 的首要目标是减肥和改善 IR，预防和治疗 MetS、T2DM 及其相关并发症，从而减轻疾病负担、改善患者生活质量并延长寿命。次要目标为减少肝脏脂肪沉积，避免因附加打击而导致非酒精性脂肪性肝炎（NASH）和慢加急性肝功能衰竭；对于 NASH 和脂肪性肝纤维化患者，还需要阻止肝病进展，减少肝硬化、HCC 及其并发症的发生。

2. 治疗药物及获益与风险

（1）抗氧化剂和保肝药 氧化应激反应（OS）是 NAFLD 向 NASH 转化过程中最重要因素。因此，提高抗氧化能力对保护肝细胞、延缓病情进展有着重要的意义。抗氧化剂分为内、外源性两种。内源性抗氧化剂主要有过氧化氢酶、超氧化物歧化酶以及谷胱甘肽抗氧化酶。还原性谷胱甘肽（glutathione，GSH）作为临床常用的外源性抗氧化剂，由于具有较好的治疗效果而得到广泛的认可。GSH 提供的活性巯基与自由基结合后，会加速自由基的代谢，减少肝组织内过氧化物的形成。但是，至今尚无公认的保肝药物可推荐用于 NASH 的常规治疗，双环醇、水飞蓟宾、多烯磷脂酰胆碱、甘草酸制剂、维生素 E 等对 NASH 的治疗效果均有待进一步临床研究证实。

（2）减肥药 在肥胖人群当中，发生 NAFLD 是由于过多的脂类物质蓄积在机体各部位。患者可选择减肥药治疗，如奥利司他（orlistat）和西布曲明（sibutramine），促进脂肪代谢，改善 NAFLD 症状。

（3）胰岛素增敏剂　因为 NAFLD 患者肝内存在 IR，因此，可通过胰岛素增敏剂来治疗此病。胰岛素增敏剂促进胰岛素与其受体结合，加快外周组织对葡萄糖的摄取，改善 IR。临床常用的有盐酸二甲双胍类和噻唑烷二酮类。

（4）其他治疗方法　在进行药物治疗和其他方法治疗之后，如果患者的病情没有得到缓解，可以考虑采用减肥手术进行治疗。如进行可调节式胃捆扎术来减少患者对脂类物质的摄入，进而缓解 NAFLD 症状。

3. 中医治疗脂肪肝的特色及优势

在中医学理论中，脂肪肝属于"肝癖病"范畴。针对脂肪肝，中医学不仅有重视预防的理论，而且还有许多行之有效的养生保健方法和技术以及调治的药物。

（1）重视预防　由于脂肪肝的致病因素较多，且大多数脂肪肝早期症状不明显，难以察觉，因此，预防观念很重要。从中医学角度而言，借助现代医学的有关检测方法和技术以明确诊断，定期评估患者的体质偏颇状态进行调整，并针对不同的致病因素及临床症状进行辨证论治，可以起到早发现、早治疗的效果。广东省中医院肝病科慢病管理中心自 2012 年成立以来，坚持中医"治未病"理念，应用症状评估、体质辨识等手段对患者进行诊断，并应用个体化中医调养方案进行调整，从情志、饮食、起居、运动导引等方面指导患者进行自我管理，起到了良好的防治效果。

（2）顺时养生　脂肪肝是与生活方式密切相关的疾病之一。在常规药物治疗的基础上，结合中医学"天人合一、顺应四时"重要思想，顺从外界时间和气候的变化，如顺春夏秋冬四时、顺二十四节气、顺一日阴阳气变化规律，相应地调整生活方式，使自身状态与外界环境更加和谐，也可起到调理全身、改善肝脏局部病变的作用。广东省中医院肝病科池晓玲教授作为二十四节气知识的推广大使，在她的脂肪肝欲病门诊，经常耐心地指导患者顺着节气调养自己，将顺时养生的理念贯穿于患者的生活细节中。这种预防方式在日常生活的细微处下功夫，实施起来简便、高效，源于生活，却高于生活，能够使患者坚持执行并获得良好效果。在改善脂肪肝的程度，特别是降低反跳概率方面有特殊优势。

（3）**药膳食疗** 影响健康的饮食方案自古有之。早在《黄帝内经》中便提出了"五谷为养，五果为助，五畜为益，五菜为充，气味合而服之，以补益精气"的饮食养生原则。根据中医"药食同源""阴阳平衡"的理论，在中医"辨证配膳"理论指导下，由药物、食物和调料三者精制而成的一种既有药物功效，又有食品美味，用以防治脂肪肝的特殊食品——脂肪肝药膳，正越来越受欢迎。药膳食疗可有效地补充体内缺乏的营养物质，促进人体内环境的相对平衡，达到调节代谢、改善脂肪累积的效果，既能满足人们对美味的追求，又具有显著疗效，且具有无毒副作用的特点，更易为脂肪肝患者所接受。广东省中医院肝病科"正本清源呵护肝脏"微信公众号通过定期推送"本草食疗""五形人药膳""脂肪肝食疗方"等有针对性的科普文章，将有效的脂肪肝药膳食疗方呈现给群众，深受大家好评。

（4）**内治疗法** 是以药物内服为主要手段的治疗方法，有调整脏腑阴阳、扶正祛邪的作用。对脂肪肝的治疗主要以中药汤剂、丸剂、散剂等不同剂型内服为主。内治疗法发挥了中医辨证为主、辨病为辅，相互结合的优势，如汤剂内服，一方面治疗患者当前最需要解决的不适症状，另一方面又能起到促进脂肪肝逆转的效果。而丸剂及散剂则发挥中医学对慢性疾病"守方徐图"的治疗理念，使用时方便、持久。广东省中医院肝病科脂肪肝协定方"脂肝合剂"及中成药"疏肝降脂片"，在临床应用多年，疗效显著，深受患者称赞。

（5）**外治疗法** 外治疗法是在中医辨证与辨病的基础上，合理选择外治器具及中药，通过肌肤、孔窍施治，深入腠理，通经贯络，以达到调整脏腑阴阳气血的效果。如针灸疗法，通过选择合适穴位，施以针刺、艾灸来疏通肝脏气机、改善瘀血状态，促进肝细胞脂肪的转化与排泄。结肠水疗应用中药煎剂作为透析液，通过结肠灌注治疗机在结肠腔内建立起有效的透析治疗系统，利用结肠自身潜在的吸收和排泄功能，清除肠腔内和肠黏膜上的有害代谢产物和毒素，起到祛湿泄浊、活血消脂的作用。穴位注射疗法通过药物治疗和刺激体表穴位的双重作用，调节脏腑的生理机能，达到清除肝内积聚的脂肪、恢复肝脏功能之效果。而中药足浴是将具有治疗作用的中药煎汤，在适当温度下让药液与脚接触，配合足底按摩刺激，以促进气血运行，发挥活血化瘀、祛湿消脂的功效，还可加强全身血液循环，排出体内毒素，促进脂肪代谢，使人体保持血脂代谢平衡状态。

（6）导引锻炼　导引术是中医养生的极为重要的一部分。庄子曰："吹呴呼吸，吐故纳新，熊经鸟伸，为寿而已。此道引之士，养形之人，彭祖寿考者之所好也。"说明练习导引可以达到改善形体、延长寿命、提高生活质量的作用。中医学认为，由于导引锻炼需要全身器官协调配合，因此，长期练习有利于疏通经络、调节脏腑机能，从而提高体质，具有祛病之功效。对脂肪肝患者而言，选择合适的导引方案，如定期锻炼八段锦、五禽戏、广东省中医院肝病科二十四节气导引等，可以起到增强代谢、减轻体重、调肝消脂的效果。

4. 预后及并发症

NAFLD 患者随访 10 ～ 20 年，肝硬化发生率仅为 0.6% ～ 3%，而 NASH 患者 10 ～ 15 年内肝硬化发生率高达 15% ～ 25%。合并 MetS 和（或）血清 ALT 持续增高的 NAFLD 患者，肝组织学分型更有可能是 NASH。大约 40.8% 的 NASH 患者发生肝纤维化进展，平均每年进展 0.09 等级。

NAFLD 相关肝硬化和 HCC 通常发生于老年患者，年龄 > 50 岁，$BMI > 30kg/m^2$，高血压病、T2DM、MetS 是 NASH 患者发生肝纤维化和肝硬化的危险因素。在普通人群中，无论是血清 ALT 和 GGT 增高，还是 B 型超声诊断的 NAFLD，都显著增加 MetS 和 T2DM 的发病率。NAFLD 患者随访 5 ～ 10 年，T2DM 风险增加 1.86 倍，MetS 发病风险增加 3.22 倍，心血管事件发病风险增加 1.64 倍。与对照人群相比，NAFLD 患者全因死亡率显著增高，主要死因是心血管疾病和肝外恶性肿瘤，NASH 患者肝病死亡排名第三。有效控制 MetS 组分及其他传统心血管疾病危险因素，NAFLD 患者的冠心病发病率仍然显著增加。肝移植术后，冠心病风险仍持续存在并成为影响患者预后的重要因素。与无脂肪肝的对照人群相比，女性 NAFLD 患者的冠心病和脑卒中的发病率显著增高且起病年龄提前。

尽管 NAFLD 与动脉硬化性心脑血管疾病的高发密切相关，但是并存的脂肪肝可能并不影响冠心病和脑梗死患者的预后。此外，NAFLD 特别是 NASH，还与骨质疏松、慢性肾脏疾病、结直肠肿瘤、乳腺癌等慢病的高发密切相关。IR 增高的（瘦人）NAFLD 和 NASH 同样面临代谢、心血管危险因素和肝病进展的风险。

第四节　确定慢病管理目标

向患者详细介绍上述资料后，还应介绍目前国内外对本病的治疗效果，进一步确定慢病管理目标。

1. 国外的疗效水平

根据美国肝脏疾病研究协会指南的减肥目标，一般为减轻目前体重的 5% ～ 10%。体重减轻 3% ～ 5%，可以改善肝脏脂肪变性；体重减轻超过 7% 或 9%，患者肝脏脂肪变性、小叶炎症、气球样变和活动评分均可改善。

2. 本专科的疗效水平

专科关于 NAFLD 的诊疗方案如饮食治疗方案、药膳方案、运动治疗方案等已纳入国家"十一五"重点专科临床诊疗方案及临床路径，在全国 35 家重点专科中推广应用，验证结果表明，本方案的疗效达到 90% 以上，有效降低非酒精性脂肪性肝炎患者血清 ALT、AST 的复发率，促进甘油三酯（TG）、总胆固醇（TCH）的恢复。

3. 确定该患者慢病管理目标

管理目标确定为：①主要疗效指标：肝组织病理分度评分或 MR 脂肪分度、体重；②次要疗效指标：甘油三酯、总胆固醇、血糖、糖化血红蛋白、胰岛素、尿糖、谷丙转氨酶、谷草转氨酶、谷氨酰转肽酶、FibroScan 测定值。

第五节　管理计划

与患者签署慢病管理知情同意书后，向其介绍管理计划。

1. 确定管理随访流程

管理随访流程具体如图 11-1。

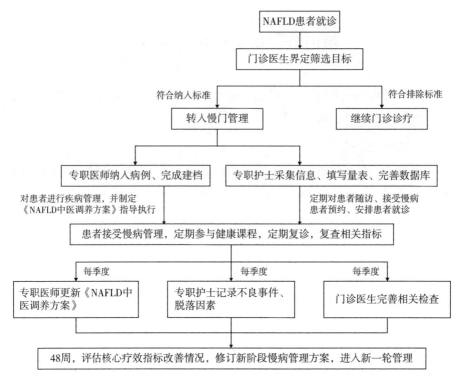

图 11-1　管理随访流程

2. 确定管理随访表

管理随访表如表 11-1。

表 11-1　管理随访表

项目	0周	12周	24周	36周	48周	60周	72周	84周	96周
知情同意	√								
建档	√								
是否挂号	√	√	√	√	√	√	√	√	√
是否就诊	√	√	√	√	√	√	√	√	√
体重测量	√	√	√	√	√	√	√	√	√
肝功能	√	√	√	√	√	√	√	√	√
肾功能	√	√	√	√	√	√	√	√	√
尿酸	√	√	√	√	√	√	√	√	√

续表

项目	0周	12周	24周	36周	48周	60周	72周	84周	96周
血脂	√	√	√	√	√	√	√	√	√
血糖	√	√	√	√	√	√	√	√	√
胰岛素	√	√	√	√	√	√	√	√	√
尿糖	√	√	√	√	√	√	√	√	√
肝纤 4 项	√		√		√		√		√
AFP 定量	√		√		√		√		√
全血分析	√		√		√		√		√
糖化血红蛋白	√		√		√		√		√
腹部 B 超	√		√		√		√		√
FibroScan	√	√	√	√	√	√	√	√	√
肝组织病理分度评分或 MR 脂肪分度	√				√				√
健康调养方案	√	√	√	√	√	√	√	√	√
随访	√	√	√	√	√	√	√	√	√

第六节　制订管理方案及宣教

慢病管理专职医师将收集到的患者所有资料进行分析，从将病人置于天地之间的视角进行辨析，综合评估，汇总整理，判断疾病的发生、发展与变化趋势，提出治疗方案，从情志疏导、药膳食疗、起居养生、经穴刺激、运动导引等不同角度进行技术指导，并重点指导患者掌握必要的医学知识和技巧，纠正不良情绪和情感活动，主动消除心理障碍，以建立良好的生活方式，有效治疗疾病。

具体内容和方法，由慢病门诊专职医师指导患者进行具体操作。

第七节 随 访

　　随访是对患者在健康管理过程中的身体变化进行及时关注和观察，以便随时掌握其健康状况的变化，为有效地实施健康管理提供健康数据，并据此调整健康干预方案，达到良好的健康干预效果。患者开始执行管理方案后，慢病门诊专职护士定期对患者进行随访，确定患者按照医嘱正确服药，定期复查相关检查，并回答患者的疑问，修正患者错误的执行方法，必要时结合"中医话疗"手段对其进行情志疏导，详细填写《慢病门诊随访表》。次季度，患者再次回到慢病门诊进行综合评估，并获取新的管理方案。四个季度为一周期。随访周期也可灵活设定，如季度随访、每月随访、节气随访等。随访内容前文有叙述。

第十二章　中医特色慢病管理范例

以中医特色慢病管理基本理论为基础，以"预测—预防—治疗—康复—养生—随访"等富有中医特色的慢病管理为手段，以具体的慢性肝病病例为示范，制订常见慢性肝病的中医特色管理规范。

第一节　慢性乙型肝炎

慢性乙型肝炎是由于感染乙型肝炎病毒（HBV）引起的。乙型肝炎患者和 HBV 携带者是本病的主要传染源。HBV 可通过母婴、血液和血液制品、破损的皮肤黏膜及性接触传播。感染 HBV 后，受病毒因素、宿主因素、环境因素等的影响，会出现不同的临床类型，导致其发展为慢性乙型肝炎。慢性乙型肝炎的发病机制较为复杂，迄今尚未完全阐明。大量研究表明，HBV 不直接杀伤肝细胞，其引起的免疫应答是肝细胞损伤及炎症发生的主要机制，而炎症反复存在是慢性乙型肝炎患者进展为肝硬化甚至肝癌的重要因素。由于普遍接种乙型肝炎疫苗导致急性 HBV 感染明显减少，以及感染 HBV 人口的老龄化，再加上抗病毒治疗的广泛应用，近年来 HBeAg 阴性的慢性乙型肝炎患者所占比例上升。

目前，临床诊断慢性乙型病毒性肝炎的标准为：既往有乙型肝炎病史或 HBsAg 阳性超过 6 个月，现 HBsAg 和（或）HBV DNA 仍为阳性者，可诊断为慢性 HBV 感染。根据 HBV 感染者的血清学、病毒学、生物化学试验及其他临床和辅助检查结果，可将慢性 HBV 感染分为：慢性 HBV 携带者、HBeAg 阳性慢性乙型肝炎、HBeAg 阴性慢性乙型肝炎、非活动性 HBsAg 携带者（inactive HBsAg carrier）、隐匿性慢性乙型肝炎、乙型肝炎肝硬化。治疗目标为：最大限度地长期抑制 HBV 复制，减轻肝细胞炎性坏死及肝纤维化，达到延缓和减少肝功能衰竭、肝硬化失代偿、HCC 及其他并发症的发生，从而改善生活质量和延长生存时间。在治疗过程中，对于部分适合的患者，应尽可能追求慢性乙肝的临床治愈，即停止治疗后持续的病毒学应答，HBsAg 消失，并伴有 ALT 复常和肝脏组织学的改善。理想的终点为：HBeAg 阳性或 HBeAg 阴性患者，停药后获得持久的 HBsAg 消失，可伴或不伴 HBsAg 血清学转换。

目前现代医学的治疗方案主要是根据慢性乙肝病人的具体情况，针对性用药。如针对乙型肝炎病毒复制明显的病人，用抗病毒药物；针对有免疫功能紊乱的病人，用调整免疫功能的药物；针对有肝细胞损伤的病人，用保护肝细胞的药物；针对有肝脏微循环障碍的病人，用改善微循环的药物等。

通过中医辨证论治，可改善慢性乙肝病人的临床症状，增强其体质，提高抗病能力，促进人体免疫系统清除病毒，促进疾病恢复。

根据其临床特点，慢性乙型病毒性肝炎归属于中医学的胁痛、黄疸、积聚、臌胀、虚劳等疾病范畴。有关慢性肝炎的中医学病因虽众说不一，但是目前毒邪致病论是重要的病因理论。毒邪作为致病因素，常被分为两类：一是外来毒邪，简称"外毒"，包括六淫郁久化火成毒和疫疠之毒，如现代医学所说的致病微生物（病毒、细菌）及各种污染物等；二是内生毒邪，简称"内毒"，系由于脏腑功能失常和气血运行障碍，导致体内的代谢产物不能及时排出体外，蓄积过多，损害机体而转变为"内毒"。

中医学认为，慢性乙型肝炎的发生、发展过程，是正邪相争的过程。"正"系指人体正气，"邪"代表致病之因，"正"不胜"邪"则病久不愈。"正气存内，邪不可干""邪之所凑，其气必虚"。正邪相争日久，则机体脏腑俱虚，不能胜邪，所以形成正虚邪实之病机。而病机常有如下不同：①湿热：病初感受湿热之邪，由于失治、误治而导致余邪未尽；也有因为病久伤脾，湿久化热；还有反复感受湿热之邪者，例如慢性肝炎在长夏季节，再感受湿热之邪而复发。临床上有湿邪或湿热之邪弥散三焦证候。②气滞血瘀：情志的舒畅、气机的通调、脾脏的运化、血液的化生均与肝的疏泄功能密切相关。病久必郁，病久必瘀，所以气滞血瘀是慢性肝炎常见的病机。③脾虚：病久必虚，所以脾虚为慢性肝炎的主要病机。脾虚可由肝郁所致，亦可因湿邪困脾日久而导致脾之运化失调，或因久用苦寒之药而伤脾所致。④肝肾阴虚：肝肾同源，肝藏血，肝郁则血瘀，瘀久暗伤营血，营血既伤，必致肾阴不足，导致肝肾阴虚；或久用苦寒之品，苦能伤阴化燥，亦可导致肝肾阴虚。⑤血瘀血热：血瘀日久化热，故血瘀血热是慢性肝炎，特别是中、重型的主要病机。

应用中药治疗乙型肝炎有以下方法：

第一、传统辨证论治。应用传统中医辨证方法（宏观辨证），即运用望闻问切手段和中医理论进行归纳分析，"司外揣内"，强调"探微求索""防微杜渐"，追求辨证的精细入微。这种方法有利于临床辨证分型，有针对性地治疗特殊证型和特殊症状。

第二、宏观辨证与微观辨证相结合。即根据现代医学对慢性肝炎的发病机理的认识以及各种生化、免疫、病毒学指标，结合中医宏观辨证，按照证型选药施治。

因为慢性乙型肝炎常具有难以根治的特点，为患者进行慢病管理方案设计时，必须兼顾运气、环境、疾病、体质、症状等，即"多位一体"理念，使患者既能够改善病情，又能保证一定生活质量。

以下是为一位慢性乙型肝炎患者设计的2017年夏季的慢病管理方案范例。

患者姚某，男，33岁，2017年5月4日因"乏力3年，加重伴腹胀1周"入院。

【现病史】患者3年前体检发现乙肝表面抗原阳性，肝功能正常，仅感乏力，未做诊治。入院前一周，疲劳乏力加重，且感腹胀，呈进行性加重，无身目黄或尿黄，无呕血，无黑便，无腹泻，无发热。

【现症】乏力，少许怕冷，时有喷嚏，腹胀明显，纳差，睡眠一般，二便调。

【既往史】否认食物、药物及其他过敏史。

【**个人史及家族史**】适龄结婚，育有 1 子 2 女，家人体健。

【**体格检查**】T 36.8℃，P 83 次 / 分，R 18 次 / 分，BP 127/70mmHg，BMI：22.6kg/m²。神清，精神疲乏。睑结膜无苍白，巩膜无黄染。双肺呼吸音清，未闻及干湿啰音。心率 83 次 / 分，心律齐，未闻及病理性杂音。腹部平坦，呼吸运动正常，无脐疝、腹壁静脉曲张，无皮疹、色素沉着，未见胃肠型及蠕动波。腹壁柔软，无压痛、反跳痛、肌紧张，未触及包块。肝脏、脾脏肋下未触及。肠鸣音正常，未闻及血管杂音。舌黯淡，边尖齿痕，苔薄白腻，脉弦细，重按无力。

【**辅助检查**】入院后进一步完善检查。生化检查：ALT 770.5U/L、AST 536U/L、TBIL 23.5μmol/L、TC 1.78mmol/L。血常规、肾功能、血电解质、凝血功能：正常。AFP 141.9IU/mL。两对半试验：HBsAg 阳性、HBeAb 阳性、HBsAb 阳性。HBV DNA 定量 1.23×10^6 IU/mL。腹部彩超：肝胆脾胰未见明显异常声像。

【**诊断**】西医诊断：慢性重度乙型病毒性肝炎；中医诊断：肝着病（肝郁脾虚证）。

【**治疗**】护肝、抗病毒治疗为主，配合中医外治与内服，并为患者完善体质辨证为"气虚质"，制订夏季慢病管理调养方案。患者配合良好，1 周后复查血生化检查为正常，遂出院继续调理。

【**中医特色慢病管理方案**】详见附录五。

第二节　肝硬化

肝硬化是一种常见的慢性肝病，由一种或多种病因长期或反复作用，引起肝细胞发生弥漫性变性、坏死、再生和再生结节以及纤维组织增生、纤维隔形成等改变，终致正常肝小叶结构破坏，血管改建和假小叶形成，使肝脏逐渐变形、变硬而形成肝硬化。早期（代偿期）可无明显症状，或仅表现为肝区痛、食纳差、腹胀、便溏、乏力等一般慢性肝病的症状；晚期（失代偿期）则以肝功能损害及门静脉高压（脾脏明显增大、脾功能亢进、腹水、食管下端及胃底静脉曲张等）为主要表现，并常出现严重并发症。

目前一般认为肝硬化由以下病因诱发：

1. 病毒性肝炎。乙型及丙型病毒性肝炎可以发展成肝硬化，称为病毒性肝炎后肝硬化。

2. 慢性血吸虫病。该病可导致肝汇管区结缔组织增生，常引起显著的门脉高压症。

3. 酒精中毒。酗酒引起的肝硬化，称为酒精性肝硬化。

4. 化学毒物或药物。长期反复接触四氯化碳、磷、砷等化学毒物，或长期服用某些药物如双醋酚汀、辛可芬、甲基多巴等，可引起中毒性肝炎，最后演变为肝硬化，称为中毒性肝硬化。

5. 长期肝外胆管阻塞或肝内胆汁淤积时，高浓度的胆酸特别是双氢胆酸可使肝细胞发生变性、坏死及纤维化，从而发展为肝硬化，称为胆汁性肝硬化。

6. 循环障碍。慢性心功能不全、缩窄性心包炎、下腔静脉阻塞等肝以上部位的心血管病变，会使肝静脉回流受阻，肝脏长期阻塞性充血及缺氧，导致肝细胞坏死和萎缩、纤维组织增生，最终演变为肝硬化，称为淤血性肝硬化；由心脏病引起者，称为心源性肝硬化。

7. 营养不良或失调。它作为肝硬化的病因，尚有争议。

8.由于遗传缺陷，导致某些物质的代谢障碍而沉积于肝脏，引起肝细胞变性坏死及结缔组织增生，发展为肝硬化。

肝硬化一般的治疗方案是综合性的。首先针对病因进行治疗，如酒精性肝硬化患者必须戒酒，乙型肝炎病毒复制活跃者必须行抗病毒治疗，忌用对肝脏有损害的药物。其次，对于晚期患者，主要针对并发症进行治疗。在治疗过程中，需要伴随着休息、活动、饮食、心理等方面的一系列健康宣教，以及疾病管理建议和防治措施。

中医学将本病归属于"积聚""臌胀"等范畴。认为本病常由黄疸日久、感染蛊毒、饮食不节、嗜酒过度等原因引起。其发病机理，在代偿期与肝脾两脏关系密切。肝主疏泄，在上述病因作用下，肝失疏泄，导致肝郁气滞，气滞则血瘀，日久引起癥积（脾大）；或由于湿热内蕴，损伤肝脾，或由于肝气横犯脾胃，均可引起肝脾不和或肝胃不和诸证。病初以实证为主，稍久则每多虚实相兼。该病的失代偿期与肝脾肾三脏关系密切。肝脾病久，一则可损伤肝阴，引起肝阴虚或肝血不足，而由于肝肾同源，每导致肝肾阴虚；二则脾虚日甚，脾失健运，而致水湿内停，初则仅下肢水肿，久则脾病及肾，肾气或肾阳亦虚，无以化水，水湿内停更甚，终致形成水臌，属本虚标实。湿郁化热或原有湿热病邪，湿热交蒸，发为阳黄或使原有黄疸加重，日久可转为阴黄。脾气虚弱，统血无权，兼之或瘀热，或阴虚火旺，则灼伤血络或血热妄行，均可导致各种出血。病久肝肾阴虚日甚，阴不制阳或血虚生风，肝风内动，则可见扑翼样震颤等症状出现。脾肾阳虚日重，湿浊之邪阻遏三焦，上蒙清窍，或肝郁化火，或阴虚生热，或湿郁化热，火热煎熬津液成痰，痰热扰心或邪入心包，均可致谵语、神昏等症。

肝硬化常见证候如下：

1. 肝气郁结证

胁肋胀痛或窜痛，急躁易怒，纳差，或食后脘腹胀满，恶心嗳气，脉弦，舌质淡红，苔薄白或薄黄。治法以疏肝理气，方药常用逍遥散加减。

2. 脾虚湿盛证

纳差，或食后脘腹胀满，便溏或黏滞不畅，恶心或呕吐，口淡不欲饮，气短，乏力，面色萎黄，下肢水肿，脉沉细或细弱，舌质淡胖多齿痕，苔白腻。治法以健脾益气化湿，方药常以参苓白术散加减。

3. 湿热内蕴证

身目发黄，胁肋疼痛，脘闷纳呆，恶心呕吐，倦怠无力，小便黄赤，大便秘结或溏，脉弦滑或滑数，舌红，苔黄腻。治法以清热利湿退黄，方药多选茵陈五苓散加减。

4. 肝肾阴虚证

胁肋隐痛，劳累加重，两眼干涩，腰酸腿软，手足心热，或有低烧，口干咽燥，脉弦细或细数，舌红少苔。治法以滋养肝肾，方药选一贯煎加减。

5. 脾肾阳虚证

脘腹胀大，如囊裹水，状如蛙腹，脘闷纳呆，便溏或五更泄泻，小便不利，腰腿酸软，阳痿，形寒肢冷，下肢水肿，脉沉细，舌质淡胖，苔白滑。治法以温补脾肾，化湿利水。方药选金匮肾气丸方加减。

6. 肝血瘀证

胁痛如刺，痛处不移，或胁肋久痛，肋下癥块，朱砂掌或蜘蛛痣色黯，或腹壁青筋暴露，脸色晦黯，脉弦或涩，舌质紫黯或有瘀斑。治法以活血化瘀，方药选桃红四物汤加减。

对肝硬化进行中医慢病管理方案设计，依然需要照顾到运气、环境、疾病、体质、症状等，体现"多位一体"理念，尤其需要关注患者的营养状况，因为营养不良，极易诱发腹水或肝性脑病等并发症。

以下是为一位肝硬化患者设计的 2018 年秋季的慢病管理方案范例。

关某，男，63 岁，2018 年 8 月因"肝硬化 4 年，双下肢水肿 2 月"入院。

【现病史】患者 2014 年体检发现血小板降低（$30×10^9$/L），HBsAg（＋），上腹部 CT 提示肝硬化影像改变。外院门诊诊断为"乙型肝炎后肝硬化"，予恩替卡韦抗病毒治疗。2 个月前出现双下肢渐进性水肿，抬腿及行走困难。尿量约 1000mL/d，尿中无泡沫，无发热、腹胀、腹泻。1 月前于外院就诊，服中药、输注白蛋白 40g 后，尿量增至每日 2000～2500mL，双下肢水肿反复，遂来我院就诊。

【现症】口干燥，心烦，心悸，皮肤干燥瘙痒，时有下肢抽搐，食纳一般，眠极差，大便干，2 日 1 行，小便黄。

【既往史】数十年前曾患肝炎（具体不详）。社交性饮酒 20 年。

【体格检查】T 36.5℃，P 89 次 / 分，R 19 次 / 分，BP 120/65 mmHg。发育正常，营养不良。肝掌（+），颈前、胸前可见蜘蛛痣 10 余枚。主动脉瓣听诊区闻及 2 级收缩期杂音。腹部膨隆，软，无压痛，脾大，甲乙线 10 cm，甲丙线 15 cm，丁戊线 +2 cm，质硬，肝未触及，移动性浊音（+）。双下肢中度可凹性水肿。双下肢肌张力增高，肌力下降，感觉无异常。舌紫黯，无苔，舌下络脉迂曲。

【辅助检查】入院后进一步完善其他检查：血常规：WBC 2.5×10^9/L，Hb 131g/L，PLT 43×10^9/L。生化：白蛋白（ALB）2.63 g/dL，ALT50 U/L，AST 82 U/L，白 / 球蛋白比 0.8，总胆汁酸（TBA）139.9 μmol/L。血氨：98μmol/L。凝血：凝血酶原时间（PT）16.9 s，国际标化比（INR）1.55 R，部分凝血酶原时间（APTT）37s，纤维蛋白原 132.5 mg/dL。HBV DNA 1.0×10^5 copy/mL；HCV–Ab（–）。甲胎蛋白（AFP）6.25 ng/mL。电子胃镜：中度食管静脉曲张。腹部 CT：肝硬化，脾大，门脉高压，腹水。

【诊断】西医诊断：1. 肝炎后肝硬化失代偿期，2. 慢性乙型病毒性肝炎，3. 食管静脉曲张（中度）；中医诊断：臌胀（肝肾阴虚）。

【治疗】入院后予抗病毒、补充白蛋白、改善凝血、利尿、抗肝纤维化等治疗，配合中药内服与中医外治，后病情稳定，患者症状及血清学指标好转。出院前完善中医体质辨识，为阴虚质兼有湿热质倾向，予制订个体化中医特色慢病管理方案，详细指导自我管理，择期出院。

【中医特色慢病管理方案】详见附录六。

第三节 非酒精性脂肪肝

脂肪肝是指由于各种原因引起的肝细胞内脂肪堆积过多的病变，其中最常见的一种就是非酒精性脂肪肝。随着现代社会人们生活水平的提高，饮食结构和生活行为方式的改变，脂肪肝的发病率明显上升。非酒精性脂肪肝病是一种无过量饮酒史，以肝实质细胞脂肪变性和脂肪贮积为特征的临床病理综合征。它可引起脂肪性肝炎、肝纤维化、肝硬化、肝功能衰竭等病变，与胰岛素抵抗、2 型糖尿病、动脉硬化性心脑血管疾病关系密切。

目前认为脂肪肝的形成与以下因素有关：

1.肥胖　肝内脂肪堆积的程度与体重系数成正比。肥胖人的体重得到控制后，其脂肪浸润亦减少或消失。

2.酒精　长期嗜酒者肝穿刺活检，75% ～ 95% 有脂肪浸润。

3.快速减肥　禁食、过分节食或其他快速减轻体重的措施，可引起脂肪分解短期内大量增加，消耗肝内谷胱甘肽，使肝内丙二醛和脂质过氧化物大量增加，损伤肝细胞，导致脂肪肝。

4.营养不良　营养不良导致蛋白质缺乏是引起脂肪肝的重要原因，多见于摄食不足或消化障碍，不能合成载脂蛋白，以致甘油三酯积存肝内，形成脂肪肝。

5.糖尿病　糖尿病患者约 50% 可发生脂肪肝，其中以成年患者为多。因为成年后患糖尿病者有 50% ～ 80% 是肥胖者，其血浆胰岛素水平与血浆脂肪酸增高，脂肪肝变既与肥胖程度有关，又与进食脂肪或糖过多有关。

6.药物　某些药物或化学毒物通过抑制蛋白质的合成而致脂肪肝，如四环素、肾上腺皮质激素、嘌呤霉素、环己胺、依米丁以及砷、铅、银、汞等。降脂药也可通过干扰脂蛋白的代谢而形成脂肪肝。

7.妊娠　多在第一胎妊娠 34 ～ 40 周时发病，病情严重，预后不佳，母婴死亡率分别达 80% 与 70%。

8.其他 结核、细菌性肺炎及败血症等感染时也可发生脂肪肝；病毒性肝炎患者若过分限制活动，加上摄入高糖、高热量饮食，肝细胞脂肪易堆积；接受皮质激素治疗后，脂肪肝更容易发生。还有所谓胃肠外高营养性脂肪肝、中毒性脂肪肝，以及遗传性疾病引起的脂肪肝等。

脂肪肝的临床表现多样，轻度脂肪肝多无临床症状，患者常于体检时偶然发现。疲乏感是脂肪肝患者最常见的自觉症状，但与组织学损伤的严重程度无相关性。中、重度脂肪肝有类似慢性肝炎的表现，可有食欲不振、疲倦乏力、恶心、呕吐、肝区或右上腹隐痛等。

对脂肪肝的治疗，首先要找出病因，有的放矢采取措施。如长期大量饮酒者应戒酒。营养过剩、肥胖者应严格控制饮食，使体重恢复正常。有脂肪肝的糖尿病患者应积极有效地控制血糖。营养不良性脂肪肝患者应适当增加营养，特别是蛋白质和维生素的摄入。总之，去除病因才有利于治愈脂肪肝。

其次，调整饮食结构。提倡高蛋白质、高维生素、低糖、低脂肪饮食，不吃或少吃动物性脂肪、甜食（包括含糖饮料）。多吃青菜、水果和富含纤维素的食物，以及高蛋白质的瘦肉、河鱼、豆制品等，不吃零食，睡前不加餐。

第三，适当增加运动，促进体内脂肪消耗。应主要选择有氧运动，比如慢跑、快走、骑自行车、上下楼梯、打羽毛球、跳绳和游泳等。

在药物治疗方面，到目前为止，尚无防治脂肪肝的特效药物。西药常选用保护肝细胞、降脂药物及抗氧化剂等，如维生素 B、C、E，还有卵磷脂、熊去氧胆酸、水飞蓟宾、肌苷、辅酶 A、还原型谷胱甘肽、牛磺酸、乳清酸卡尼汀，以及某些降脂药物等。这些药物只能改善肝功能，但对脂肪肝的改善，目前还无循证学证据。

祖国医学无"脂肪肝"的病名，可将其归属于"胁痛""积聚"等的范畴。多数学者认为，其病因与过食肥甘厚味、饮酒过度、久卧久坐、体丰痰盈、感受湿热毒邪、情志失调、久病体虚等有关。病机方面，一般认为与肝失疏泄，脾失健运，湿热内蕴，痰浊郁结，瘀血阻滞，最终形成湿痰瘀热互结，痹阻肝脏脉络有关。也有人认为其病理基础与痰、湿、瘀、积有关，常因痰湿碍脾，能食而不化，形成食积，且郁滞化热；瘀、积影响气血循行，导致气郁、血瘀，相因成病，胶结难解，形成痰、湿、热、气、血、食六郁之证。总之，本病属本虚标实之证，病位在肝脾肾三脏，虽然虚实兼夹，但以邪实为主。水湿、痰浊、瘀血在脂肪肝的发生、发展过程中起关键作用。

中医一般将本病分为以下几型：

1. 肝胃不和型

症见肝区胀痛，肝脏肿大，脘闷食少，或有恶心、腹胀，舌质淡，苔薄白，脉弦。当以疏肝和胃为治，方用柴胡疏肝散加减。

2. 肝胆湿热型

症见肝区胀痛，肝脏肿大，脘闷食少，口苦口干，或有恶心，大便秘结，小便短赤，舌质红，苔黄腻，脉弦。当以清热利湿为治，方用小柴胡汤合黄连温胆汤加减。

3. 脾虚湿盛型

症见肝区不适，乏力，纳少，餐后腹胀，或伴胸闷、恶心，大便溏，小便清长，舌质淡、边有齿印，脉濡细。当以健脾化湿为治，方用六君子汤合平胃散加减。

4. 无证可辨

对于无明显症状而 B 超或 CT 检查有脂肪肝征象者，常用柴胡、何首乌、决明子、姜黄、郁金、山楂、泽泻、佛手、丹参、枳壳、荷叶等，用适量水煎服或制成丸药应用，多可获效。在中医治疗的同时，控制脂肪、糖类的摄入量，适当补充蛋白质、维生素及其他营养物质，适当运动等，均有助于疾病的恢复。

对脂肪肝进行慢病管理方案设计，重在改善生活起居、饮食及运动习惯，最终起到减轻体重的目的。

以下是为一位脂肪肝患者设计的 2019 年春季的慢病管理方案范例。

周某，女性，53 岁，2019 年 1 月 14 日因"肝区不适 10 余年"来诊。

【现病史】患者于 10 年前无明显诱因自觉肝区不适，偶有轻微疼痛，曾化验肝功能为"正常"，彩超提示"脂肪肝"。近期常伴胃脘胀闷，故来诊。

【现症】乏力，咽中有痰，睡眠打鼾，胃脘胀闷，食纳欠佳，眠可，小便调，大便烂。

【既往史】否认食物、药物及其他过敏史。

【个人史及家族史】适龄结婚，家人体健。

【体格检查】T 36.1℃，P 67 次 / 分，R 17 次 / 分，BP 129/73mmHg，BMI：26.3kg/m^2。体型肥胖，神清，精神可，巩膜无黄染，双肺呼吸音清，未闻及干湿啰音，心率 67 次 / 分，心律齐，未闻及病理性杂音，腹部平坦，呼吸运动正常，无脐疝、腹壁静脉曲张，无皮疹、色素沉着，未见胃肠型及蠕动波。腹壁柔软，无压痛、反跳痛、肌紧张，未触及包块。肝脏、脾脏肋下未触及。肠鸣音偏亢，未闻及血管杂音。舌黯红，苔白腻，脉沉滑。

【辅助检查】生化：ALT 54U/L，GGT 151U/L，CHO 7.34mmol/L，TG 3.98mmol/L；血常规、肾功能、血糖、糖化血红蛋白、AFP、肝纤 4 项：正常；上腹部 CT：中度脂肪肝。

【诊断】西医诊断：脂肪肝（中度）；中医诊断：肝癖病（肝郁脾虚，痰湿内蕴）。

【干预方案】分析患者目前病情，建议患者进行生活方式调整，暂不予药物治疗。患者表示理解并同意，遂予完善中医体质辨识，确定为痰湿质，制订春季慢病管理方案。患者按照方案执行，3 个月后复诊，复查肝功能、血脂均正常，腹部彩超提示：肝脏稍饱满。患者 BMI 变为 23.2kg/m^2，自觉不适症状均消失。予完善夏季中医特色慢病管理方案并继续随访。

【中医特色慢病管理方案】详见附录七。

第四节　自身免疫性肝病

自身免疫性肝病在临床通常包括：自身免疫性肝炎（AIH）、原发性胆汁性肝硬化（PBC）和原发性硬化性胆管炎（PSC）。这三种病均属于自身免疫反应造成的肝损伤，病理改变不同，临床表现亦不尽相同。

AIH表现以肝脏炎症为主，PBC以胆管损害和胆汁淤积为主，而PSC是以肝内外胆管进行性炎症、闭塞和纤维化为主。这三种病可单独存在，也可表现为其中任何两种病的重叠综合征。

在治疗上，西医一般使用免疫抑制剂（激素等）以及利胆和促进肝细胞分泌和排泄胆汁的药物。由于自身免疫性肝病的病情复杂，预后较差，治疗需要长期性，需要一年甚至数年以上，另外长期大量地使用激素，可引起水钠潴留、高血压、骨质疏松等副作用，极大地影响患者的身心健康。

中医文献中虽无自身免疫性肝病的病名和记载，但是根据自身免疫性肝病的临床表现，如倦怠乏力，纳差，上腹部胀满不适，胁肋隐痛，皮肤瘙痒或有目黄、身黄、小便黄等，该病散见于中医的"胁痛""黄疸""郁证""虚劳"等疾病范畴。目前多认为其病因病机包括湿、毒、虚、瘀四大方面。患者素体亏虚，加之外感疫毒、情志失调，导致肝失疏泄，脾失健运，肝肾亏虚，渐至瘀血阻络之证。可涉及脾、胃、肝、胆等多个脏腑。

自身免疫性肝病发病的年龄段具有双峰期（即女性青春期和绝经期）的特点。根据中医理论，青春期肾气未充，绝经期肾气渐衰，所以发病的内因主要为禀赋不足，肾气亏虚，临床多表现为肝肾阴虚证。外因为感受外邪，尤其是风热表邪，风热为阳邪，易耗津伤阴。另外，本病以女性患者居多，女性的特点是多愁善感，易为"七情"所伤，"妇人善怀而多郁"，导致情志不调，肝郁气滞，郁久化热，可进一步加重阴虚的病理变化。阴虚生内热，风热、虚热二热相加，易化为火邪，灼伤肝络，从而造成肝脏损伤。因此，自身免疫性肝病的病机，肝肾禀赋不足是本，风热外邪、肝气郁滞是标，是诱因。内外因相互影响，造成肝脏损伤，导致临床出现诸多证候。

中医一般将本病分为以下证型论治：

1. 肝郁气滞证

症见胸胁胀痛，精神抑郁，嗳气或善太息，饮食减少，多愁多虑，少腹胀痛，大便不爽，妇女可见月经不调，经前乳房胀痛，甚或闭经。舌质淡红，苔薄，脉弦。治以疏肝理气为法，方用柴胡疏肝散加减。

2. 湿热中阻证

症见胁胀脘闷，饮食减少，恶心厌油腻，时欲呕吐，或身目发黄，色泽鲜明，口黏口苦，口渴欲饮或饮而不多，肢体困重，倦怠无力，大便黏滞臭秽，小便黄或色如浓茶，舌苔黄腻，脉弦数或弦滑数。治以清热利湿、和胃化浊为法，方用茵陈蒿汤或甘露消毒丹加减。

3. 脾气虚弱证

症见全身乏力，食欲不振，甚或饮食极差，腹胀午后尤甚，或轻度浮肿，或神疲畏寒，口淡无味，大便不实或溏薄，小便清长，舌质淡胖嫩，苔薄，脉缓无力。治以健脾益气为法，方用四君子汤或平胃散或五苓散加减。

4. 肝肾阴虚证

症见烦热或低热，口干咽燥，头晕耳鸣，右胁隐痛，腰膝酸软，筋惕肉𣊁，双目干涩，失眠多梦，潮热或五心烦热，盗汗，形体消瘦，或见面色黧黑，毛发不荣，龈鼻衄血，肝掌，蜘蛛痣，男子遗精，女子经少甚或闭经，舌体瘦，舌质红绛有裂纹，花剥苔或少苔，或舌光红无苔，脉细数无力。治以滋补肝肾为法，方用一贯煎或六味地黄丸加减。

5. 脾肾阳虚证

症见畏寒，浮肿，精神疲倦，面色㿠白，少腹及腰膝冷痛，食少脘痞，腹胀便溏，或晨泄，完谷不化，甚则滑泄失禁，小便不利或余沥不尽，或尿频失禁，甚则水臌，男子阳痿，女子闭经，或经少色淡，舌淡胖，有齿痕，苔白或腻或滑，脉沉细弱或沉迟无力。治以温补脾肾为法，方用真武汤或附子理中汤加减。

6. 瘀血阻络证

症见面色晦黯，可见面部毛细血管扩张，肝掌，蜘蛛痣，肝脾肿大而质地坚硬，女子停经腹痛，或经水色黯有块，舌质黯或有紫斑，脉沉细涩。治以化瘀通络、软坚散结为法，方用膈下逐瘀汤加减。

此外，可根据中医辨证，选用中药注射液静脉滴注。如脾虚明显者，选用黄芪注射液；瘀血明显者，选用丹参注射液；偏于阴虚或气阴两虚者，选用生脉注射液等。

中医特色外治疗法在本病治疗中有一定优势，治疗中可选用：

1. 中药离子导入

主穴：取期门、章门、支沟、三阴交、足三里、内关、太冲；配穴：肝郁气滞取肝俞；脾虚湿盛取脾俞；肝肾阴虚取肾俞；瘀血阻络取膈俞。每次选用4穴，每天1次，每次20分钟。1周为1个疗程，连续1～2个疗程。

2. 贴敷疗法

（1）辨证属脾虚湿盛证者，选用熟附子、香附、大腹皮、木香等；属肝郁气滞证者，选用柴胡、木香、乌药等中药，研末制成脐饼，贴脐上，配合神灯照射，每次30分钟，每天1次，1周为1个疗程，连续1～2个疗程。

（2）柴胡、枳实、酒白芍、甘草、郁金、延胡索等研末，蜜调，外敷于右胁期门穴，每天1贴，每次4小时，连续3～5天。

3. 穴位注射

选取双足三里（气虚），双血海（血瘀），以黄芪注射液或丹参注射液，每穴2mL，隔天1次，5次为一个疗程。

4. 肝病治疗仪

应用红外信息肝病治疗仪进行生物反馈治疗，每次20分钟，7天为一个疗程。

5. 保留灌肠

应用生大黄、黄芩、白及、紫草、茯苓、薏苡仁、赤芍等，制成水煎剂，保留灌肠，每次 1 ～ 2 小时，每天 1 次，1 周为一个疗程。适用于合并黄疸或糖、脂代谢紊乱的自身免疫性肝病患者。

6. 足浴疗法

选用苏木、川木瓜、当归、五味子等中药，进行水煎剂足疗。上述中药煎取药汁 500mL，加温水至 2500mL，泡足，每次 30 分钟，每天 1 次，1 周为一个疗程，适用于伴失眠症状的自身免疫性肝病患者。

此外，对自身免疫性肝病加强慢病管理具有重要意义，而在进行中医慢病管理方案设计时，必须兼顾运气、环境、疾病、体质、症状等"多位一体"理念，使患者既能够改善病情，又能保证一定的生活质量。

以下是为一位自身免疫性肝炎患者设计的 2020 年春季的慢病管理方案范例。

患者艾某，女性，59 岁，汉族，2020 年 1 月 12 日因"发现转氨酶升高 1 年余，加重伴乏力 6 月"入院。

【现病史】患者 2018 年 9 月体检时发现转氨酶升高，ALT：101U/L，AST：90U/L，未系统诊治。半年前开始无明显诱因出现乏力，劳累后明显，1 月前复查肝酶升高明显（ALT：363U/L，AST：276U/L），胆管酶升高（ALP：194U/L，GGT：69U/L），TBIL 升高并以 DBIL 升高为主，血色素减低（Hb：83g/L），PT%：75.9%。ANA：阳性（1∶320），肝炎病毒性检查均为阴性。腹部 CT：肝硬化可能，门静脉增宽，肝右叶囊肿，胆囊炎。门诊予护肝治疗（具体不详）。5 天前复查肝功能，转氨酶较前减低，胆管酶变化不大（ALT：71U/L，AST：72U/L，ALP：149U/L，GGT：79U/L）。腹部 CT 增强扫描：肝硬化可能，门静脉增宽，肝右叶囊肿，胆囊炎。患者为求进一步诊治而入院。

【现症】乏力，口干口苦，口气秽浊，怕热，心烦，偶有肝区不适，纳眠一般，小便黄，大便每日一次，精神紧张时容易腹泻，发病后体重下降 5kg。

【既往史】发现 2 型糖尿病 3 月余，目前予饮食、运动控制，暂未服药，自诉监测血糖尚正常。否认食物、药物及其他过敏史。

【个人史及家族史】适龄结婚，育有 1 子 1 女，家人体健。

【体格检查】T 36.7℃，P 81 次 / 分，R 17 次 / 分，BP 125/73mmHg，BMI：20.6kg/m²。神清，精神可，睑结膜无苍白，巩膜无黄染，双肺呼吸音清，未闻及干湿啰音，心率 81 次 / 分，心律齐，未闻及病理性杂音，腹部平坦，呼吸运动正常，无脐疝、腹壁静脉曲张，无皮疹、色素沉着，未见胃肠型及蠕动波。腹壁柔软，无压痛、反跳痛、肌紧张，未触及包块。肝脏、脾脏肋下未触及。肠鸣音正常，未闻及血管杂音。舌黯红，边尖瘀斑，苔薄黄腻，脉弦滑。

【辅助检查】入院后进一步完善其他检查。凝血：PT（A）：70.70%。免疫指标：IgG：2740.0mg/dL，ANA 1：320，抗 Sm（+），AMA-M2 均（-）。肝脏病理：小叶结构紊乱，中央静脉扩张，肝窦内可见淋巴细胞浸润。部分中央静脉内皮肿胀、掀起，内皮炎。小叶内及汇管区可见 D-PAS 阳性蜡质样细胞。汇管区中度炎细胞浸润，以淋巴细胞为主，并见少量中性粒细胞。汇管区周边可见中 - 重度界面炎，并见细胆管反应性增生。特殊染色：Masson 及网织染色显示纤维组织增生；Fe（-），Cu（+）；D-PAS 显示肝坏死灶内的蜡质样细胞。免疫组化：CK7、CK19 显示胆管及肝细胞胆管化生，泛素（-），CD38、MUM-1 部分细胞 +，病变符合自身免疫性肝炎改变。

【诊断】西医诊断：1.自身免疫性肝炎，2.肝囊肿，3.胆囊炎，4.2 型糖尿病；中医诊断：虚劳（肝郁脾虚，湿热瘀阻）。

【治疗】予复方甘草酸护肝治疗，并开始予患者泼尼松 30mg/d 治疗，同时补钙、补充 VitD。后患者的症状及血清学指标均好转。出院前完善中医体质辨识，辨为湿热证兼有血瘀质倾向，制订个体化中医特色慢病管理方案，详细指导自我管理，择期出院。

【中医特色慢病管理方案】详见附录八。

第十三章　中医特色慢病管理实践心得

第一节　整体观念与"治未病"理念的应用

在长期进行慢病管理的过程中，特别是在发挥中医特色方面，我们深深体会到，发挥中医特色慢病管理的优势要从中医学的特点谈起，从中医学的根本谈起。中医学的两大特点就是整体观念和辨证论治。整体观念是中国古代唯物论和辩证思想在中医学的体现，反映了中医学关注人体的统一性、完整性及其与自然界的相互关系。它强调人体是一个有机的整体，构成人体的各个部分在结构上不可分割，在功能上相互协调、互为补充。另外，人体与自然界也是密不可分的。自然界的变化随时随刻影响着人类，人类在能动地适应自然和改造自然的过程中维持着正常的生命活动。整体观念贯穿于中医学的生理、病理、诊法、辨证和治疗等各个方面，当然也贯穿在中医慢病管理实践中。

另外，我们也认识到，"治未病"是中医学的重要理念，在慢病管理实践中应彰显其防患于未然的重要价值。弘扬"治未病"理念，继承祖先养生、预防、保健的方法，融汇中外健康管理的成功经验，汲取中西医学各家之长，构建现代人的精神调养与健康生活方式，是实现以人为本、与时俱进、社会和谐、和平发展、身心健康、形神一体的重要举措，也将引领我国乃至全球健康医学的发展。

如今，中医学的核心理念"治未病"已成为趋势。早在 10 年前，把"治未病"纳入公共卫生服务就被国家中医药管理局所倡导，还制定了《"治未病"健康工程实施方案》。在深圳，当地政府相关部门审批中医馆的基本标准中有一项，便是要求设置不少于 3 个中医临床科室，应设置中药房、煎药室和中医"治未病"室。是否设置"治未病"科室，是中医诊所与中医馆的重要区别。

　　只有将整体观念与"治未病"理念应用到慢病管理实践中，才能成为有本之木，才能够更好地发展和实践慢病管理。

第二节　古今优秀中医技术和临床实践经验的融入

慢病管理是协调医疗方和患者方的一个重要途径，它更强调病人自我保健的重要性。慢病管理支撑着医患关系和保健计划，强调运用循证医学和增强个人能力的策略来预防疾病的进展与恶化。应以持续改善个体或群体健康为标准来评估慢病管理在医学、社会和经济方面的效果。因此，必须保证慢病管理方案的有效性和实用性。慢病管理必须包括目标人群识别、循证医学的指导、医生与服务提供者的协调运作、病人自我管理与教育、过程及结果的预测和管理，以及定期的报告和反馈。

一、积累中医慢病管理实践经验

如何积累中医慢病管理实践经验？以 NAFLD 为例，我们做了以下几方面的工作：

1. 完成 NAFLD 的古代文献整理研究

对与 NALFD 相关的古代文献进行整理、挖掘，明确 NALFD 的古代中医证治规律，为优化临床疗效方案提供有力的依据。

2. 完成 NALFD 的中医证候规律的研究

针对不同地区、不同人群的 NALFD 的中医证候进行研究，明确南北 NALFD 的证候差异，提出肝郁脾虚、痰瘀阻络是 NALFD 最常见的中医证型，肝气郁滞、脾虚失运、痰瘀互结是其主要病机。NALFD 好发于肝郁、气虚、痰湿体质人群，郁、虚、痰、瘀贯穿于 NALFD 发生、发展的全过程。

3. 形成疗效确切的协定方与院内制剂

在长期的临床实践中，不断总结与优化 NALFD 的临床诊疗方案，已形成治疗 NAFLD 的确有疗效的协定方与院内制剂（脂肝合剂）。临床观察表明，本品在降低转氨酶、降低 TG 方面具有较好的疗效。

4. 完成运用二十四节气养生方案干预 NALFD 的疗效评价研究

针对 NALFD 人群的特点，运用二十四节气养生方案进行干预。临床研究证明，通过中医养生方案干预，可以更好地规范 NALFD 患者的生活与行为方式。

5. 管治结合的 NAFLD 中医临床治疗方案已完成疗效验证

本专科关于 NAFLD 的诊疗方案，如饮食治疗方案、药膳方案、运动治疗方案等，已纳入国家"十一五"重点专科临床诊疗方案及临床路径，在全国 35 家重点专科中推广应用。应用结果表明，本方案的疗效达到 90% 以上，有效地降低了 NASH 患者血清 ALT、AST 异常的复发率，促进 TG、TCH 的恢复。

6. 初步建立 NALFD 的长期随访队列，形成中医特色的慢病管理模式

在临床上，目前已经初步建立 NAFLD 的长期随访队列，建立了患者的健康档案库，并结合中医特色的慢病管理与中医养生方案，进行长期随访与长期的生活行为方式干预，形成中医特色的慢病管理模式。

二、中医特色外治数据库拥有的技术手段

上述这些古今优秀的中医治疗技术和临床实践经验给我们留下了宝贵的财富，我们将其中有效的技术手段和方法纳入数据库，以供慢病管理中心应用到每一位患者身上。以下以脂肪肝的中医特色外治数据库为例，展示我们的中医特色外治数据库所拥有的一些技术手段。

1. 肝病治疗仪疗法

（1）肥胖、营养过剩性脂肪肝

取穴：中脘配关元、左右章门。

功效：温肾健脾、疏肝理气活血。

主治：肥胖、营养过剩性脂肪肝（肝郁脾虚，肾阳不足，气滞血瘀证）。

（2）肝炎后脂肪肝

取穴：右脾俞配中脘、左右章门。

功效：健脾化湿、疏肝理气活血。

主治：肝炎后脂肪肝（肝郁脾虚，湿瘀互结证）。

（3）糖尿病性脂肪肝

取穴：a. 右胃脘下俞（胰俞）配右梁门、左右足三里；b. 右肝俞配右期门、左右章门。

功效：健脾化湿、疏肝理气活血。

主治：糖尿病性脂肪肝（肝郁脾虚，湿瘀互结证）。

2. 电针疗法

取穴：足厥阴经、少阳经穴为主。

操作：在配合中药治疗的前提下，针刺足厥阴经、少阳经穴为主，可减轻或消除肝区疼痛。毫针刺，用泻法或平补平泻法，取穴以期门、支沟、阳陵泉、太冲、肝俞、足三里为主，每次选用 3～4 穴；可选用 2 穴使用电针，每日针刺 1 次，留针 20～30 分钟。

功效：健脾泻浊，疏肝理气。

主治：非酒精性脂肪肝（肝郁脾虚，痰阻气滞证）。

3. 结肠透析疗法

药物：苍术 15g，藿香 15g，佩兰 15g，制半夏 15g，香附 12g，枳壳 12g，牡蛎 30g（先煎），丹参 30g，山楂 30g，生大黄 12g。

操作：水煎 2 次，制成结肠透析液 180mL 备用。分 3 次灌肠，每次 60mL，透析液灌入肠道后，保留 1 小时左右。1 个月为 1 个疗程。

功效：通腑泻浊，行气活血。

主治：非酒精性脂肪肝（气滞血瘀，腑气不畅证）。

4. 毫针刺法

取穴：肝俞、期门、日月、阳陵泉、丰隆、上巨虚。

操作：每日 1 次，平补平泻，留针 30 分钟。

功效：健脾化痰祛湿，疏肝理气活血。

主治：非酒精性脂肪肝（肝郁脾虚，痰瘀互结证）。

5. 梅花针疗法

取穴：背俞穴、足三里。

操作：以轻叩手法，在背俞穴、足三里等穴进行叩刺，每日1次，每次15分钟，20次为1个疗程。

功效：调理脾胃，健运水湿。

主治：非酒精性脂肪肝（脾胃湿滞证）。

6. 拔罐疗法

（1）取穴：①大椎、肝俞、脾俞。②至阳、期门、胆俞。

操作：采用刺络拔罐法。每次选1组穴位，交替使用。先用三棱针点刺各穴2～3下，再拔罐，留罐10～15分钟。每日1次，10次为1个疗程。

功效：疏利肝胆、调脾泻浊。

主治：非酒精性脂肪肝（肝胆湿热，浊毒内蕴证）。

（2）取穴：脾俞、肝俞、期门、足三里。

方法：采用刺络拔罐法。先用三棱针将每穴点2～4下，放血少许，再拔罐，留罐10～15分钟，每日或隔日1次。

功效：疏肝健脾，理气化湿。

主治：非酒精性脂肪肝（肝郁脾虚湿滞证）。

7. 推拿疗法

（1）操作：患者取坐位，操作者以双手拇指点按肝俞、胆俞、肩井。嘱患者取仰卧位，施用梳胁开胸顺气法，双点章门法；施用提拿足三阴法，点按阳陵泉、太冲、绝骨；施用双抓揪抻胁法。

功效：疏肝行气止痛。

主治：非酒精性脂肪肝胁痛（肝气不舒证）。

（2）操作：患者取坐位，操作者以双手拇指点按肝俞、胆俞，以疏肝利胆，通经活络。嘱患者仰卧位，施用梳胁开胸顺气法，以疏肝解郁，通经活络；施用提拿足三阳法，掐点侠溪、至阴，以通调气血，活血化瘀，活血止痛，疏肝散瘀，理气止痛。嘱患者取仰卧位，操作者以双手拇指端分别掐点左右侠溪（患者即有电击感从小趾过股外，循足少阳胆经上窜至胸胁），再以双手拇指端置于至阴穴，点而按之（有电击感循足太阳膀胱经经腰背上贯颠顶）。掐点侠溪时，嘱患者咳嗽，或加深呼吸，并同时反复活动上肢，掐点得气后，可予以揉按，以缓解刺激所引起的疼痛。

功效：活血化瘀止痛。

主治：非酒精性脂肪肝之胁痛（瘀血停着证）。

（3）操作：患者取坐位，操作者以双手拇指点按肝俞、三焦俞，以疏肝柔肝，活血化瘀；施用提拿足三阳法，点按阳陵泉、太冲、绝骨，以疏利肝胆，清泄湿热，通经活络，养血柔肝，共达理气止痛、养阴育阴之效。

功效：柔肝养阴止痛。

主治：肝炎胁痛（肝阴不足证）。

8. 腹针疗法

取穴：引气归原（中脘、下脘、关元、气海），石门，章门、梁门、幽门（双）。

加减：伴腹水者，加水分、水道等。

功效：益肾健脾，疏肝活血。

主治：非酒精性脂肪肝之胁痛明显者。

9. 砭术疗法

取穴：督脉，足太阳膀胱经，足少阳胆经，太阳穴、风池、天柱、肩外俞、肩井、天宗。

操作：用砭板轻刮额头、眉间及太阳穴，然后沿督脉、足太阳经、足少阳经，由额头向项背刮推，点揉风池、天柱、肩外俞、肩井、天宗等穴。每日1次或隔日1次，每次30分钟，于睡前治疗更好。

功效：温肾化湿，疏肝利胆。

主治：非酒精性脂肪肝之失眠者。

10. 中药穴位贴敷疗法

药物：吴茱萸 7.5g。

取穴：涌泉穴。

操作：以吴茱萸 7.5g，陈醋调后，敷于涌泉穴。

功效：温肾健脾，利湿化浊。

主治：非酒精性脂肪肝（脾肾阳虚，湿浊阻滞证）。

11. 药熨疗法

药物：青皮 30g，醋少许。

部位：胁痛处。

操作：青皮打碎，拌醋炒烫，装入布袋，热烫胁痛处，冷则更换，每日 2 次，每次 30 分钟。

功效：理气止痛。

主治：非酒精性脂肪肝之胁痛者（肝气郁滞证）。

第三节　中医慢病管理模式的完善与推广

一、加强对慢病专职人员的教育并建设医患沟通平台

慢病管理是一个全面的、持续的，甚至是关系全生命周期的过程，涉及饮食、运动、睡眠、生活环境和情绪状态等多个方面。这就要求慢病管理专职人员关注病人的健康状况的持续改善过程。因此，对慢病管理专职人员进行教育是一件很有必要的事情。教育和学习可以使专职人员更加了解病人当下的健康状况和潜在的健康风险，会给出更为精准的指导建议，并善于利用各种现有技术和方案，为病人定制个性化的慢病管理计划。

在教育过程中，重点指导慢病专职人员明确慢病管理的必要性和迫切性，设立慢病管理目标，并积极推动设立行业流程标准和人员培训标准，以使慢病管理工作后继有人。

此外，建设医患沟通平台，并进行数据收集，对这些数据进行量化分析和评估。随着技术的革新，大数据、人工智能在健康医疗领域的应用日益普及，逐渐成为影响健康医疗行业发展、提升健康医疗服务水平的重要因素。大数据能够整合慢病患者群体的海量健康数据，而人工智能能对这些健康数据进行深度学习和分析，并通过个体数据进行分析判断，识别患者当下的健康状态，预测潜在的健康风险。

二、慢病管理方案是核心竞争力

虽然多维度数据收集和积累是慢病管理服务的重要基础，但数据并不能帮助患者达到缓解和控制病情的目的，因此在数据积累的基础上进行科学的数据分析，并基于此为患者提供可参考的慢病管理方案，才是慢病管理服务的最佳方式，也将是未来慢病管理企业的核心竞争力。

现阶段，慢病管理服务所提供的方案，仅是根据患者的核心医学数据及监测指标，给出饮食和睡眠等方面的基本建议，且大部分建议的相似度

高，距离慢病患者的个性化需求还有差距。未来，根据患者丰富的医学和生活数据，再结合环境等因素，为患者提供有效的多维度具体行为方案，将是慢病管理服务的发展方向。

三、慢病管理模式应该不断改善

随着医疗技术的不断成熟、移动互联网的快速发展、医疗资源利用效率的逐步提高，慢病管理模式将会不断变革和完善，以更科学和有效的方式为潜在的患者和当前的患者提供服务。

在此过程中，慢病管理的核心参与者将面临一系列的观念升级，主要包括：①从以"疾病治疗"为主升级为以"治未病"预防为主；②相比以往线上与线下、咨询与服务存在断层的情况，未来将形成线上线下联动的服务模式；③精准医疗将代替传统医疗；④社区、家庭、医院三位一体的服务模式将代替现在的以医院为主的服务模式；⑤患者自我管理为主将代替现在的医生管理为主。

四、有效的慢病管理模式应该推广

从全国绝大多数的地区看，慢病诊疗服务呈现专科化、大医院化、住院化的特点。慢病专科门诊服务有病人等待时间长、接诊时间短、诊疗医生频繁更换、缺乏诊疗服务的体系化和连续性等缺点，不利于对患者进行慢病管理。

应通过健全分级诊疗制度，将慢病管理模式进行推广，或者下沉到基层社区，或者通过家庭医生负责慢病患者的疾病管理。同时，鼓励相关专家到基层去提供慢病医疗服务、培训家庭医生，以提高基层的医疗服务质量。通过花费少量的医疗费用，保障慢病患者的基本药物治疗，在降低住院率、并发症发生率、提高患者依从性的同时，确保慢病管理向健康的方向发展。

第十四章　中医特色慢病管理实践的成效

随着经济的增长、人们生活水平的提高，我国人民已经从对生存、温饱的追求，转为向身心健康和长寿的目标不断前进。人们不但要活得久，而且更要活得好。全社会的疾病谱已经从以急性传染性疾病为主向以慢性疾病为主转变，医学模式也已经从生物医学模式向生物—社会—心理医学模式转变，心身同治已经成为当前防病治病的重要内容，如何让生病的人更健康成为研究的热点。

中医学在人文关怀、疾病预防、治疗、康复与养生保健等方面均具有无可比拟的优势。发挥中医学的特色和优势，建立"预测—预防—治疗—康复—养生保健"的全链条疾病防控体系，是我们当代中医人努力的目标。

我们针对上述疾病防控链条中的治疗、康复等环节，实施中医特色慢病管理，取得了良好的效果。

第一节　提升临床工作的成效

临床上常见的慢性肝病主要包括两大类：一是肝炎病毒相关疾病，如慢性乙型肝炎、慢性丙型肝炎等；二是非感染性肝病，如脂肪肝、自身免疫性肝炎、原发性胆汁性胆管炎、药物性肝损伤等。无论何种慢性肝病，均可导致肝硬化、肝癌或肝功能衰竭。慢性肝病呈慢性化过程，病情反复活动，造成病变不断进展。由于病程长、治疗费用高，给个人、家庭和社会造成沉重的经济负担。

一、慢病临床诊疗中存在的问题

在临床工作中，目前普遍存在一些慢病管理上的难题。首先，患者大多缺乏对其所患疾病的系统认识，而通过不同渠道获得的疾病知识非常杂乱，真假难辨，亟需医学专业人员的指导。其次，患者在治疗的过程中可能会有很多关于疾病、服药、随访等方面的问题，但是患者及家属缺乏专业知识，容易出现认识误区，导致误治、失治。再次，患者普遍希望在疾病治疗过程中，得到有效的健康调养指导，但目前临床上多以针对疾病的诊疗为主，缺少专业的健康调养指导。同时，尽管患者及家属对疾病的日常居家调护指导需求很大，但是缺乏获得专业指导的途径。以上种种问题困扰着广大患者及家属，成为阻碍他们提高临床疗效及生活质量的关键问题。

二、中医特色慢病管理是提升疾病临床管理的重要手段

中医特色慢病管理的内容主要包括建立个人慢病档案、制订管理方案、指导并追踪方案实施情况、疗效评价4个部分。通过医患的互动，达到教会患者及家属进行自我管理、自我调养的目的，从而提高临床疗效。

1. 有助于提高临床管理患者的成效

中医特色慢病管理，不但规范患者的药物治疗方案，而且从生活调护等各个方面支持临床治疗，使临床诊疗更加有序。通过建立患者的健康档案，有助于对患者进行分类管理与长期随访，提高临床管理与随访患者的工作效率。另外，通过慢病管理，更有助于专科门诊与病房之间的沟通衔接，使患者，尤其是慢病重症患者，在门诊与住院部之间的诊疗更畅通，能得到及时、有效的诊疗。

2. 提高患者及家属对疾病的认知度、对治疗的依从性

健康教育是慢病管理的关键环节。通过个性化与共性的健康教育，能够更好地针对患者应了解的疾病知识、治疗的注意事项、生活起居禁忌事项等进行健康教育指导，更有针对性地提高患者及家属的疾病与健康知识。有研究显示，在农村地区开展高血压病自我管理，可提高患者的疾病防治知识，增加患者用药依从性，并减少诊治疾病的花费。

3.慢病管理使患者心身更健康，提高临床疗效

心理情志疏导是中医特色慢病管理的重要方法。通过个性化与共性的心理情志健康疏导，更能帮助患者及家属排解对疾病的恐惧、焦虑等不良情绪，能够提高患者对治疗手段、疾病突发情况等的适应和应对能力，提高临床疗效。有研究证实，慢病管理能够减少患者的慢病急性发作次数、并改善其自身的焦虑状态。

4.慢病管理提高患者的生活质量

中医特色慢病管理融入中医养生保健、药膳食疗、中医外治、中医养生调护等方法，这些中医特色治疗手段不但使慢病管理方案的中医特色更浓厚、方法更丰富，而且能够与临床诊疗方案（如药物治疗方案等）融为一体，相辅相成，弥补临床诊疗方案的不足，通过二者联合应用，提高临床疗效。中医养生保健、药膳食疗、中医外治、中医养生调护等手段的加入，除了提高患者的依从性外，还在很大的程度上改善了慢病患者的生活质量。已有不少的研究显示，慢病管理能够提高患者的生活质量。

5.中医特色慢病管理提升患者的自我管理技能

中医特色慢病管理的主旨是在医生和护士的指导下，培养患者及家属自我管理的技能，使患者自觉地配合治疗。尤其在中医养生保健等方法的引导下，通过患者的主动学习、主动执行，在不知不觉中养成良好的生活习惯，遵循中医四季养生的规律进行生活和治疗。

临床实践证明，中医特色慢病管理不但能够提升患者的自我管理技能，而且不同程度地增强患者及家属针对疾病进行中医养生保健的技能，减少疾病的反复发作，降低医疗费用。

6.中医特色慢病管理增进医患关系

中医特色慢病管理除了为患者制订个性化的随访、调护方案之外，还为患者提供了一个病友间交流防病、治病经验，以及养生保健的平台。中医特色慢病管理实践中，每月定期组织病友交流会，提供平台，以便医生护士与患者之间、医生护士与家属之间、患者与患者之间、家属与家属之间集中交流，探讨在疾病日常调护、治疗、随访中遇到的问题，提出解决问题的办法。同时，中医特色慢病管理还广泛利用互联网，通过 APP、微信群等，建立交流、沟通的平台，随时解决患者及家属在日常调护、疾病治疗、随访中遇到的问题，也为患者与家属之间提供交流的平台，增强医护与患者及家属之间的亲和力，增进患者与患者之间的交流，使医患关系更融洽。

第二节 提高临床科研管理成效

在临床科研工作中，尤其是大型多中心临床研究中，受试者的依从性等诸多问题影响着课题的完成质量，也是决定临床研究能否成功的关键。目前，从全国到地方再到医院，已经从不同层面实施课题的信息化管理，不但为临床科研课题的运行、管理提供了平台，而且迅速提升了工作效率，实现了信息共享等。但是，对科研的信息化管理并不能解决对患者管理层面的问题，诸如对患者的随访、患者的依从性等问题依然是阻碍临床课题实施质量的难点问题。

一、临床受试者管理的难点问题

1.对受试者的随访

长期以来，临床科研对受试者的随访均采用人工随访的形式，极度耗时耗人力。目前随着科技的不断发展，部分科研一体化系统已经具备了向患者发送信息的提醒功能，大部分科研项目也通过微信群等方式与患者建立沟通的平台。但是，这些方法和手段均是建立在研究者（即医生、随访护士）的层面，虽然在一定程度上减轻了研究者的工作负担，但是如果患者不接受，则完全无法实施。

2.受试者的依从性

良好的受试者依从性能够提高临床科研的质量，是临床科研课题顺利进行的前提。中医临床科研有其特殊性，尤其是大型中医临床研究课题，因参加的单位较多、纳入的样本量大和观察周期长，容易造成受试者的依从性差。有学者报道，接受免费恩替卡韦治疗的慢性乙型肝炎患者，1年内完全依从方案的患者的比例仅为67.7%，部分依从或完全不依从的患者占32.3%。

影响受试者依从性的因素主要包括：①患者对疾病的认识程度。患者对疾病知识的了解、认识程度越高，依从性越好。但是，目前患者及家属普遍对疾病的认识程度不高，尤其是农村或文化程度较低的患者，亟需大量医护人员对患者进行疾病知识的宣教。②疾病的严重程度。疾病越严重，受试者接受治疗的依从性越高。但是，对于部分使用安慰剂的临床研究课题，疾病越严重，受试者对临床试验的参与度及接受度越低。这也在一定程度上影响受试者的依从性，降低临床研究质量。③试验药物及相关检查的费用。大量临床研究显示，给受试者提供免费的试验药物及相关检查的临床项目，受试者的依从性较高。但是这也受到临床试验经费的限制，尤其是临床随访时间长、多中心的临床研究项目，除了新药临床试验（GCP）项目外，临床经费往往不足，因此难以保证试验药物及相关检查项目完全免费，从而在很大程度上影响着受试者的依从性。

3. 研究者的能力和精力

研究者是临床科研课题的主体，是课题质量管理的第一责任人。研究者所具备的能力与素质对科研成果产出具有重要影响。目前国内的临床研究者主要是临床医生。尽管国内大型三甲医院的临床医生大部分接受过专门的临床试验培训，但是，由于临床医生平时的临床工作繁忙，精力有限，很难同时兼顾临床课题的研究工作，尤其是容易忽略对课题的过程管理，包括对受试者随访、受试者依从性的监管等，导致临床科研课题的质量不高。

尽管部分科研经费充足的项目，通过聘请协调研究者（CRC），专职管理受试者，与受试者建立专职、专业的沟通渠道，减轻研究者的工作负担，在一定程度上提高了受试者的管理成效，但是这毕竟是少数。因此，由专职科研人员担任研究者已经成为提高临床科研质量的关键问题。

二、中医特色慢病管理提高临床科研管理的成效

1. 中医特色慢病管理提供了医患交流的平台

中医特色慢病管理通过定期召开病友会、建立微信群、开发 APP 等不同形式，建立医患交流的平台，通过专人负责与受试者进行频繁的交流，增加随访的次数，缩短随访的间隔，更有利于及时发现受试者在参与临床

研究过程中遇到的问题并提供解决的办法，提高对受试者的随访效率，加强对患者的临床方案依从性的监管。

2. 定期的健康教育与心理疏导，有助于提高受试者的依从性

疾病知识的健康宣教是中医特色慢病管理的重要内容。通过不断地进行疾病知识的健康宣教，既可以增加受试者及家属对疾病知识的了解，有助于提高受试者的依从性，而且通过中医特色慢病管理平台、慢病管理专职人员的工作，在一定程度上解放了研究者，减少了研究者对受试者进行健康宣教的时间，减少了研究者对受试者进行健康宣教的次数，使研究者可以将更多精力放在临床科研的成果产出上。

3. 中医特色慢病管理有助于提高医患之间的信任度

在开展中医特色慢病管理的过程中，医护人员在整个诊疗过程中频繁与患者、家属交流，增进受试者对研究者的信任度，使受试者更容易接受临床试验方案，提高受试者的依从性。有研究显示，通过中医的群组干预，提高了高血压患者对治疗的依从性。

4. 中医特色慢病管理为临床科研的开展提供了大量病源及宝贵数据

建立健康档案是中医特色慢病管理的基本内容。除了患者的基本信息资料外，大量的量表、临床数据均在中医特色慢病管理的实施过程中进行收集与整理，因此积累了大量临床资料。这些临床资料为临床研究的开展提供了大量临床病例资源，提供了大量宝贵的数据。中医特色慢病管理的长期持续随访，更能够为临床研究的开展提供长期数据，为临床研究成果的产出提供了保障。

第三节 丰富临床教学内容

著名的医学专家吴阶平院士指出，一名好医生应该具备的素质是高尚的医德、高度的责任心、精良的医术，还要有服务的艺术。医学生的学习包含两部分，一是课堂学习，二是临床见习与实习。临床见习与实习阶段是锻炼医学生将课堂学习到的知识转化为真正本领的过程。在这个过程中，临床带教就是重要的一环。目前的临床带教，涵盖内、外、妇、儿各科，几乎所有的专科均以临床基础内容作为临床带教的重点。由于慢病管理目前都是分散于临床各科，尚未形成专科，因此中医特色慢病管理尚未作为正式的带教内容进入本科及研究生教学。

一、中医特色慢病管理引入临床教学必修课的必要性

为了更好地提高临床慢病管理的效率，提高临床诊疗水平，中医特色慢病管理近年来迅速应用到临床各科，成为各科管理专科慢病患者的重要手段。在科技突飞猛进的今天，随着信息化程度的不断提高，中医特色慢病管理更能满足人们对临床慢病患者管理的需要。同时，随着物质生活的进步，人们对健康的追求日益增长，中医特色慢病管理能够最大程序地满足患者对健康的需求，具有广阔的应用前景，也为中医特色慢病管理服务模式的发展提供了条件。因此，在临床教学中，将中医特色慢病管理纳入临床教学必修课已迫在眉睫。

二、中医特色慢病管理是培养医学研究生的平台

中医特色慢病管理的主要内容之一，就是将临床治疗与日常调护融为一体，使患者与家属更容易理解与自动执行临床诊疗方案。这就要求参与慢病管理的专职医护人员具备全面的素质，既要熟练掌握临床专业知识，还要熟练掌握中医内治、外治、养生保健等各种特色治疗方法，并将之应用到临床。可见，中医特色慢病管理更有助于培养专科研究生，以便研究

生在掌握临床知识的基础上，更好地学习、运用中医的特色诊疗方法和方案，将专业知识融会贯通，将课堂知识转化为临床诊疗的真正本领。

三、有助于培养医学生的服务意识与医患沟通能力

吴阶平院士认为做好的医生"要有服务的艺术"。中医特色慢病管理的主要工作内容之一就是中医健康教育与心理疏导。这就要求参与中医特色慢病管理的医生和护士具备良好的临床服务意识与医患沟通能力。通过反复深入地沟通、疏导，与患者及家属建立亦师亦友的良好关系。临床实践证明，与一般临床诊疗相比，通过中医特色慢病管理的实践，医学生尤其是医学研究生，更能提高临床服务的意识，更容易学会与掌握医患沟通的艺术，理解医生这一角色的真谛。

四、将中医特色慢病管理纳入临床教学的设想

1. 将中医特色慢病管理纳入临床教学，成为必须考核的内容

医学生是临床好医生的生力军。培养一名好医生，除了课堂教学、临床操作训练外，还要培养医学生将课堂知识转化为临床实践能力的本领，更要培养医学生临床服务的意识和医患沟通的能力。中医特色慢病管理恰好是全部具备上述要求的医学生综合能力培训，因此，将中医特色慢病管理纳入临床教学，制订本科实习生、医学研究生等不同层次人才的培训与考核要求，作为必须考核的内容，对于提高医学生及接受住院医师规范化培训（简称"规培"）的医生的临床实践能力具有重要意义。

2. 开设中医特色慢病管理课程，将其纳入课堂教学

中医特色慢病管理要求医学生具备对现代医学知识、中医理础理论与诊疗方法手段的综合运用能力。简单的临床实践难以达到预期的效果，因此，开设中医特色慢病管理课程，将其纳入课堂教学，使医学生在课堂教学中掌握其基本内容，学会临床实施的要求及方法、技术等。如此，更有助于医学生认识中医特色慢病管理的特点，激发学习兴趣，更容易适应临床医生的角色。

3. 建立中医特色慢病管理的情景培训实验室

中医特色慢病管理以临床实践为主，需要提前培训医学生的实践能力。建立中医特色慢病管理的情景培训实验室，不但能够丰富课堂教学的内容，更有助于在临床前培养本科医学生、医学研究生的临床服务意识，增强其对临床专业知识综合应用的能力，更有助于其真正理解如何成为一名"好医生"。

第四节　培养全方位的医学人才

随着科技的发展与医学模式的转变，对医学人才的要求也不断提高，他们不但要有高超的医术，更应具备高尚的医德，还要具备高度的责任心和服务意识，同时，还要具备高水平的科研能力。国务院办公厅印发的《中国防治慢性病中长期规划（2017—2025年）》指出：坚持预防为主。加强行为和环境危险因素控制，强化慢性病早期筛查和早期发现，推动由疾病治疗向健康管理转变。加强医防协同，坚持中西医并重，为居民提供公平可及、系统连续的预防、治疗、康复、健康促进等一体化的慢性病防治服务。

培养中医特色慢病管理的人才是老龄化社会的需要，也是国家政策的需要，更是中医学临床应用与产业发展的需要。同时中医特色慢病管理也为高水平医学人才的培养提供了保障，具有非常重要的意义。

一、对医学生规培具有重要意义

"规培"是医学生正式成为临床医生之前的强化培训阶段。在这个阶段，对医学生各种临床能力的培训均有一定的要求，既需要完成一定工作量的临床实践，又需要进行人文与医德的培养。早在2015年，国家卫生和计划生育委员会"十二五"规划教材《中西医结合传染病防治》就已将慢病管理内容写入病毒性肝炎章节，作为临床实践的内容进行教学和考核。临床实践也证明，将融合医学人文、临床实践与沟通艺术的慢病管理作为规培医生的培训内容，更有助于规培医生临床综合能力的培养。

二、有助于全方位培养高素质的医学人才

中医特色慢病管理不但涉及临床诊疗、与患者的沟通、对患者的培训，而且涉及互联网的连接与信息沟通，同时还要承担科研工作。因此，中医特色慢病管理的临床实践，不但可以培养临床技术过硬的专科技术人

才，而且可以培养精通医患沟通和心理疏导的医学人才，更有助于培养其良好的品德，培养其高水平的科研设计与科研管理能力，全方位造就高素质的医学人才。

三、对继续教育、培训基层及社区人才意义重大

中医特色慢病管理注重医学人文、技术、管理等多学科知识的综合应用，与社区、基层宽口径、广覆盖的特点相吻合。因此，将中医特色慢病管理纳入继续教育，制订基层中医特色慢病管理的系列教材，组建师资队伍，通过集中理论培训、临床实践培训、进修等形式，对于培养基层人才，推广初级中医医疗保健具有重要的意义。

四、有助于培训应用中医经典的临床人才

中医特色慢病管理涉及中医养生等相关技术的临床应用，除了要求中医特色慢病管理的医护人员掌握专业知识外，还需要熟练掌握中医养生保健的技术。这就必然要求从业人员对中医经典的熟练掌握与应用，有助于培养善于应用中医经典的临床人才。

五、有助于中医临床思维的落地

中医特色慢病管理既需要对患者进行健康评估、评价，又需要制订慢病管理的方案，同时还要兼顾对患者的心理疏导，还包括对中医特色技术，如外治法、药膳食疗等的应用。所有这些均需要应用中医思维以解决临床问题。在中医特色慢病管理的人才培养中，需要注重"文、德、术"三个方面，以中医思维培养为主线，把中医思维落到实处，促进中医临床能力的提高。

附　录

一、中医体质辨识量表

过去 1 年，您的感觉是 （请您在框内打"√"）	没有 （根本 不） 1分	很少 （有一 点） 2分	有时 （有些） 3分	经常 （相当） 4分	总是 （非常） 5分
（1）您觉得精力充沛吗？					
（2）您认为自己面部及皮肤润泽吗？					
（3）您的食欲良好吗？					
（4）你的睡眠良好吗？					
（5）您的性格平和吗？					
（6）您觉得自己体形匀称吗？					
（7）您认为自己语声有力吗？					
（8）您认为自己的头发亮面有光泽吗？					
原始总分（各个条目分值相加）：	转化分数＝［（原始总分－8）/32］×100				
（1）您说话声音低弱无力吗？					
（2）您觉得气短，有接不上气的感觉吗？					
（3）您觉得容易疲乏吗？					
（4）你稍活动或不活动就容易出虚汗吗？					
（5）您觉得自己的面色㿠白或柔白吗？					
（6）您认为自己比别人容易感冒吗？					

续表

过去1年，您的感觉是（请您在框内打"√"）	没有（根本不）	很少（有一点）	有时（有些）	经常（相当）	总是（非常）
	1分	2分	3分	4分	5分
（7）您喜欢安静、懒得说话吗？					
（8）您容易心慌吗？					
原始总分（各个条目分值相加）：	转化分数＝［（原始总分－8）/32］×100				
（1）您容易怕冷、衣服比别人穿得多吗？					
（2）您觉得冬天不耐寒、夏天怕空调吗？					
（3）您怕吃（喝）凉东西，或吃后会感到腹胀吗？					
（4）您胃脘部、背部或腰膝部怕冷吗？					
（5）您的手脚发凉、手脚不暖和吗？					
（6）您认为自己形体偏胖吗？					
（7）您有夜尿或平时比别人尿多、尿色清淡吗？					
原始总分（各个条目分值相加）：	转化分数＝［（原始总分－7）/28］×100				
（1）您感觉手脚心发热吗？					
（2）您容易急躁、发脾气吗？					
（3）您认为自己的体形偏瘦吗？					
（4）您的面部（两颧）潮红或偏红吗？					
（5）您容易便秘或大便干燥吗？					
（6）您感到口干咽燥吗？					
（7）您感觉身体、脸上发热吗？					
（8）您感到眼睛干涩吗？					
原始总分（各个条目分值相加）：	转化分数＝［（原始总分－8）/32］×100				
（1）您的皮肤不知不觉会有青紫瘀斑出现吗？					

过去 1 年，您的感觉是 （请您在框内打"√"）	没有 （根本 不） 1分	很少 （有一 点） 2分	有时 （有些） 3分	经常 （相当） 4分	总是 （非常） 5分
（2）您面色黧滞或有色素沉着、黄褐色斑块吗？					
（3）您的面部有"钞票纹"（毛细血管扩张）吗？					
（4）您身体某些部位有不明显原因疼痛吗？					
（5）您平时的唇色紫黧吗？					
（6）您发现自己容易有黑眼圈吗？					
（7）您觉得自己容易健忘吗？					
原始总分（各个条目分值相加）：		转化分数＝［（原始总分－7）/28］×100			
（1）您觉得面部有油腻感吗？					
（2）您的舌苔厚吗？					
（3）您的腹部肥满松软吗？					
（4）您身上易出汗或手足心出汗吗？					
（5）您感到身体沉重、不轻松或不爽快吗？					
（6）您平素痰多吗？					
（7）您嘴里有黏黏的感觉吗？					
（8）您有皮下脂肪瘤吗？					
原始总分（各个条目分值相加）：		转化分数＝［（原始总分－8）/32］×100			
（1）您的面部或鼻部，有油腻感或油光发亮吗？					
（2）您易生痤疮、粉刺、疮疖吗？					
（3）您感到口苦或嘴里有异味吗？					

271

续表

过去1年，您的感觉是（请您在框内打"√"）	没有（根本不）1分	很少（有一点）2分	有时（有些）3分	经常（相当）4分	总是（非常）5分
（4）（女性回答）您带下色黄吗？（男性回答）您的阴囊潮湿多汗吗？					
（5）您小便时尿道有发热感，尿色浓吗？					
（6）您容易患口腔溃疡吗？					
（7）您的脾气急躁吗？					
（8）您大便黏滞不爽，有解不尽的感觉吗？					
原始总分（各个条目分值相加）：	转化分数＝［（原始总分－8）/32］×100				
（1）您感到闷闷不乐、情绪低沉吗？					
（2）您容易精神紧张、焦虑不安吗？					
（3）您多愁善感、感情脆弱吗？					
（4）您无缘无故的叹气吗？					
（5）您喉部有堵塞感或异物感吗？					
（6）您胁肋部或乳房胀痛吗？					
（7）您容易感到害怕或受到惊吓吗？					
（8）您容易流露出忧郁的眼神和面容吗？					
（9）您有胸闷的感觉吗？					
原始总分（各个条目分值相加）：	转化分数＝［（原始总分－9）/36］×100				
（1）您皮肤一抓就会红，并出现抓痕吗？					
（2）您容易过敏（药物、食物、气味、季节）吗？					

续表

过去1年，您的感觉是（请您在框内打"√"）	没有（根本不）	很少（有一点）	有时（有些）	经常（相当）	总是（非常）
	1分	2分	3分	4分	5分
（3）您不感冒也会鼻塞吗？					
（4）您不感冒也会打喷嚏吗？					
（5）您不感冒也会流鼻涕吗？					
（6）您的皮肤容易起荨麻疹（风团、风疹块）吗？					
（7）您皮肤因过敏出现过紫癜（瘀斑）吗？					
（8）您容易哮喘吗？					
原始总分（各个条目分值相加）：	转化分数＝［（原始总分－8）/32］×100				

●判断受检者的体质类型（请在标准分≥60分的体质类型前的□内打"×"，可选择单项或多项）

□ 平和质；□ 气虚质；□ 阳虚质；□ 阴虚质；□ 瘀血质；□ 痰湿质；□ 湿热质；□ 气郁质；□ 特禀质

（请在标准分≥40分，且＜60分的体质类型前的□内打"×"，可选择单项或多项）

□ 平和质；□ 气虚质；□ 阳虚质；□ 阴虚质；□ 瘀血质；□ 痰湿质；□ 湿热质；□ 气郁质；□ 特禀质

●若以上体质类型标准分均无≥40分的，根据您的经验判断，该受试者的体质类型为：|＿＿＿＿＿＿＿|

二、生活质量评价量表（SF–36）

下面的问题是询问您对自己健康状况的看法、您的感觉如何以及您进行日常活动的能力如何。如果您没有把握如何回答问题，尽量选择一个最为接近的答案。

1.总体来讲，您的健康状况是：

非常好	很好	好	一般	差
□ 1	□ 2	□ 3	□ 4	□ 5

2.跟一年前相比，您觉得自己的健康状况是：

比一年前好多了	比一年前好一些	比一年前差不多	比一年前差一些	比一年前差多了
□ 1	□ 2	□ 3	□ 4	□ 5

3.以下这些问题都和日常活动有关。您的健康状况是否限制了这些活动？如果有限制，程度如何？

	有很多限制	有一点限制	根本没限制
重体力活动（如跑步、举重物、激烈运动等）	□ 1	□ 2	□ 3
适度活动（如移桌子、扫地、做操等）	□ 1	□ 2	□ 3
手提日杂用品（如买菜、购物等）	□ 1	□ 2	□ 3
上几层楼梯	□ 1	□ 2	□ 3
上一层楼梯	□ 1	□ 2	□ 3
弯腰、屈膝、下蹲	□ 1	□ 2	□ 3
步行 1500 米左右的路程	□ 1	□ 2	□ 3
步行 800 米左右的路程	□ 1	□ 2	□ 3
步行约 100 米的路程	□ 1	□ 2	□ 3
自己洗澡、穿衣	□ 1	□ 2	□ 3

4.在过去四个星期里，您的工作和日常活动有没有因为身体健康的原因而出现以下这些问题？

	有	没有
减少了工作或其他活动的时间	□ 1	□ 2
本来想要做的事情只能完成一部分	□ 1	□ 2
想要做的工作或活动的种类受到限制	□ 1	□ 2
完成工作或其他活动有困难（比如，需要额外的努力）	□ 1	□ 2

5. 在过去四个星期里，您的工作和日常活动有没有因为情绪（如感到消沉或者忧虑）而出现以下这些问题？

	有	没有
减少了工作或其他活动的时间	□ 1	□ 2
本来想要做的事情只能完成一部分	□ 1	□ 2
做工作或其他活动不如平时仔细	□ 1	□ 2

6. 在过去的四个星期里，您的身体健康或情绪不好在多大程度上影响了您与家人、朋友、邻居或集体的正常社交活动？

根本没有影响	很少有影响	有中度影响	有较大影响	有极大影响
□ 1	□ 2	□ 3	□ 4	□ 5

7. 在过去四个星期里，您有身体上的疼痛吗？

根本没有疼痛	很轻微疼痛	轻微疼痛	中度疼痛	严重疼痛	很严重疼痛
□ 1	□ 2	□ 3	□ 4	□ 5	□ 6

8. 在过去四个星期里，身体上的疼痛影响您的正常工作吗（包括上班工作和家务活动）？

根本没有影响	有一点影响	有中度影响	有较大影响	有极大影响
□ 1	□ 2	□ 3	□ 4	□ 5

9. 以下这些问题有关过去一个月里您的感觉如何以及您的情况如何。（对每一个问题，请勾出最接近您的感觉的那个答案）

在过去一个月里持续的时间

	所有时间	大部分时间	比较多时间	一部分时间	小部分时间	没有此感觉
您觉得生活充实吗？	□1	□2	□3	□4	□5	□6
您是一个精神紧张的人吗？	□1	□2	□3	□4	□5	□6
您感到垂头丧气，什么事都不能使您振作起来吗？	□1	□2	□3	□4	□5	□6
您觉得平静吗？	□1	□2	□3	□4	□5	□6
您精力充沛吗？	□1	□2	□3	□4	□5	□6
您的情绪低落吗？	□1	□2	□3	□4	□5	□6
您觉得筋疲力尽吗？	□1	□2	□3	□4	□5	□6
您是个快乐的人吗？	□1	□2	□3	□4	□5	□6
您感觉疲劳吗？	□1	□2	□3	□4	□5	□6
您的健康限制了您的社交活动（如走亲访友）吗？	□1	□2	□3	□4	□5	□6

10.请对下面的每一句话，选出最符合您情况的答案

	绝对正确	大部分正确	不能肯定	大部分错误	绝对错误
我好像比别人容易生病	□1	□2	□3	□4	□5
我跟我认识的人一样健康	□1	□2	□3	□4	□5
我认为我的健康状况在变坏	□1	□2	□3	□4	□5
我的健康状况非常好	□1	□2	□3	□4	□5

三、慢病自我管理研究测量表

运动锻炼：以过去一个星期计算，你共花在以下运动的时间有多少（整个星期合计）？

（请在每个问题下打"√"）

	没有做	＜30分钟/周	30～59分钟/周	1～3小时/周	＞3小时/周
1.伸展及健身的运动（举例：连串动作、举哑铃等）					
2.散步					
3.游泳或水上运动					
4.骑单车（包括健身单车）					
5.使用运动器材进行运动（举例：跑步机、弹床等）					
6.其他有氧运动（如跑步、打乒乓球等）请注明：＿＿＿＿＿＿＿					

认知性症状管理：当你感觉沮丧、痛楚或其他不适时，你经常会:（每个问题只选一个答案，请在每个问题下打"√"）

	从没有	偶尔会	有时会	经常有	很经常会	时刻都会
1.尝试忽视不适感觉，当它并不存在						
2.不把它作为是一种不适，而把它视为是普通的感觉，如温暖、麻木、冷、热等						
3.玩智力游戏或唱歌，使你不去想这不适的感觉						
4.进行肌肉松弛练习（有系统地收紧、放松肌肉）						
5.运用想象法或引导幻想，如想像自己到一个舒适的地方						
6.告诉自己要乐观						

与医生的沟通：当你见医生时，你经常会：（每个问题只选一个答案，请在每个问题下打"√"）

	从没有	偶尔会	有时会	经常有	很经常会	时刻都会
1. 预先把要提出的问题列成清单						
2. 对治疗上不明白或你想知道的方面向医生咨询						
3. 和医生商讨与你病情有关的私人问题						

以下是有关您最近在处理一些问题时的信心问题，各数字表示您最近在解决一些问题时的信心程度，"1"为完全没信心，"10"为绝对有信心，由"1"到"10"信心程度逐渐递增。请根据您的实际情况，在与您情况相符的数字上打"√"。

① 您有多大信心，疾病带来的疲倦不影响你想做的事情。

完全没有信心　1　2　3　4　5　6　7　8　9　10　绝对有信心

② 您有多大信心，疾病带来的身体不适不影响您想做的事。

完全没有信心　1　2　3　4　5　6　7　8　9　10　绝对有信心

③ 您有多大信心，疾病带来的情绪压力不会影响您的日常生活。

完全没有信心　1　2　3　4　5　6　7　8　9　10　绝对有信心

④ 您有多大信心，疾病带来的任何症状或健康问题不妨碍您去做想做的事情。

完全没有信心　1　2　3　4　5　6　7　8　9　10　绝对有信心

⑤ 您有多大信心，您可以做不同的事情和活动以控制病情从而减少去看医生的需要。

完全没有信心　1　2　3　4　5　6　7　8　9　10　绝对有信心

⑥ 您有多大信心，您可以做服药以外的事情以减低疾病对日常生活的影响。

完全没有信心　1　2　3　4　5　6　7　8　9　10　绝对有信心

四、慢性肝病量表

此量表用于评测您近两周的总体感觉，针对以下问题选择你认为最合适的答案。

---

1. 在过去的两周内，你有没有被腹胀困扰？
☐ 1 总是如此　☐ 2 大部分时间如此　☐ 3 经常如此　☐ 4 有时如此
☐ 5 偶尔如此　☐ 6 很少如此　☐ 7 从来没有

---

2. 在过去的两周内，你有没有感到疲乏和劳累？
☐ 1 总是如此　☐ 2 大部分时间如此　☐ 3 经常如此　☐ 4 有时如此
☐ 5 偶尔如此　☐ 6 很少如此　☐ 7 从来没有

---

3. 在过去的两周内，你有没有感到过身体上的疼痛？
☐ 1 总是如此　☐ 2 大部分时间如此　☐ 3 经常如此　☐ 4 有时如此
☐ 5 偶尔如此　☐ 6 很少如此　☐ 7 从来没有

---

4. 在过去的两周内，你每天觉得想睡觉吗？
☐ 1 总是如此　☐ 2 大部分时间如此　☐ 3 经常如此　☐ 4 有时如此
☐ 5 偶尔如此　☐ 6 很少如此　☐ 7 从来没有

---

5. 在过去的两周内，你经常出现腹痛吗？
☐ 1 总是如此　☐ 2 大部分时间如此　☐ 3 经常如此　☐ 4 有时如此
☐ 5 偶尔如此　☐ 6 很少如此　☐ 7 从来没有

---

6. 在过去的两周内，你感到气促、气短吗？
☐ 1 总是如此　☐ 2 大部分时间如此　☐ 3 经常如此　☐ 4 有时如此
☐ 5 偶尔如此　☐ 6 很少如此　☐ 7 从来没有

---

7. 在过去的两周内，你食欲不振、不愿吃东西有几次？
☐ 1 总是如此　☐ 2 大部分时间如此　☐ 3 经常如此　☐ 4 有时如此
☐ 5 偶尔如此　☐ 6 很少如此　☐ 7 从来没有

---

8. 在过去的两周内，你是否被乏力所困扰？
☐ 1 总是如此　☐ 2 大部分时间如此　☐ 3 经常如此　☐ 4 有时如此
☐ 5 偶尔如此　☐ 6 很少如此　☐ 7 从来没有

---

9. 在过去的两周内，你提重物时感到吃力吗？
☐ 1 总是如此　☐ 2 大部分时间如此　☐ 3 经常如此　☐ 4 有时如此
☐ 5 偶尔如此　☐ 6 很少如此　☐ 7 从来没有

---

10. 在过去的两周内，你为你的病担忧吗？
☐ 1 总是如此　☐ 2 大部分时间如此　☐ 3 经常如此　☐ 4 有时如此
☐ 5 偶尔如此　☐ 6 很少如此　☐ 7 从来没有

续表

11. 在过去的两周内，你感到你的体力不足吗？
□ 1 总是如此　□ 2 大部分时间如此　□ 3 经常如此　□ 4 有时如此
□ 5 偶尔如此　□ 6 很少如此　□ 7 从来没有

12. 在过去的两周内，你感到不高兴吗？
□ 1 总是如此　□ 2 大部分时间如此　□ 3 经常如此　□ 4 有时如此
□ 5 偶尔如此　□ 6 很少如此　□ 7 从来没有

13. 在过去的两周内，你感到沉闷、昏昏欲睡吗？
□ 1 总是如此　□ 2 大部分时间如此　□ 3 经常如此　□ 4 有时如此
□ 5 偶尔如此　□ 6 很少如此　□ 7 从来没有

14. 在过去的两周内，你为你的食欲不振感到烦恼吗？
□ 1 总是如此　□ 2 大部分时间如此　□ 3 经常如此　□ 4 有时如此
□ 5 偶尔如此　□ 6 很少如此　□ 7 从来没有

15. 在过去的两周内，你容易激动吗？
□ 1 总是如此　□ 2 大部分时间如此　□ 3 经常如此　□ 4 有时如此
□ 5 偶尔如此　□ 6 很少如此　□ 7 从来没有

16. 在过去的两周内，你是否出现入睡困难？
□ 1 总是如此　□ 2 大部分时间如此　□ 3 经常如此　□ 4 有时如此
□ 5 偶尔如此　□ 6 很少如此　□ 7 从来没有

17. 在过去的两周内，你是否因为腹部不适感到困扰？
□ 1 总是如此　□ 2 大部分时间如此　□ 3 经常如此　□ 4 有时如此
□ 5 偶尔如此　□ 6 很少如此　□ 7 从来没有

18. 在过去的两周内，你是否担心你的肝病会影响你的家庭？
□ 1 总是如此　□ 2 大部分时间如此　□ 3 经常如此　□ 4 有时如此
□ 5 偶尔如此　□ 6 很少如此　□ 7 从来没有

19. 在过去的两周内，你是否出现情绪波动（情绪时好时坏）？
□ 1 总是如此　□ 2 大部分时间如此　□ 3 经常如此　□ 4 有时如此
□ 5 偶尔如此　□ 6 很少如此　□ 7 从来没有

20. 在过去的两周内，你是否在晚上失眠？
□ 1 总是如此　□ 2 大部分时间如此　□ 3 经常如此　□ 4 有时如此
□ 5 偶尔如此　□ 6 很少如此　□ 7 从来没有

21. 在过去的两周内，你是否出现肌肉痉挛？
□ 1 总是如此　□ 2 大部分时间如此　□ 3 经常如此　□ 4 有时如此
□ 5 偶尔如此　□ 6 很少如此　□ 7 从来没有

---

22. 在过去的两周内，你是否担心你的症状会发展为一个很严重的问题？

□ 1 总是如此　□ 2 大部分时间如此　□ 3 经常如此　□ 4 有时如此
□ 5 偶尔如此　□ 6 很少如此　□ 7 从来没有

---

23. 在过去的两周内，你是否出现过口干？

□ 1 总是如此　□ 2 大部分时间如此　□ 3 经常如此　□ 4 有时如此
□ 5 偶尔如此　□ 6 很少如此　□ 7 从来没有

---

24. 在过去的两周内，你是否出现过压抑？

□ 1 总是如此　□ 2 大部分时间如此　□ 3 经常如此　□ 4 有时如此
□ 5 偶尔如此　□ 6 很少如此　□ 7 从来没有

---

25. 在过去的两周内，你是否担心你的身体状况越来越差？

□ 1 总是如此　□ 2 大部分时间如此　□ 3 经常如此　□ 4 有时如此
□ 5 偶尔如此　□ 6 很少如此　□ 7 从来没有

---

26. 在过去的两周内，你是否精力不能集中？

□ 1 总是如此　□ 2 大部分时间如此　□ 3 经常如此　□ 4 有时如此
□ 5 偶尔如此　□ 6 很少如此　□ 7 从来没有

---

27. 在过去的两周内，你是否因皮肤瘙痒而困扰？

□ 1 总是如此　□ 2 大部分时间如此　□ 3 经常如此　□ 4 有时如此
□ 5 偶尔如此　□ 6 很少如此　□ 7 从来没有

---

28. 在过去的两周内，你是否经常担心你的病不可治愈？

□ 1 总是如此　□ 2 大部分时间如此　□ 3 经常如此　□ 4 有时如此
□ 5 偶尔如此　□ 6 很少如此　□ 7 从来没有

---

29. 在过去的两周内，如果你无偿可以获得一次肝移植的机会，而且你确实需要肝移植，你会非常担心所移植肝脏的存活问题吗？

□ 1 总是如此　□ 2 大部分时间如此　□ 3 经常如此　□ 4 有时如此
□ 5 偶尔如此　□ 6 很少如此　□ 7 从来没有

五、慢性乙型肝炎中医特色慢病管理方案示例

2017 年（丁酉）·夏季（第一阶段）

随访编号：YG004502

姓名：姚某

性别：男

年龄：33 岁

诊断：慢性重度乙型病毒性肝炎

体质辨识时间：2017 年 5 月 7 日

阅读须知

·本方案模板为广东省中医院肝病科池晓玲主任领导的慢病管理团队制作，由池晓玲主任审核通过。

·本方案作为配合专科治疗的建议，不作为单独治疗使用。

·本方案是以季度为节点进行调节的，四个季度为一轮。

·建议您下季度（2017 年 8 月 7 日立秋）前至门诊或病房主管医生处，由您的医生评估是否需要进行下一阶段体质调养，再由慢病门诊医生根据您的体质变化重新调整健康调养方案。

·本方案交由您保管。本方案前两页另行打印，归入病历存证。

中医体质辨识报告

尊敬的朋友：

根据中医体质学，结合您的病史、症状、中医四诊、检查报告及《中医体质评估量表》，我们经过综合评估，判断您目前的体质类型属于：

气虚质

中医健康调养咨询方案（基础篇）

尊敬的朋友，当您拿到这套调养咨询方案的时候，您即将进入 2017

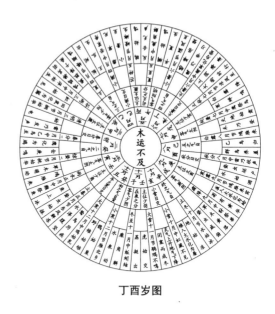

年丁酉年夏季的自我健康管理之中。

我国古代的医学家一方面认识到天气变化为致病的原因，另一方面也观察到不同的人体体质对气候的反应有所不同。因此我们针对您的病情与特殊的体质状况，为您制作了这本健康调养手册。

本方案参考了中医学"五运六气"学说的内容，通过推论天象、气象、物候及人体生理、病理的变化，探索自然现象与生命现象的共有周期规律，从而指出您身体的生理病理规律及相应的防治方法。

丁酉岁图

★ 运气养生，知常达变

夏季艳阳普照，雨水充沛，天地之气交合，是万物繁荣、茂盛秀美的季节。人们应当晚卧早起，不要厌恶白天太长，要保持心情愉快，精神饱满，使人容颜气色秀美，使体内的阳气宣发于外，对外界事物要有浓厚兴趣，这就是适应夏季的气候特点、保护长养之气的养生之道。

以上是在气候平和的夏天养生的一般技巧。但是因为今年是丁酉年，从运气学来讲，是木运不及之年，在今年夏季，出现"炎暑燔烁之复"。因此，针对您的体质的管理，不能单靠一般养生技巧，而是有一些特别需要注意的地方。

★ 饮食宜忌一览表

▶ 适宜食品，推荐食用

【五谷类】薏苡仁（又叫薏米、苡米）、小米、玉米、甘薯、白扁豆、赤小豆、豌豆。

【水果类】大枣、樱桃、桃子、柚子、木瓜、苹果、柑橘、草莓。

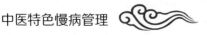

【蔬菜类】生菜、芹菜、卷心菜、紫菜、苦菜、青菜、丝瓜、芥菜、花椰菜、佛手瓜、南瓜、茭白、茄子、莴笋、萝卜、藕、番茄、土豆、洋葱、甘蓝、枸杞苗、生姜、大蒜、木耳、香菇、草菇。

【肉蛋类】鸡蛋、瘦猪肉、兔肉、鸭肉、水鱼、黄鳝、鲫鱼、皖鱼、鲥鱼。

【其他类】枸杞子、茯苓、百合、大枣、白果、陈皮、鸡内金。

▶ 禁忌食品，宜慎宜戒

【廿碳五烯酸含量高的鱼】少食。如金枪鱼、沙丁鱼、秋刀鱼、青花鱼。

【可能导致湿热的食物】少食。如牛肉、羊肉、瓜子、辣椒以及火锅等。

【滋腻、难消化的东西】少食。如肥肉、粽子、年糕，以及阿胶等滋补之品。

【高糖高盐食物】少食。如甜菜、奶油、巧克力、蛋糕、年糕、月饼、汤圆、高糖饮料，以及咸鱼、咸菜等。

【生冷、寒凉性食物】慎食。如冷饮、凉拌食物，以及海蜇、田螺、螺蛳、蛤蜊、蟹、青蛙肉、水蛇、蚌肉、黑鱼、鸭蛋、西瓜、冬瓜、黄瓜等。

【破坏免疫力的食物】慎食。如方便面、羊肉串、松花蛋，以及油炸食品等。

【可能导致出血的食物】忌食。如蝎子、蜈蚣以及具有显著活血化瘀作用的食物和中药（专科医生的处方除外）。

【高铜饮食】忌食。如动物肝、动物血，以及海蜇、乌贼、螺类等含铜量高的食物。

【肝毒性的食物】禁食。如酒和霉变、腌制食物（霉花生、霉黄豆、咸鱼、腌菜）等。

★辨证施膳一览表

▶ 以苦以辛，润之散之

【宜苦辛食物】由于热气来复，今年夏季气候非常炎热，皮肤、腠理开泄，容易导致体液亏耗。对气虚体质的您来说，更加容易导致体液耗伤。应该选择具有淡苦味的食物。苦味食物因为含有生物碱等物质，可以起到消除疲劳、增加体液的作用。另外，由于外界温度升高，您的气血趋向体表，内脏血量减少，脾胃功能则欠佳。为了维持良好的消化吸收能力，还应该适当选择具有辛味的食物，以增强食欲。针对您的体质，推荐莲子、奇异果、山楂、醋等食物。

【宜清淡食物】在木运主岁的今年，由于夏季炎热来复，最易伤津耗气，加之体表毛细血管扩张，血液多集中在体表，胃肠血液相对不足，容易导致消化功能减退。您是气虚体质，本身胃肠功能欠佳，因此，饮食除了苦、辛味道之外，还应该以清淡、易消化食物为宜。《备急千金要方》提倡："常宜轻清甜淡之物，大小麦曲，粳米为佳。"朱丹溪《格致余论·茹淡论》说："若谷菽菜果，自然冲和之味，有食人补阴之功。"结合您的体质，您的脾胃气弱，饮食以清爽、滋润、温和不刺激为主。推荐丝瓜、佛手瓜等食物。

【慎生冷食物】中医认为，夏季为心火当令。心为阳中之阳，心阳旺盛，对血液循环（防治肝脏纤维化）、对营养吸收作用（促进内脏修复）都很有好处。因此在饮食上必须保护体内阳气。您属于气虚体质，本身阳气不足，首先要忌贪凉而食生冷，每次进食必须有热食才适宜。像古语说的"天时虽热，不可贪凉；瓜果虽美，不可多吃"，建议少吃凉拌、冰冻食物。

【增加饮水量】今年春季阳明燥金司天，气候干燥，容易导致津液脱失。因此建议您增加饮水量。多饮水可增加循环血容量，可降低毒物对肝脏的损害，有利于养肝和促进代谢废物的排泄。此外，补水还有利于腺体分泌，尤其是胆汁等消化液的分泌。夏季的饮水形式，推荐以饮用粥水为主。

【时刻预防肝病并发症】结合您目前肝病状况，建议您做饭时以蒸、煮、焖、烫、炖等为主，少煎炸、红烧、烤焦、腌制；佐料以少糖、少油、少盐为佳。饮食宜清淡、细软、易消化、无刺激、少量多餐。建议您避免吃夜宵，至少在21：00之后不进食。您吃的食物的质地应细软，避免食用生、硬、脆和粗糙的食物（如带刺的鱼、带碎骨的肉或鸡、干炸丸子，含粗纤维多、未切碎的菜蔬等）。

▶ **辨证施膳，顺运伏火**

根据今年的五运六气，结合您的病情和体质状况，以及中医辨证分型，我们为您开处以下夏季药膳方案，建议您平时食用。（请咨询慢病管理门诊专科医生）

【汤方】

1. 夏运汤

结合体质，针对木运不及进行防病。

材料：肉苁蓉5克，牛膝5克（包），白芍5克（包），乌梅4粒，木瓜（半青黄）半个，瘦肉50～100克。

做法：上面药物及瘦肉，加适量水，煮45分钟，吃肉喝汤。

2. 敛火汤

针对炎暑燔烁之复进行防病。

材料：五指毛桃20克，芡实20克，砂仁2个，陈皮5克，桃仁5克，瘦肉50～100克。

做法：上面的药物及瘦肉，加适量水，煮45分钟，吃肉喝汤，药渣也可以吃。

【粥方】

调症粥　以调理目前症状为主。

材料：黄芪10克（包），枸杞子5克，白扁豆30克，鸡内金10克（包），大枣4个，生姜2片，大米适量。

做法：上述材料共煮成粥，当主食食用。

【茶方】

调心饮　若无暇服用上述药膳，可定期服用药茶，以益气生津、养肝活血。

材料：檀香3克，丹参3克，天冬5克，山茱萸5克，白芍5克，远志3克。

做法：上述药物泡水当茶，少量频服。

★ 运动导引一览表

▶ 调心养长，导引意念

【运动大要】夏季运动最好选择在清晨或傍晚天气较凉爽时进行，场地宜选择在河湖水边、公园庭院等空气新鲜的地方。

锻炼的项目以散步、慢跑、太极拳、广播操、骑自行车、拍皮球为好，不宜做过于剧烈的活动。若运动过于剧烈，可导致大汗淋漓，汗泄太多，不但伤阴气，也容易损伤阳气。

【蝴蝶式】本功法是模仿蝴蝶缓慢振动翅膀的一个体式，它有活血化瘀、促进血液流入背部和腹部、增强内脏灌注的效果。具体操作为：

1. 以坐姿体式坐在地上，让两个脚心相对，保持上体直立。双手轻轻握住脚尖，尽可能地让脚跟往会阴的地方内收（以不感到酸胀为佳）。

2. 将你的身体缓缓地向上立起来（以不感到酸胀为佳）。

3. 然后，随着你的匀速呼吸，慢慢地"扇动"双侧膝盖，像蝴蝶展翅一样，维持这个动作 30 ～ 60 秒的时间（以不感到酸腿酸胀为佳）。

▶ 经络按摩，兼调体神

【夏季经络功】本功法乃根据我国最早一部经脉学著作《足臂十一脉灸经》演化而成，通过有意识地依次按摩身体各部位，配合意念使经气流动，逐步将全身调整得自然、轻松、舒适，解除紧张状态，排除杂念，安定心神，从而调和气血，强壮体质，祛病延年。具体操作为：

1. 常采用坐式。沿着每条经络走向，用手指轻轻揉按特定位置，直到局部有温热感。其间伴随意念，想象经气沿着经络方向缓缓移动。

2. 本功法意在放松，放松时注意与呼吸相结合，尽可能微闭双目，自然呼吸，避免呼吸凌乱，避免交感神经兴奋。

3. 每个部位按摩时间为 2 ～ 3 分钟。有条件者配合柔和音乐，效果更佳。

【按摩足少阳脉】（参考《足臂十一脉灸经》）针对夏季木运不及。操作方法：

1. 轻轻揉按双足外踝的前方（附图 –1A）。意念：经气从外踝部流出，灌注到踝骨的里面；然后，经气再由外踝部向上循行。

2. 轻轻按摩双膝部外侧（附图 –1B）。意念：经气从膝部外侧及大腿外侧，到达股骨大转子。

3. 轻轻揉按双侧股骨大转子处（附图 –1C）。意念：经气从股骨大转子流向侧胸部，到达腋窝。

4. 双手交叉，轻轻点按对侧腋窝。意念：经气穿过腋窝，再向上通过后颈部，抵达后脑勺下方两侧凹陷中，即风池穴（附图 –1D）。

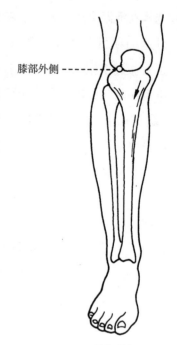

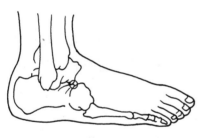

A. 足外踝的前方

B. 膝部外侧

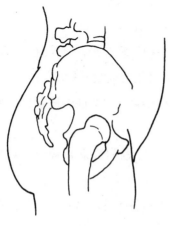

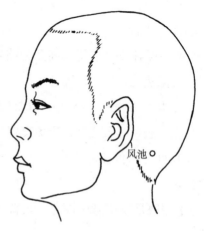

C. 股骨大转子处

D. 风池穴

附图 –1　足少阳脉所过部位

5.用拇指轻轻点按风池穴。意念：经气经过耳部、后头部，而终止于外眼角。

【按摩足少阴脉（参考《足臂十一脉灸经》）**】**针对阳明燥金司天。操作方法：

1.轻轻揉按双侧足内踝后的凹陷处（附图 –2A）。意念：经气从凹陷处流出，向上穿过小腿肚，进入腘窝。

2.轻轻钩按双腿腘窝（附图 –2B）。意念：经气从腘窝流出，沿着大腿内部，到达腹股沟。

3.轻轻揉按双侧腹股沟。意念：经气沿着腹股沟到达腹部，流向骶骨两侧。

4.轻轻摩擦骶骨两侧（附图 –2C）。意念：经气沿着脊柱的内侧向上，通过腋窝，沿着颈部、下颌到达舌根。

5.轻轻咬舌尖 8 ～ 12 下。

6.叩齿、吞津，收功。

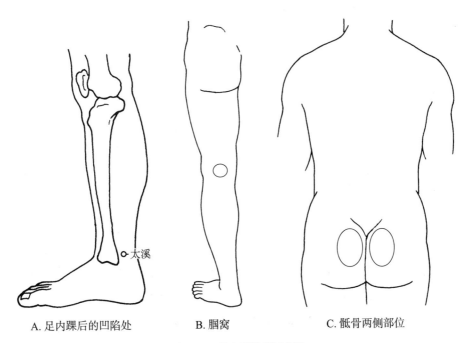

A.足内踝后的凹陷处　　　　　B.腘窝　　　　　　C.骶骨两侧部位

附图 –2　足少阴脉所过部位

中医健康调养咨询方案（阶梯篇）

★木运不及，炎暑流火

按照中医运气学推断，今年（2017年）是"木运不及"之年，上半年金气偏盛，春季燥气、寒气来袭。从自然气候来说，春天应温不温，好像秋季一样。所以称为"春行秋令"。

根据中医运气学理论，由于气候的自调作用，在今年夏季，天气将会变为炎热。春天比往年寒冷，夏季就会比往年炎热。今年春季应温不温，今年夏季就会"炎暑流火"。

也就是说，在今年夏季，自然界气候会变得非常炎热，甚至超越往年。

因为您是气虚体质，在这种气候之下，容易因阴液和正气损耗而出现身体乏力、疲倦、心烦、失眠等并发症，进而影响您的情绪稳定及休息质量。

在木运不及的今年，良好的情绪状态及休息质量是维持内脏功能稳定、延缓脏器衰老、避免或减少恶性疾病的重要因素。

因此，在夏季，精神调养对您来说显得非常重要。

因为神气充足能使您体内的机能旺盛而协调，如果神气涣散则机能受到破坏。乐观处事、笑口常开能使血中氧含量增加，促进血液循环，又是改善肝功能的良方。

对您来说，应该保持良好的心态，以恬静之心，处事泰然，切忌发怒，使身体的气机正常宣发，通泄自如；要保持愉快自然的心境，表现出对外界环境有浓厚兴趣；还要合理安排工作和生活，调整自己的工作计划和生活节奏。

现代医学证实，有良好心境的人，由于经常处在情绪舒畅愉悦的状态中，有利于调节中枢神经系统的兴奋与抑制，起到保护大脑功能，促进内分泌、免疫、消化等系统发挥正常功能和协调平衡的作用，对延缓脏器衰老、避免或减少恶性疾病的产生，可以起到一定作用。

★阳明司天，草木焦槁

丁酉年的上半年为阳明燥金司天，运气是春寒夏炎。到了夏季，由于火气来复，热气太甚，自然界容易出现"草木焦槁"，也就是外界温度太高而导致柔脆的植物脱失液体而焦枯。

这是由于气候自调，导致矫枉过正，出现新的问题。

对您来讲，因为您是气虚体质，是一种收敛不足的体质，若是受气候影响，汗液过度排泄，易造成体液脱失，使血液浓度升高；另外，大量出汗，使尿量减少，不利于排毒；血液浓度升高、毒素增加，容易形成瘀血状态，进而加重肝脏纤维化程度。因此，在今年夏季，补充充足的液体（如饮用党参水、黄芪水），增强免疫，降低血液黏稠度是很重要的事情。

但喝水也有要求，古人说："不欲极渴而饮，饮不欲多。"建议少量多次饮水。这是因为大渴时极易导致饮水过量，引起血容量急剧增加，容易对肾脏造成负担。

另外，在今年"矫枉过正"的炎热气候下，您的皮肤散热功能会下降，体内余热不但不能迅速散发出去，外界热辐射中的红外线与紫外线反而会穿透皮肤，直达肌肉深层，致使皮肤干燥、局部肌肉痉挛（如腿抽筋），进而出现皮肤溃疡、皮疹、痤疮等疾病。

所以对您来说，宜穿着质轻、宽松、色浅、能反射阳光的舒适夏服，选择易吸汗、透气性能好的面料，衣裤每日至少要换洗一次。

另外，在今年夏季，还要避免在密闭、闷热的环境里生活或者工作，避免做汗蒸、桑拿、火疗等热性治疗，否则容易出现疔疮，对肝脏来讲，容易出现转氨酶升高，甚至黄疸。

此外，推荐多进食药膳粥或者药膳茶，以适当补充体液，并辅助身体功能。（本方案中"辨证施膳一览表"中可查阅到药膳粥及药膳茶）

★华实齐化，脾土受邪

在今年（2017年）岁木不及之年，因为春行秋令，气候偏凉，肝气不及，疏泄失职，脾的运化也受到影响，所以很多人在春天容易出现大便不正常的情况。

到了夏季，这种状况是不是有所改善呢？

因为丁酉年夏季是炎热非常显著的一年，人体的生理活动与外界环境的平衡容易遭到破坏。

对您来说，天气越热，您体内的津液越容易走向体表。因为您属于气虚体质，体内阳气不足，一旦津液过多排泄出去，会把阳气也带走，然后出现脾胃消化功能下降，出现大便黏腻，营养失调，进而会引起体内的营养来源不足，导致身体恢复缓慢。

中医将这种状况叫"华实齐化"，意思是开花和结果同时出现，也就是说，本来在夏季旺盛的阳气，可以使身体代谢加快，促进组织修复再生，但因为木运不及，春季生机失旺，加上夏季火热来复，耗伤体内津液，导致内脏功能下降，体内化源相对不足，因此，维持身体康复的能力也就不足。

那么如何对付这种情况呢？

我们建议，在这个季节，应该努力发扬"春夏养阳"的中医养生之道。

"春夏养阳"是指在春夏之时，努力充养、保护体内阳气（不是体外阳气，所以晒太阳、桑拿、火疗通通都是错误的），使之充沛并不断旺盛起来。

因此，丁酉年夏季，凡有耗伤阳气及阻碍阳气充实的情况均应该避免。

不宜长时间劳作，要防止汗出过多，但也不能不出汗。如果长时间在空调下生活，常居于低温之中，非时之寒，易致暑湿内困，也会耗伤体内阳气，出现身体沉重、怕冷、没胃口、消化不良、大便烂、筋骨酸痛等症状。

避免进食冷冻食品，避免服用通便药物，适当配合进食温润食品。肉苁蓉作为一种温润、补阳中药，在夏季可以适当佐食。正如《养生镜》所说："夏之一季是人脱精神之时，此时心旺肾衰，液化为水，不问老少，皆宜食暖物，独宿调养。"

体内阳气旺盛，脏腑功能才能趋于良好，合成营养、排泄废物才能顺畅，在夏季，生机才能旺盛。

适当尝试"蝴蝶式"，可以改善夏季瘀血状态，建议您每日做一次。（蝴蝶式做法在"运动导引一览表"中可以查阅得到）

★内舍胘胁，外在关节

胘胁是腋下到胁肋部的位置，关节是指四肢关节。

中医认为，肝主筋，关节为筋之府。在今年夏季，由于木气不及，肝对筋的作用减弱，因此在人体疾病方面主要表现在关节、筋腱活动不利，容易出现肘膝关节、肩关节、颈椎关节、腰关节不舒服的症状。又因为腋下到胁肋部位是肝经循行之处，今年肝气不足，因此，胘胁部位也会出现胀闷、隐痛等不舒服症状。

除了肝气不及，在夏季腠理开泄，也易受到风寒暑湿邪气的侵袭，出现胘胁、关节不利。

对您来说，气虚体质属于偏寒性体质，建议睡觉时避免吹风扇，更不宜夜间露宿，睡觉时身体应避开门窗缝隙。在有空调的房间，注意不要让室内外温差太大。

还应该避免裸露上半身，避免贪凉打赤膊。《混俗颐生录》中说："肺俞五脏之表，胃俞十二经脉之长，最不可失寒热之节。"上半身有众多的经脉通过，包括总督阴阳的任督二脉。如果此时胸背受凉，风寒邪气容易侵犯经络，引起胘胁、关节疼痛，甚至由表入里，进而出现体内阳气损耗。

为了改善胘胁和关节的症状，建议您在夏季运动的时候，要意守、调息、动形，也就是将意识活动、呼吸活动、躯体活动密切结合起来。意守是指意识要专注，心无杂念；调息是指对呼吸的调节，要均匀，有节奏；动形是指形体的运动要自然、连贯、刚柔相济。上面三种方式在锻炼身体时要兼顾，则能内练精神、脏腑、气血，外练筋骨、四肢，使内外和谐，气血周流，形神合一，从而达到阴平阳秘的效果。

选择适合的运动项目能增强您的体质，避免邪气入侵。运动时避免玩手机、听歌、聊天，要一心一意，控制好呼吸，这样可以避免因交感神经系统兴奋而多汗，以防伤阳伤阴。（选择运动项目在"运动导引一览表"中可以查阅到）

★清热之气，持于气交

丁酉（2017）年的夏季，有一段特殊时期，对您来说比较重要，需要留意。

中医运气学理论有一句话概括，叫作"清热之气，持于气交"。

"清热之气"指丁酉年特有的上半年阳明司天之气与下半年少阴君火在泉之气；"持于气交"，此处指上半年与下半年之间。

简单来说，就是在今年上半年与下半年之间，特别是三之气、四之气交会（大概小满到大暑节气）的时候，气候极不稳定，时凉时热，以清凉为主，甚至会"燥极而泽"，天气变化剧烈，出现雨水偏多、湿气偏重。

中医学认为，雨水、湿气均为阴邪，性质重浊，容易阻遏身体的气机和功能。在潮湿的气候里，体表的水气不能很快蒸发掉，会引起体温升高，容易使机体的热平衡遭到破坏。

因为您是气虚体质，本身脾胃运化水湿的机能不足，如果身体的热代谢能力被损伤，可能引起腹胀、大便烂、黄疸、脓肿等症状或疾病。因此，在这段时间，对内衣的选择很重要。

最理想的内衣的材料有麻、丝、棉织品，它们具有良好的透气性、吸湿性、排湿性、散热性。而涤纶、化纤内衣的透气性就比较差，稍有出汗，内衣便发黏，热量不易散发，形成闷热、潮湿的环境。

除了衣服要随时更换外，建议您夏季散步或做运动导引时，配合腹式呼吸。这种运动可以使膈肌上下运动以及腹部肌肉收缩与放松，促进腹腔血液循环，加强内脏灌注，并对腹内脏器起到一种生理性的机械按摩作用，这对改善内脏功能十分有利，对促进内脏排毒也能起到一定效果。

按摩足少阴经脉能够缓解这种特殊气候的影响。（足少阴经脉及其按摩方法在"运动导引一览表"中可以查阅到）

★草木再荣，其主苍早

今年是"岁木不及"之年，因为春季气候偏凉，草木在春季、夏初生长不好。人与天地合一，从理论上推断，您的身体在春季、夏初也会有健康波动的情况。

因此，在夏季大暑节气之前，您都应该小心翼翼，保证休息，保证睡眠充足、情绪稳定，避免身体出现不良状况。

按照中医理论，丁酉年在大暑之后、秋分之前，是"草木再荣"，也就是这时您的身体会趋向更加健康，病情趋向更加稳定。

但是，当您觉得大暑之后、秋分之前这段时间比较舒服的时候，更应该减轻身体负担，不能熬夜或者过度运动，以防消耗您的精力。

为什么呢？"其主苍早"，暗示草木早凋，而身体的恢复能力也是有限的。

因此，还有两件重要的事情需要注意：营养和睡眠。

首先要适当增加"原材料"，以对付"华实齐化"的状况，饮食的科学搭配就很重要了。

推荐多吃些清淡可口的食物，对于蛋白类（尤其是肉类）、蔬菜类、水果类、五谷类均要适当摄入。若您的血氨正常，可以多摄取蛋白类，如多进食鸡蛋、牛奶、豆浆，或者用豆类、坚果类（核桃、腰果）煮粥等。

但是，在摄取高蛋白食物的时候，前提是大便每日至少 1 次。

另外，夏季的作息时间一旦确定下来，便要自我约束，绝不无故违反，即使在节假日、休息日也不例外，只有这样才能保护生物钟不受影响。

对您来说，作息时间应该做一些相应的调整，适当放慢节奏和速度，并保证良好的睡眠状态。

睡眠是生命活动的基本要素之一，是一种复杂的主动生理过程。睡眠时大脑并非完全休息，而是改变了活动方式。睡眠时肾上腺皮质激素、生长激素等的分泌增多，对您内脏功能的恢复、组织的修复都有好处。

对您来说，推荐晚上 10：00～11：00 时就寝，早上 5：30～6：30 时起床。

莫贪睡，睡眠太久容易引起血流持续减慢，并发动脉硬化等疾病。

夏季日照时间长，由于天气炎热，导致血管扩张，大脑血流量减少，脑神经细胞从血液里面得到的氧气和养料相对减少，身体的自调作用也变差。因此建议您配合午睡，一般以 30 分钟至 1 小时为佳。

午睡时间虽短，但是所产生的效果却很大。它不但有利于补足必需的睡眠时间，使机体得到休息，使神经系统功能恢复，而且能使体力增强，同时可以调整内分泌状态。

午睡时要注意睡眠姿势，可以平卧或者侧卧，并在膝部盖上毛巾被，但不宜俯卧或者伏在桌子上睡觉。俯卧和伏睡会压迫胸部，影响呼吸，使机体得不到完全放松。由于"缺氧"，也会影响肝脏修复。

午睡时间的长短，可根据夜间的睡眠状况和上午的疲倦程度决定。

六、肝硬化中医特色慢病管理方案示例

2018 年戊戌年 · 秋季（第一阶段）

随访编号：GYHSDCQ001203

姓名：关某

性别：男

年龄：63 岁

诊断：肝炎后肝硬化失代偿期

体质辨识时间：2018 年 8 月 12 日

阅读须知

· 本方案模板为广东省中医院肝病科池晓玲主任领导的慢病管理团队制作，由池晓玲主任审核通过。

· 本方案作为配合专科治疗的建议，不作为单独治疗使用。

· 本方案是以季度为节点进行调节的，四个季度为一轮。

· 建议您下季度（2018 年 11 月 7 日立冬）前至门诊或病房主管医生处，由您的医生评估是否需要进行下一阶段体质调养，再由慢病门诊医生根据您的体质变化重新调整健康调养方案。

· 本方案交由您保管。本方案前两页另行打印，归入病历存证。

中医体质辨识报告

尊敬的朋友：

根据中医体质学，结合您的病史、症状、中医四诊、检查报告及《中医体质评估量表》，我们经过综合评估，判断您目前的体质类型属于：

阴虚质，兼有湿热质倾向

中医健康调养咨询方案（基础篇）

尊敬的朋友，当您拿到这本调养咨询方案的时候，您即将开始进入

2018年戊戌年秋季的自我健康管理之中。

我国古代的医学家一方面认识到天气变化为致病的原因，另一方面也观察到不同的人体体质对气候的反应有所不同。因此我们针对您的病情与特殊的体质状况，为您制作了这本健康调养手册。

本方案结合中医学"五运六气"学说的内容，通过推论天象、气象、物候及人体生理、病理的变化，探索自然现象与生命现象的共有周期规律，进而指出您身体的生理病理规律及相应的调治方法。

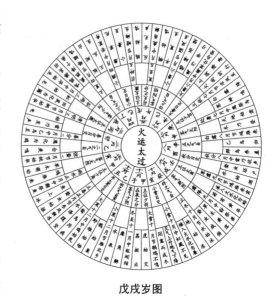

戊戌岁图

★您的体质特点

经过综合评估，我们判定您主要属于阴虚质体质。阴虚质的产生大多是由于过度思虑，或者营养不良，或者消耗太过，导致体内精、血、津、液亏少，以阴虚内热和干燥等表现为主要特征的体质状态，是一种"亏虚的""倾向热性"的体质。

我们结合您的情况，按照重要程度，为您依次安排以下健康调养项目。

★饮食宜忌一览表

▶ 饮食要点

【避免进食干燥、辛辣的食物】

今年大运是火运太过，本阶段气候又是偏热为主。您兼有湿热质倾向，火运太过与心脏、小肠相关性比较大，饮食上应该少进食干燥、辛辣的食物，才能避免加重体内热毒产生，起到预防瘀血和预防肠道排毒障碍的效果。

【进食微酸味道的食物】

按照四时理论，本阶段身体气机应该以收敛为常。但运气学提示这段时间以热、湿气候为主，会影响身体收敛之势，导致正气耗损。饮食上应该进食微酸味道食物，以加强收敛之力，如淡柠檬水、百香果等。

【适当进食黑色和黄色的粗粮】

按照运气学理论，建议这一阶段少进食肥腻肉类，多进食黑芝麻、黑豆、黄豆、小米等食物。这类食物有健脾祛湿、护胃通肠的效果，因为本阶段是太阴湿土在泉，进食这类食物可以改善体质。

【进食有健脾祛湿作用的食物】

本阶段气机收敛受到运气影响，因此，身体的消化功能也会受到影响。您兼有湿热质倾向，本来就存在消化功能不足，因此，要注意保护脾胃，建议吃一些有健脾祛湿作用的食物，如怀山药、扁豆、无花果、生姜、洋葱等。

▶ **三餐及烹饪**

【三餐的安排】

三餐应定时定量，不宜饥一顿、饱一顿。进餐时应细嚼慢咽，不宜狼吞虎咽。

【建议早餐时间】

6：30～8：00，可有轻度饱腹感。

早餐组成参考：建议以推荐的杂粮（选一种或者几种杂粮）煮粥，煮粥时加一点儿百合、南杏仁，也可以加1个鸡蛋。早餐避免进食太多肉类，避免喝茶，避免冷食。

【建议午餐时间】

11：45～12：30，大概八成饱。

午餐组成参考：建议米饭或者面食，加适量肉类、蔬菜，可以佐一些豆类。餐后可以喝几口热茶，洁口消滞。

【建议晚餐时间】

17：30～18：30，大概七成饱。

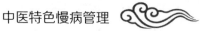

晚餐组成参考：建议米饭或者面食，加适量蔬菜，肉类可少一点，可以喝一碗汤。

建议您避免吃夜宵，至少在21：00之后不进食。

【烹饪建议】

饮食宜清淡、细软、易消化、无刺激。避免生、硬、脆和粗糙的食物（如带刺的鱼、带碎骨的肉或鸡、干炸丸子，以及含粗纤维多、未切碎剁细、不易煮软的菜蔬）。

烹调以蒸、煮、焖、烫、炖等为主，少煎炸、红烧、烤焦、腌制。

佐料以少糖、少油、少盐为佳。

▶ 推荐食物

【五谷类】粳米、小米、黑芝麻、黑豆、黄豆、甘薯。

【水果类】雪梨、香蕉、甘蔗、橄榄、葡萄、香瓜、火龙果、金橘、柠檬、百香果、红富士苹果。

【蔬菜类】荸荠、白菜、黄瓜、油麦菜、怀山药、银耳、豆薯（别名沙葛）、粉葛、丝瓜、生菜、绿豆芽、菱角、萝卜。

【肉蛋类】淡水鱼、乌骨鸡、乌贼、瘦肉、鲫鱼、鸡蛋。

【煲汤材料类】莲子、菊花、百合、蜂蜜、麦冬、茯苓、党参、沙参、龙眼肉。

▶ 慎吃食物

【滋腻、难消化的东西】建议少吃肥肉、粽子、年糕以及阿胶等滋补之品。

【含糖量高或者很咸的食物】建议少吃甜菜、奶油、巧克力、蛋糕、年糕、月饼、汤圆、高糖饮料等。

【可能导致湿热的食物】建议少吃牛肉、羊肉、瓜子、火锅、辣椒等。

【廿碳五烯酸含量高的鱼】建议少吃金枪鱼、沙丁鱼、秋刀鱼、青花鱼。

【忌高铜饮食】建议少吃海蜇、乌贼、螺类等含铜高的食物。

▶ 禁吃食物

【肝毒性的食物】酒和霉变、腌制食物，如霉花生、霉黄豆、咸鱼、腌菜等。

▶ 推荐药膳

【戊戌年秋季八月膳方】

材料：玉竹15克，薏苡仁30克，山楂10克，党参15克，生姜5～6片。

做法：上述材料加瘦肉（或排骨）2～3两，煲汤45分钟，食用；也可以煮水代茶喝；或者煮水后去渣，以汤水煮薏苡仁为粥，每周1～2次。

功效：养阴清热利湿，益气健脾。

【戊戌年秋季九月膳方】

材料：白术10克，陈皮5克，莲子30克，南杏仁15克，五指毛桃30克。

做法：上述材料加瘦肉（或排骨）2～3两，煲汤45分钟，食用；也可以煮水代茶喝；或者煮水后去渣，以汤水煮粳米为粥，每周1～2次。

功效：和胃助运，益气扶正。

【戊戌年秋季十月膳方】

材料：麦冬10克，沙参15克，怀山药15克，生姜3片，百合15克。

做法：上述材料加瘦肉（或排骨）2～3两，煲汤45分钟，食用；也可以煮水代茶喝；或者煮水后去渣，以汤水煮粳米为粥，每周1～2次。

功效：养阴益肺，和胃润燥。

▶ 饮食补充

《遵生八笺》指出，但凡春秋之际，是旧病、久病复发或者加重的时间，饮食一定要小心谨慎，不能一味相信"秋冬大补"，不要因胡乱进补而损害身体。

对您来说，本季度8月份养生，重点在胃。在这个月份，进食不宜太饱，不宜进食黏腻、难消化的食物，不宜进食燥热辛辣食物。

9月份养生，重点在收。在这个月份，应该避免进食葱、蒜、香菜、新姜等发散之物，以免耗气伤阴，影响气机收敛。

10 月份养生，重点在润。在这个月份，气候逐渐转为干燥，故应适当选用润燥、质地轻灵的药食两用之品，以平补为要。像芝麻、百合、南杏仁等都属于此类，但是应避免生冷凉瓜之类。

★ 运动导引一览表

▶ 运动建议

随着时间推移，本季节的气候从湿热逐渐变为干燥。

对您来说，运动方式、运动程度可以随着时间推移而改变。

在 8 月份，运动以散步为主，伴随身体轻度出汗，避免过度喘息，时间以 30～40 分钟为宜。运动后不要马上大量喝水，建议运动后半小时，等到疲劳消除，再少量喝温开水。

在 9 月份，运动以散步、快走、八段锦、太极拳等相对缓和的运动为主，身体微微出汗即可，避免过度喘息。时间则可适当加长，40 分钟～1 小时为宜。运动后不要马上大量喝水，建议运动后等疲劳消除，再少量喝温开水。

在 10 月份，运动以散步、太极拳等轻柔运动为主，时间则可进一步加长至 1 小时以上。建议运动期间避免出汗，运动后可少量喝温开水，也可喝一点儿淡茶。

建议以在早晚时间段进行运动为主，尽量选择树木茂盛或者安静宽敞的地方进行运动。

▶ 推荐穴位

结合中医运气理论，本阶段养生您需注重调理脾胃，祛湿消滞。为您推荐以下穴位。

【阳池穴】

取穴：在腕背横纹中，当指伸肌腱的尺侧缘凹陷处。（附图 -3）

【照海穴】

取穴：照海穴位于人体的足内侧，内踝尖下方凹陷处。（附图 -4）

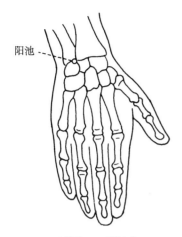

附图 –3　阳池穴

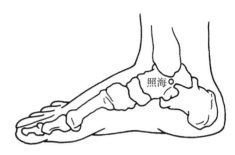

附图 –4　照海穴

【阴陵泉穴】

取穴：该穴位于人体的小腿内侧，膝下胫骨内侧凹陷中，与足三里相对，或当胫骨内侧髁后下方凹陷处（附图 –5）。

简易取穴：阴陵泉在小腿内侧，当胫骨内侧髁后下方凹陷处（将大腿弯曲 90°，膝盖内侧凹陷处）。

刺激方式：

1. 艾条灸：将艾条点燃后，放置于穴位上方 2 ～ 3cm，待到穴位处有透热感时，可用艾条在穴位上方做局部回旋环转，保持透热度。一次艾灸时间可持续 10 ～ 15 分钟，隔 1 ～ 2 日 1 次。

2. 姜擦：取一小片鲜姜，在穴位处轻轻摩擦至局部潮红，并有热感，时间为 1 ～ 2 分钟即可。每日 1 次。

3. 按摩：以拇指或者食指指腹揉按穴位，至局部有酸胀感，时间为 1 ～ 2 分钟即可。

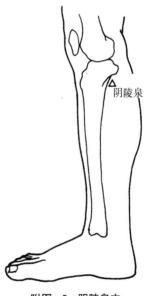

附图 –5　阴陵泉穴

【行经】

经络拍打，以肺经和脾经为主。肺经调气，脾经祛湿，以应对本阶段气候对身体的影响。

【拍打肺经】

疏通肺经，不但可以疏解肝经的郁结，缓解肝区胀闷、胁痛、嗳气、心情烦躁等症状，还可以运化脘腹的湿浊，起到改善营养的效果。对比较敏感的人来讲，在秋季经常拍打肺经，还可以强壮肺气，治疗肺气不足导致的心慌、心悸、精神紧张。

具体做法：肺经在上臂内侧前缘。沿着肺经（附图 –6）拍打，至肩膀处。左右手各 5 分钟（在早晨 5 ~ 7 点拍打）。

【拍打脾经】

中医学认为，脾主运化，为后天之本，对于维持消化功能及将食物

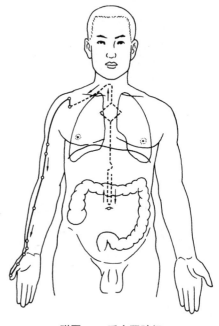

附图 –6　手太阴肺经

化为气血起着重要的作用。若脾经出现问题，会出现腹胀、便溏、下痢、胃脘痛、嗳气、身重无力等。疏通脾经，对体内湿浊排泄也能起到一定效果。

具体做法：沿着小腿内侧中线向上拍打，然后进入大腿内侧前缘，至大腿根部，左右侧各 5 分钟（附图 –7）。

▶ 推荐的导引

本导引改编自中医古籍《诸病源候论》，通过弯腰张膝，使胸腹宽展，体内气机易于流通。再通过展腰、提踵配合吐纳，一则鼓动膀胱气机，"引清去浊"，渗利湿浊之邪；二则通行肾气，"伏火存阴"，化解三焦之热。

预备式　两脚平行站立，与肩等宽，两臂自然下垂，头中正，两眼平视前方，配合自然呼吸，安静放松。

第一式　自然呼吸，身体缓缓前倾做弯腰动作，同时配合屈膝，双手掌前伸至两膝之间，反转将两膝向身体两侧外拨至极点。保持此姿势，进行简易吐纳法（舌舐上颚，以鼻腔吸气，用口腔呼气，吸气时腹部隆起，呼气时腹部回缩）8 次后，回到预备式。

第二式　自然呼吸，屈膝使身体缓缓下蹲，接着身体前倾，两掌前伸至身前撑地，双膝顺势前跪。然后向后展腰，使上半身稍呈后仰状态，双手顺势自然下垂，进行简易吐纳法（舌舐上颚，以鼻腔吸气，用口腔呼气，吸气时腹部隆起，呼气时腹部回缩）8 次。然后身体前倾，两掌前伸至身前撑地，下肢起立，回到预备式。

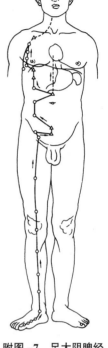

附图 -7　足太阴脾经

第三式　自然呼吸，左下肢足跟缓缓后提，置于左臀之下。接着身体前倾，左手前伸使左掌抓住左膝，并顺势将左膝后推，使左足后跟贴近左臀，稍作停留，回到预备式。左右两侧肢体轮流上述动作共 8 次。

收功　第三式结束后，回到预备式，自然呼吸片刻即可。

中医健康调养咨询方案（阶梯篇）

★情志调节

对您来说，8 月份气候偏湿偏热，您容易出现心烦、失眠的症状。

9 月份气候偏湿偏温，情绪可能会相对稳定。

10 月份偏干燥，对您来说，容易出现口干、肝区不适、情志抑郁。

在这段时间，结合您的体质，在情绪管理方面，8 月份应该避免大怒，不宜斥责别人；10 月份避免话语太多、熬夜，以免真气耗损。

《素问·四气调神大论》说："使志安宁，以缓秋刑，收敛神气，使秋气平，无外其志，使肺气清，此秋气之应。"也就是说，以一颗平常心看待各种变化，放松心情，或外出秋游，登高赏景，令自己心旷神怡；或安静独处，收敛心神，保持内心宁静；或多接受阳光照射，转移不良情绪。

在本阶段一旦出现心烦、思虑、失眠，建议以下调理方式。

茯神 30 克，大枣 3 枚，浮小麦 30 克，百合 10 克，煮水喝。每日 1 剂，温服。

★睡眠时间

本阶段气候虽然暑气仍在，天气闷热，但自然界的阳气变化已经从夏季的"长"的状态转向秋季的"收"的状态。此时睡眠养生，应该适当延长睡眠时间，并坚持早起。一则能顺应阳气的收敛，二则能促进肺气宣降，与四季气机相应。

睡眠时应居室通风，少待在阴暗潮湿的地方，避免湿热侵袭。睡眠的时间为：

晚上 10：00 ～ 11：00 入睡，早晨 6：00 ～ 6：30 起床，中午 12：30 ～ 下午 2：00 午睡。

建议睡前锻炼鸣天鼓功。"鸣天鼓"是我国流传已久的一种自我保健方法。具体做法：两手掌心紧按两耳外耳道，两手的食指、中指及无名指分别轻轻敲击脑后枕骨，共 60 下。然后掌心掩按外耳道，手指紧按脑后枕骨不动，再骤然抬离，这时耳中有放炮样声响。如此连续开闭放响 9 下，每次 3 回，每天 3 次。有调补肾元、强本固肾的功效。

★日常宜忌

8 月份养生，古人认为此时属于否卦，是阴阳闭塞之时，因此"不能妄动"。应避免情绪波动太大，避免中午在室外暴晒。《养生论》认为，夏末秋初，热气酷甚，不可脱衣裸体，贪风取凉。这是因为五脏的背俞穴都在背部会集，一旦受寒受风，就成为邪气进入身体的重要原因。本月应坚持睡午觉，因为气机升发在午时。

9 月份养生，应重点养"收"，尽量选择运动量较小的活动，避免大量出汗，以免损伤阳气和阴液。可以锻炼《遵生八笺》中的坐功：每日早晨，正坐，向左右转头，两手捶背各五到七次，然后牙齿叩动三十六次，调息吐纳，吞咽津液。可以起到收敛阳气、收敛正气的效果。

10 月份养生，应重视精神。建议在这个阶段适当增加阳光照射，每日晒背部（无需脱衣）10 ～ 15 分钟，至背部温热无汗。人脑里有一种腺体叫松果体，对阳光十分敏感，能分泌松果体素（也称褪黑素）和 5- 羟色胺。松果体通过神经纤维与眼睛联系，当阳光强烈时，松果体受到阳光的抑制，分泌激素减少；当阳光强度降低时，松果体兴奋，分泌出的激素就多。当它分泌多的时候，人体内的甲状腺素、肾上腺素分泌减少，人体便会处于抑郁状态，容易感觉到疲惫。

中医健康调养咨询方案（调症篇）

★干燥、瘙痒的调理

▶ 知麻茶

材料：知母 10 克，升麻 5 克，花椒 10 粒。

适用人群：戊戌年秋季，皮肤干燥或者瘙痒的人群。

使用方法：将材料加适量清水放入锅内，大火煮开后改小火煎煮 15 分钟，去渣取汁即可。每日 1 剂。

★情绪、睡眠的调理

▶ 茯神茶

材料：茯神 15 克，酸枣仁 10 克，五味子 3 克，陈皮 5 克，生姜 3 片。

适用人群：戊戌年秋季，情绪抑郁或者失眠多梦的人群。

使用方法：将材料加适量清水放入锅内，大火煮开后改小火煎煮 15 分钟，去渣取汁即可。每日 1 剂。

七、脂肪肝中医特色慢病管理方案示例

2019 年己亥年·春季（第一阶段）

随访编号：ZFG001024

姓名：周某

性别：女

年龄：53 岁

诊断：非酒精性脂肪肝

体质辨识时间：2019 年 1 月 14 日

阅读须知

·本方案模板为广东省中医院肝病科池晓玲主任领导的慢病管理团队制作，由池晓玲主任审核通过。

·本方案作为配合专科治疗的建议，不作为单独治疗使用。

·本方案是以季度为节点进行调节的，四个季度为一轮。

·建议您下季度（2019 年 5 月 6 日立夏）前至门诊或病房主管医生处，由您的医生评估是否需要进行下一阶段体质调养，再由慢病门诊医生根据您的体质变化重新调整健康调养方案。

·本方案交由您保管。本方案前两页另行打印，归入病历存证。

中医体质辨识报告

尊敬的朋友：

根据中医体质学，结合您的病史、症状、中医四诊、检查报告及《中医体质评估量表》，我们经过综合评估，判断您目前的体质类型属于：

痰湿质

中医健康调养咨询方案（基础篇）

尊敬的朋友，当您拿到这本调养咨询方案的时候，您即将开始进入

2019 年己亥年春季的自我健康管理之中。

我国古代的医学家一方面认识到天气变化为致病的原因，另一方面也观察到不同的人体体质对气候的反应有所不同。因此我们针对您的病情与特殊的体质状况，我们为您制作了这本健康调养手册。

本方案结合中医学"五运六气"学说的内容，通过推论天象、气象、物候及人体生理、病理的变化，探索自然现象与生命现象的共有周期规律，进而指出您身体的生理病理规律及相应的调治方法。

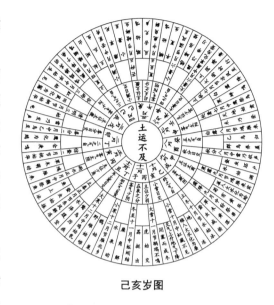

己亥岁图

★ 您的体质特点

经过综合评估，我们判定您主要属于痰湿质体质。痰湿体质属于代谢机能不足的"多余型""倾向寒性"的体质，它的发生多因脏腑功能失调，气血津液运化失常，进而引起水湿停聚，聚湿成痰，痰湿内蕴，留滞体内。

我们结合您的情况，按照重要程度，为您依次安排以下健康调养项目。

★ 饮食宜忌一览表

▶ 推荐食物

【杂粮类】小麦（甘，平）、玉米（甘，平）、芸豆（甘，微温）、绿豆（甘，寒）、莲子（甘涩，平）、小米（甘咸，凉）

【水果类】枇杷（甘酸，平）、苹果（甘酸，平）、山楂（甘酸，温），柠檬（甘酸，平）、柑橘（甘酸，凉）、橄榄（甘酸涩，凉）、番石榴（甘涩，平）

【蔬菜类】卷心菜（甘，平）、胡萝卜（甘，平）、小白菜（甘、平）、荠菜（甘，平）、荷兰豆（甘，平）、土豆（甘，平）、绿豆芽（甘，平）、西兰花（甘，凉）、洋葱（甘辛，温）、香椿（甘辛，温）、白萝卜（甘辛，凉）、芹菜（甘辛，凉）、木耳菜（甘辛，凉）、番茄（甘酸，凉）、彩椒（辛，微热）、韭菜（辛，温）、香菜（辛，温）、青椒（辛，温）、小葱（辛，温）、大葱（辛，温）、生姜（辛，温）、蒜薹（辛，温）、薤头（辛苦，温）、莴笋（辛苦，微凉）

【肉蛋类】乌鸡肉（甘，平）、皖鱼（甘，温）、鳜鱼（甘，平），鮰鱼（甘，平），牛奶（甘，平）、鲫鱼（甘，温）、鸡蛋（甘，温）

▶ 慎吃食物

【慎食破坏免疫力的食物】方便面、羊肉串、松花蛋，以及油炸食品（如油条）等。

【慎食生冷、寒凉性食物】如冷饮、凉拌食物，以及海蜇、田螺、螺蛳、蛤蜊、蟹、青蛙肉、水蛇、蚌肉、黑鱼、鸭蛋、西瓜、冬瓜、黄瓜等食物。

【少吃滋腻、难消化的东西】肥肉、粽子、年糕以及阿胶等滋补之品。

【忌食高铜饮食】少吃动物肝、动物血、海蜇、乌贼、螺类等含铜高的食品。

▶ 禁吃食物

【禁食肝毒性的食物】酒和霉变、腌制食物，如霉花生、霉黄豆、咸鱼、腌菜等。

【禁食高嘌呤的食物】老火汤、海鲜、贝蛤类、海鱼、动物内脏，以及豆类、面筋、坚果、啤酒等。

▶ 使用建议

1.本书推荐食物多为应季食物，在本季度选择性进食我们推荐的食物，对您体质的平衡将起到积极作用。

2.本书建议慎吃的食物，可能对您的体质或者病情造成负面影响，因此建议您日常应当减少这类食物的摄入。

3.对于这本书没有提到的食物或者非应季食物，若您在进食时有疑问，可与慢病管理中心医师沟通（电话：020-39318197）。

▶ **搭配技巧**

在推荐食物内容中，我们已经将食物的"性味"也一并提供，建议您根据我们的意见进行合理搭配，以更好地利用食物价值，改善体质状况。

【春分之前（2月4日～3月12日）】

按照运气理论，今年属于土运不及，上半年厥阴风木司天，春分之前属于初之气，此时主气为厥阴风木，客气为阳明燥金，气候先凉后温，气温逐渐升高，升高过程中又常有寒气侵袭，且有风动之象。

痰湿体质之人，本身阳气不足，肌肉偏于松弛，身体表层防御能力不够。在这种气候下，容易引起咽喉不舒、皮肤疹毒、肌肉酸痛、胃脘不适等表现，还要注意感冒、咳嗽、胃肠炎等感染性疾病。

食物搭配上有以下建议：

杂粮类选择以"甘，平"或"甘，微温"的食物为主，可以混合在一起煮粥，也可以单独吃一种。

水果类选择以"甘酸，温"和"甘酸，平"的为主。

蔬菜类建议以"甘，平"和"甘辛，温"搭配着吃；如果平时有怕冷的症状，也可以"甘，平"和"辛，温"搭配着吃。

肉蛋类则"甘，平"和"甘，温"都可以吃。

【春分之时（3月12日～4月5日）】

此时是天地阴阳交汇并趋向阳热气候的时刻，在这段时间气候可能比较复杂，根据运气理论，有气温下降的可能。因为痰湿质的人常有体表阳气不足，气温下降，寒气入侵，可能对肝胆、胃肠造成不良影响，容易引起肝区痛、黄疸、恶心、呕吐、腹痛、腹泻等症状，这段时间适当温暖脏腑、增强体质会很有好处。

食物搭配上有以下建议：

杂粮类选择仍然以"甘，平"和"甘，微温"的食物为主，但建议在煮的时候加一点生姜和葱白。

水果类选择以"甘酸，热"或"甘酸，微热"或"甘酸，温"的为主。

蔬菜类建议多吃"甘辛,温"或"辛,温"或"辛,微热"类的;如果觉得口干,则可以搭配"甘辛,凉"类蔬菜。

肉蛋类建议多吃"甘,温"类。

【春分之后(4月5日～5月6日)】

春分之后,天地阳气逐渐旺盛,气温越发升高,身体觉得比较舒服。这段时间建议适当进食滋润甘美的食物,以补充身体水分,同时也平衡体热,避免身体阳热太盛,出现"壮火食气"的不良后果。

食物搭配上有以下建议:

杂粮类选择以"甘,平"和"甘,寒"的食物为主。如果出现大便偏烂,建议加上"甘涩,平"类的;如果大便偏干,建议加上"甘咸,凉"类的。

水果类选择以"甘酸,平"和"甘酸,凉"的为主。

蔬菜类建议以"甘平"为主,可以搭配"甘辛,凉"类的;如果觉得口干,则可以搭配"甘酸,凉"或"辛苦,微凉"类蔬菜。

肉蛋类建议多吃"甘,平"类;大便偏烂时,可以进食"甘,温"类。

▶ **使用注意**

1. 按照中医学理论,"酸"味食物有收敛的作用,但如果过量进食,或者食物酸性过偏,也容易引起"泄"。所以在进食酸味食物的时候,特别是水果,请不要一次性大量进食。

2. 按照中医学理论,"辛"味食物有"发散"的作用。如果在发热期间,请避免大量进食辛味食物。

3. 建议多进食不同颜色的蔬菜、水果,避免选择太甜的水果。

▶ **三餐及烹饪**

今年上半年风气淫盛,阳气容易外泄。

痰湿体质之人多伴有代谢机能不足,此时脾胃吸收功能更容易受到影响,因此,本季度饮食仍然建议"以减为佳"。

三餐中,在觉得"还可以吃三四口饭"的时候,就停止进餐,是一个比较不错的做法；或者做到在下一餐 20 ～ 30 分钟前有轻度饥饿感，也是很好的做法。

建议您避免吃夜宵，至少在 21：00 之后不进食。

己亥年土运不及，春季气候偏燥，建议平时定期喝少量温水。饮水可增加循环血容量，可降低毒物对肝脏的损害，有利于养肝和促进代谢废物的排泄。此外，补水还有利于腺体分泌，尤其是胆汁等消化液的分泌。

建议烹调以蒸、煮、焖、烫、炖等为主，避免油炸、煎炒、烘焙等做法，佐料以少糖、少油、少盐为佳。

另外，应该避免进食生、硬、脆和粗糙的食物，减轻春季胃肠负担。

▶ **特别建议**

春分之前（2 月 4 日 ～ 3 月 12 日）

慎吃大块肉类，或者黏腻难化、冷硬难嚼的食物。

春分之际（3 月 12 日 ～ 4 月 5 日）

慎喝浓茶、咖啡、酒精等影响精神情绪之物。

春分之后（4 月 5 日 ～ 5 月 6 日）

避免进食生冷、冰冻、凉拌食物。

▶ **推荐药膳**

【二月份膳方】

材料：陈皮 5 克，防风 10 克，天麻 5 克，鲜怀山药 2 两，生姜 15 克。

做法：上述材料加瘦肉 2 ～ 3 两或者乌鸡半只切块，煲汤 45 ～ 60 分钟，食用。也可以煮水代茶喝，或者煮水后去渣，以汤水煮杂粮为粥，每周 1 ～ 2 次。

【三月份膳方】

材料：巴戟天 15 克，黄芪 15 克，葱白 2 根，生姜 15 克。

做法：上述材料加瘦肉（或排骨）2 ～ 3 两，煲汤 45 分钟，食用。也可以煮水代茶喝，或者煮水后去渣，以汤水煮杂粮为粥，每周 1 ～ 2 次。

【四月份膳方】

材料：党参 20 克，南杏仁 15 克，乌梅 2 枚，浙贝母 10 克，生姜 10 克。

做法：上述材料加瘦肉（或排骨）2～3两，煲汤45分钟，食用。也可以煮水代茶喝，或者煮水后去渣，以汤水煮粳米为粥，每周1～2次。

【五月上旬膳方】

材料：莲子（带心）15克，绿豆10克，五指毛桃15克，山楂5克。

做法：上述材料加瘦肉（或排骨）2～3两，煲汤45分钟，食用。也可以煮水代茶喝，或者煮水后去渣，以汤水煮粳米为粥，每周1～2次。

▶ 特别建议

1. 每个月吃当月的药膳就可以。若有新的症状，可联系慢病管理中心进行调整，或者由慢病门诊医生重新处方制膳。

2. 一般每剂药膳可以煲成3～4碗，分1～2餐吃完，也可以和家属分吃。

★ 运动导引一览表

▶ 运动建议

本季节的气候从凉（大寒）转温（立春），又转凉（春分），然后再逐渐爬升。

【春分之前（2月4日～3月12日）】

寒气稍退，气候转温，此时运动量可以逐渐增加。如从大步走逐渐转为快走，每次时间20～30分钟，身体微微汗出湿润即可，避免大汗淋漓。如果快走不容易出汗者，可以逐渐改为慢跑15～20分钟，应该避免过度喘息。运动后记得喝少量水。

【春分之时（3月12日～4月5日）】

要警惕倒春寒出现。这段时间气温可能会偏寒，所以运动量也要相应减少。建议以散步、快走、登山等相对舒缓且可活动全身关节的运动为主，身体微微出汗即可，避免过度喘息。时间以30～40分钟为宜。

这段时间做八段锦、太极拳、站桩等传统导引锻炼也是非常推荐的。

【春分之后（4月5日～5月6日）】

气温逐渐升高，运动量可逐渐增大，建议以快走、慢跑、原地投篮、跳绳等运动为主，少许喘息及出汗都是允许的。记得运动时要衣着保暖，运动完记得迅速更换湿衣。运动时间以 20 ～ 40 分钟为宜。运动后可少量喝水。

▶ **特别建议**

通常需要一定程度的体重下降（半年内减少初始体重的 3% ～ 5% 以上）才能有益于您的脂肪肝的改善。但是，每月以减少体质量不超过 2.5kg 为宜。

建议在上午阳光明媚的时间段运动为主，选择避风避寒且安静宽敞的地方运动。

▶ **推荐穴位**

【尺泽穴】

取穴：在肘横纹中，肱二头肌腱桡侧凹陷处。简易取穴：伸臂向前，仰掌，掌心朝上，微微弯曲约 35 度。以另手手掌由下而上轻托肘部，弯曲大拇指，指腹所在肘窝中一大凹陷处即是（附图 -8）。

做法：可以用拇指轻轻揉按，以感到酸胀为度（1 ～ 2 分钟）。也可以以另手手指轻轻拍打 1 分钟。

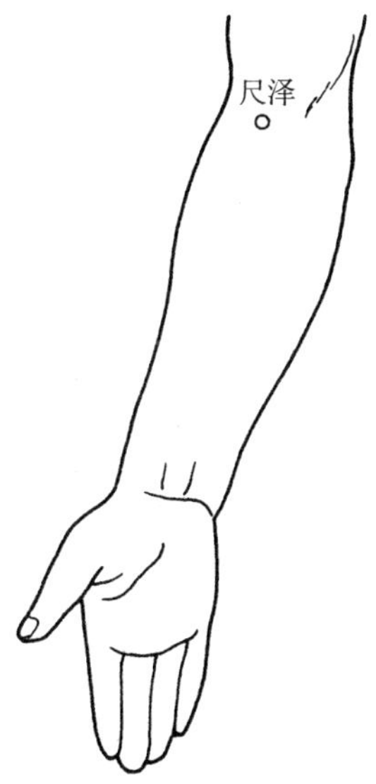

【不容穴】

取穴：在上腹部，当脐中上 6 寸（除拇指外，其余四指并排为 3 寸），距前正中线 2 寸（拇指宽度为 1 寸），即为此穴（附图 -9）。

做法：以手掌鱼际处轻轻揉按，至局部有温热感（2 ～ 3 分钟）。

附图 -8　尺泽穴

【行经】

本季度气候寒温波动较多，身体容易出现气机疏泄失职，建议平时敲打胆经，以调节气机。

【胆经】见附图 -10。

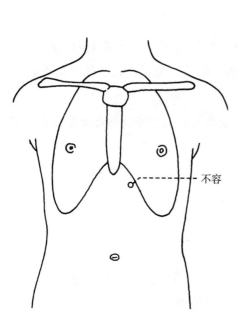

附图 -9　不容穴

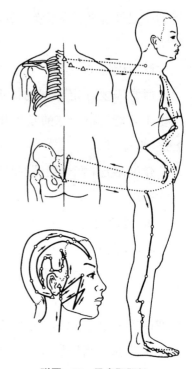

附图 -10　足少阳胆经

▶ 推荐导引

【拓颊搂肘金降木】

根据运气学理论，本季度木气偏旺，人体正气容易外泄。为了避免在本季度正气耗散过多，建议您锻炼以下导引功。

本导引功改编自古籍《诸病源候论》。该功法通过推按双颊部（拓颊）、内收肩关节（搂肘）等动作，配合胸部和腰部的运动，带动手阳明大肠经和相关气血的运行。中医学认为，手阳明大肠经在五行属金，为多气多血的经络，可助阳气升发，也可调节胃肠传导机能，且由于肺与大肠相表里，故能同时起到内强外壮之效，增强肺脏卫外之力。

具体步骤如下：

预备式　两脚平行站立，与肩等宽，两臂自然下垂，头中正，两眼平视前方，自然呼吸（用鼻腔吸气，用口腔呼气），安静放松。

第一式　双手自身体两侧徐徐抬起，将双手掌置于两侧颊部，掌根托住下颌，指尖朝向正上方，肘部平肩，使头部稍向后仰。吸气时，头部下压、手掌上推，互相对抗，稍作停留，呼气时放松。重复以上动作12次。

第二式　维持第一式下颌与手掌接触、肘部平肩的放松状态。吸气时，肩关节缓缓内收，双肘部向前靠近（下颌与手掌不需用力），稍作停留，呼气时放松。重复以上动作12次。

第三式　维持第一式下颌与手掌接触、肘部平肩的放松状态。呼气时，缓缓弯腰至最大限度（膝关节不弯曲），屏住呼吸，使肩关节内收，双肘部互相靠近，此时肘部和腰部应有拘急感。吸气时，肩关节放松，缓缓直腰至身体直立。重复以上动作12次。

收功　第三式结束后，回到预备式，自然呼吸片刻即可。

中医健康调养咨询方案（阶梯篇）

▶ 春季特点

本阶段运气特点简介如下。

从立春（2月4日）至春分（3月12日）属于初之气阶段，按照运气学理论，"清化行，寒始肃"，因此要特别注意寒气入里，不宜过早减衣、暴露肌肤。尤其在运动出汗后，建议立即擦干皮肤，更换衣服。否则容易诱发感冒，严重的邪入半表半里，容易引起肝区不舒服。

从春分（3月12日）立夏前（5月6日），属于二之气阶段，在3月份到4月份中可能会有寒风冷雨的情况。这段时间应该注意腰腿关节，平时可以用杜仲、白蔻仁、藿香各5克，煮水代茶喝，预防寒湿侵袭。这段时间不建议做剧烈运动，应该像《黄帝内经》所说"被发缓形"，也就是松散头发，衣着宽松，缓慢行走，让身体气血流通就可以了。

4月中旬之后，"阳复化"，气温可能逐渐升高，运气学叫"民病热于中"。这段时间容易引起身体内热或者炎症，尤其是肝病患者，容易出现转氨酶升高或者黄疸。建议：一则避免进食燥热、辛辣食物；二则保持大便通畅。

▶ **情志调节**

根据运气学理论，2019 年土运不及，上半年厥阴风木司天，本季度木气偏旺。一旦肝气不能得到疏泄，可能会使人的情绪高昂亢奋，容易因天气的变化而出现激愤、躁动、暴怒、吵闹等状态，人容易陷入难以自控的情绪中。

因此，在本季度的春季养生方面，情绪上要乐观，不宜抑郁或发怒，不要过分劳累，以免加重肝脏负担。

有肝脏疾患的人，要做到心宽、心静。在繁忙浮躁和充满诱惑的尘世纷扰下，要做到"恬然不动其心"，就能保持机体内环境的稳定，防止心理疾病的发生。

对痰湿体质的您来说，平时您要多到空旷、明亮、绿色的环境中走动，让胸怀变得宽广。

一旦出现不良情绪，推荐您去爬山或者单独一人走一段长路，直到有疲惫感再停下，以改变不良情绪状态。

另外，泡一杯调神茶，会有舒缓精神的效果。（"调神茶"详见"调症篇"）

▶ **特别建议**

在本季度，对您来说，情绪容易波动的时间主要在春分之后。因此，一旦过了春分，经常出去走走吧！

▶ **睡眠时间**

睡眠对您有多重要？

今年是岁土不及之年，由于风木司天，多动少藏，因此运气学认为"化气不令"。也就是植物一直生长，但是不结果实。这显然是不好的，所以又说："收政严峻……苍谷乃损。"

对于人类也是一样。这种气候之下，人体容易偏于"动"，除了上文所说的情绪容易激动，平时动作也趋于活跃，精神偏于亢奋。中医讲究阴阳平衡，有动必有静，否则人体生理环境容易失调。

对于痰湿质的您来讲，也是如此。本身您的阳气不足，如果过度消耗，阳气更加不足，一旦缺乏阳气的温煦和推动作用，身体平衡将被破坏，身体素质、免疫状况、修复再生、排毒功能也均会受到影响。

因此，在本季度，增加睡眠时间，增加"静"的状态，对于减少阳气损耗，增加阴精积蓄，使阳生阴长，正气充满，是非常必要的。

虽然中医有"春三月，夜卧早起"的建议，但参考今年运气特点，我们还是建议本季度睡眠时间可以稍作适当延长。

建议睡眠的时间为：

晚上 10：00 ～ 11：00 入睡，早晨 6：30 ～ 7：30 起床。中午 1：00 ～下午 2：00 小睡 20 ～ 45 分钟。

忌蒙头入睡，应开小气窗通风。睡眠时注意防寒，建议睡前饮用少量温开水。

▶ **特殊症状**

一般来说，春季养生应遵循养阳防风的原则。

阳，是指人体阳气。中医学认为"阳者，卫外而为固也"，即指阳气对人体起着保卫作用，可使人体防御能力增强，免受自然界六淫之气的侵袭。

因此，要注意保卫体内的阳气，凡有损阳气的情况都应避免。

按照运气学说，今年"化气不令"，"民病胃脘当心而痛，上支两胁，膈咽不通"。由于人体正气耗散，阳气易虚，邪气容易乘虚而入，疾病发生在咽、胃、肝及四肢的概率较高。因此，要关注四肢有没有出现干燥、瘙痒或者抽搐，咽喉有没有干燥或者肿痛，胃脘有没有胀闷或者消化不良，肝区有没有不舒服症状。

若出现上述位置的症状，则需警惕，可能与今年运气特点有所关联。建议避免过度消耗精力，以安静少动为主。法宜"平以辛凉"，饮食上可以适当进食"辛""凉"的食物。（辛味、凉性的食物可以参考前面"饮食宜忌一览表"）

中医健康调养咨询方案（调症篇）

【调脂排浊饮】

材料：红曲 3 克，山楂 3 克，木香 3 克，枸杞子 5 克。

做法：开水焗 20 分钟，代茶喝。

功效：调脂排浊。

【疏肝调神茶】

材料：茉莉花 3 克，玫瑰花 3 克，砂仁 1 个。

做法：开水焗 20 分钟，代茶喝。

功效：调神悦志，解忧开郁。

【补中益气茶】

材料：苍术 10 克，人参 5 克，黄芪 5 克，肉桂 1 克。

做法：苍术煮水 20 分钟后，以苍术水焗人参、黄芪、肉桂 20 分钟，代茶喝。

功效：补中益气，温阳固表。

八、自身免疫性肝炎中医特色慢病管理方案示例

2020 年庚子年·春季（第一阶段）

随访编号：ZMG010023

姓名：艾某

性别：女

年龄：58 岁

诊断：自身免疫性肝炎

体质辨识时间：2020 年 1 月 21 日

阅读须知

·本方案模板为广东省中医院肝病科池晓玲主任领导的慢病管理团队制作，由池晓玲主任审核通过。

·本方案作为配合专科治疗的建议，不作为单独治疗使用。

·本方案是以季度为节点进行调节的，四个季度为一轮。

·建议您下季度（2020 年 5 月 5 日立夏）前至门诊或病房主管医生处，由您的医生评估是否需要进行下一阶段体质调养，再由慢病门诊医生根据您的体质变化重新调整健康调养方案。

·本方案交由您保管。本方案前两页另行打印，归入病历存证。

中医体质辨识报告

尊敬的朋友：

根据中医体质学，结合您的病史、症状、中医四诊、检查报告及《中医体质评估量表》，我们经过综合评估，判断您目前的体质类型属于：

湿热质，兼有血瘀质倾向

中医健康调养咨询方案（基础篇）

尊敬的朋友，当您拿到这本调养咨询方案的时候，您即将开始进入

2020 年庚子年春季的自我健康管理之中。

我国古代的医学家一方面认识到天气变化为致病的原因，另一方面也观察到不同的人体体质对气候的反应有所不同。因此我们针对您的病情与特殊的体质状况，为您制作了这本健康调养手册。

本方案结合中医学"五运六气"学说的内容，通过推论天象、气象、物候及人体生

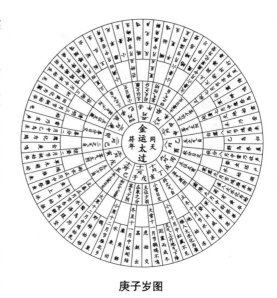

庚子岁图

理、病理的变化，探索自然现象与生命现象的共有周期规律，进而指出您身体的生理病理规律及相应的调治方法。

★ 您的体质特点

经过综合评估，我们判定您主要属于湿热质体质。它的发生多因脏腑功能失调，身体排毒能力下降，湿热之邪在体内酝酿，进而诱发"蓄毒"表现或者"炎症"反应，形成"倾向热性"的体质。

我们结合您的情况，按照重要程度，为您依次安排以下健康调养项目。

★ 饮食宜忌一览表

▶ 推荐食物

【五谷类】荞麦、燕麦、小米、玉米、赤小豆、莲子。

【水果类】莲雾、枇杷、圣女果、山楂、橄榄、柠檬、苹果、樱桃、阳桃。

【蔬菜类】绿豆芽、小白菜、黄瓜、茭白、胡萝卜、荠菜、青菜、花菜、西兰花、生菜、苋菜、番茄、白萝卜、茄子、芹菜、洋葱、香椿、生姜、香菜、莴笋、益母草、马兰头。

【肉蛋类】去皮鸡肉（含乌鸡肉）、皖鱼、鳜鱼、鲫鱼、鸡蛋、奶类。

▶ **慎吃食物**

【产气的食物】豆类（赤小豆除外）、甘薯、芋头、土豆、南瓜，添加木糖醇的饮料等。

【容易引起腹泻的食物】螃蟹、蜂蜜、冻奶、香蕉、柿子等。

【煎炸、烧烤食物】油条、煎堆（又叫麻团）、油饼、方便面、烤饼、烤鱼等。

【冰冻食物】冷饮、冻水果、雪糕、冰啤酒等。

【滋腻、难消化的食物】肥肉、粽子、年糕、汤圆，以及阿胶、熟地黄等。

▶ **禁吃食物**

【具有肝损性的食物】酒和霉变、腌制食物，如霉花生、霉黄豆、咸鱼、腌菜等。

【高嘌呤的食物】老火汤、海鲜、贝蛤类、海鱼、动物内脏，以及豆类、面筋、坚果、啤酒等。

▶ **使用建议**

1.本书推荐食物多为应季食物，在本季度选择性进食我们推荐的食物，对您体质的平衡将起到积极作用。

2.本书建议少吃或慎吃的食物，可能对您的体质或者病情造成负面影响，因此建议您日常应当减少这类食物的摄入。禁吃的食物则应避免进食。

3.对于这本书没有提到的食物或者非应季食物，若您在进食时有疑问，可与慢病管理中心医师沟通。

▶ **三餐及烹饪**

根据中医运气学理论，庚子年金运太过，少阴君火司天，春季气候头尾偏寒，中间偏温，肝气失畅的机会较大。您属于湿热体质，为湿毒内结的体质，春季容易出现"内热外寒"的表现，出现口苦、疼痛、腹胀、便溏、尿黄、烦躁等症状。因此，今年春天的饮食应该以益气生津、养肝达木为主。还要做到以下几点：

三餐不宜太饱（尤其早餐），以免影响肝脾之气升发。

进餐时宜专心定志，以收敛神气；宜细嚼慢咽，以减轻脾胃负担。餐后应该静坐片刻，调节呼吸，或者揉按腹部，以调肝脾气机，促进身体气血平衡。

三餐宜温食，避免进食生冷寒凉或者难消化的食物。建议煮菜、煲汤或者泡茶时适当搭配苦味食物如陈皮、莲子、莲藕、玫瑰花，可以起到散结的作用。

避免吃夜宵（21:00之后不进食）；平时避免进食生、硬、脆和粗糙的食物（如带刺的鱼、带碎骨的肉或鸡、干炸丸子，以及含粗纤维多、未切碎剁细、不易煮软的菜蔬）。

庚子年春季气候偏燥，您属于湿热体质，本身津液不足，建议平时定期喝少量温水。饮水可增加循环血容量，可降低毒物对肝脏的损害，有利于养肝和促进代谢废物的排泄。此外，补水还有利于腺体分泌，尤其是胆汁等消化液的分泌。

【春分之前（2月4日～3月21日）】

己亥（2019）年冬，气候反温，人体肌腠舒张，易受外邪入侵。冬伤于寒，春必温病，春季容易引起流感或其他流行性疾病。

在庚子（2020）年初春，按照运气理论，气候以风、寒为主，兼有雨湿。风气偏旺容易耗伤体内气津（导致血液黏度增高），导致热毒内结加重；寒气、雨湿又容易损伤人体阳气，导致免疫力、抗病力、排毒能力下降（代谢能力受影响）。

您属于湿热体质，因此在日常起居中，一方面要注意衣着保暖，另一方面要避免饮食太甜、太油腻、太咸，防止血液黏稠度增高；要食用温热、易消化、温性的食物，防止代谢受影响。煲汤的时间不宜太久（45～60分钟以内），可以适当添加一点儿杜仲、丹参、山楂、陈皮等补肾活血理气的中药，以增强人体抵抗力，排泄体内毒素。平时可以按照下面【搭配技巧】的内容进行预防。

【春分之时（3月20日～4月3日）】

天寒转暖，寒温转变，对于湿热质的您来讲，此时万万不可大意，因为此时天气变暖可能只是春季寒冷气候的一个小小插曲。如果这时没有做到起居谨慎，到了4月份之后，身体出现疾病的机会将大大增加。

在这段时间里，除了根据气温变化及时增减衣物之外，饮食方面应做到少吃辛辣，少吃肥腻、难消化食物，少吃生冷凉拌食物，以避免加重体内湿浊，影响脾胃运化能力。这段时间要多饮温开水（或者柠檬水、山楂水），但每次的量不宜多，以咽喉湿润为度。

应该适当增加甘味食物，如扁豆、怀山药、乌鸡、鲫鱼、皖鱼等。平时可以按照下面【搭配技巧】的内容进行预防。

【春分之后（4月4日～5月5日）】

在这段时间，气候可能比较复杂，根据运气理论，有气温下降的可能。因为湿热质的人常有气血流通不畅，对您来讲，要注意保暖，避免出汗太多，使气血流通。饮食宜甘淡，煲汤可以适当多加芡实、茯苓、白术、扁豆等祛湿之品。平时可以按照下面【搭配技巧】的内容进行预防。

【烹调】

以蒸、煮、焖、烫、炖等为主，佐料以少糖、少油、少盐为佳。避免进食生、硬、脆和粗糙难化的食物。

▶ **搭配技巧**

【春分之前（2月4日～3月21日）】风寒相袭，兼有雨湿。宜食辛味以散寒，甘味以养正。推荐以下搭配：

辛味	甘味	其他	做法
陈皮少量	红薯	燕麦	煮粥
生姜10克	百合20克	水	煮水喝
—	瘦肉	面、青菜、醋	煮面

【春分之时（3月20日～4月3日）】风寒转暖，寒温转变。宜微苦味以散结，佐甘味以化阴津。推荐以下搭配：

苦味	甘味	其他	做法
莲子 20 克	鲜怀山药 100 克	小米	煮粥
南北杏仁 20 克	龙眼肉 15 克	水	煮水喝
青菜	鸡肉（汤）	面、醋	煮面

【春分之后（4月4日～5月4日）】寒湿兼至，耗人阳气。气候有反常之象，饮食宜甘淡，佐以辛味。推荐以下搭配：

甘淡	辛味	其他	做法
茯苓粉 1 勺	葱白少量	燕麦	煮粥
白扁豆 30 克	陈皮少许	水	煮水
鸡肉（汤）	生姜 15 克	面、醋、青菜	煮面

【使用建议】

在上述的每一段时间里，您可以从搭配表里选一组食物搭配（每横行为一组），经常食用（如每周 1 ～ 2 次）。

▶ 推荐药膳

【春分之前（2月4日～3月21日）】

材料：杜仲 10 克，巴戟天 10 克，党参 30 克，生姜 10 克。

做法：上述材料，加瘦肉（或排骨）2 ～ 3 两，煲汤 45 分钟，食用。

【春分之时（3月20日～4月3日）】

材料：丹参 10 克，黄芪 15 克，莲子 30 克，陈皮 1 瓣。

做法：上述材料，加瘦肉（或排骨）2 ～ 3 两，煲汤 45 分钟，食用。

【春分之后（4月4日～5月4日）】

材料：茯苓 15 克，鸡骨草 15 克，山楂 3 克，五指毛桃 15 克。

做法：上述材料，加瘦肉（或排骨）2 ～ 3 两，煲汤 45 分钟，食用。

【使用建议】

建议按照推荐的时间食用药膳。若有新的症状，可联系慢病管理中心进行调整，或者由慢病门诊医生重新处方制膳。

★运动导引一览表

▶ 运动建议

庚子年春寒凛冽，伴有温邪缠绵。人体正气不足，对于湿热质的您来讲，尤其如此。起居应该时刻谨防耗损正气。

平时最好在有阳光的时候进行运动，以预防寒气入侵而出现肺部疾病。

建议以散步、快走、无器械深蹲等相对舒缓的运动为主，身体微微出汗即可，避免出现喘息。时间以 30 ～ 40 分钟为宜。

这段时间做八段锦、太极拳、站桩等传统导引锻炼也是非常推荐的。运动时间 30 ～ 45 分钟。运动后少量饮水，以咽喉湿润为度。

若早晨运动，不宜选择负重类项目，宜快走、散步或者爬山，以呼吸节律不乱、身体微微汗出为宜。

这段时间有流行病，应避免在晚上运动，尤其不宜大汗淋漓。

▶ 推荐穴位

【气海穴】

取穴：气海穴（附图 –11）位于下腹部，在前正中线上的脐下 1.5 寸处（食指、中指并拢约为 1.5 寸）。

做法：双掌重叠，以鱼际慢慢揉按气海穴，以有温热感为度（1 ～ 2 分钟）。

功效：补气，扶正，温暖脏腑，防止外邪入侵。

【膻中穴】

取穴：双侧乳头之间连线中点（附图 –12）。

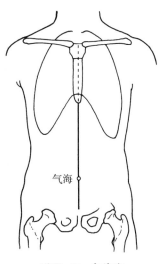

附图 –11　气海穴

做法：可以用鱼际轻轻揉按，以感到温热为度（2 ～ 3 分钟）。

功效：宽胸理气，止痛排脓，有助于排散邪毒。

【行经】

己亥年的上半年少阴君火司天，阳气被郁。正如《素问·六元正纪大论》所说："阳气郁，民反周密，关节禁固，腰脽痛。"建议今年春季刺激手少阴心经。按照古籍记载，手少阴心经挟咽、上肺、循上肢、联系心、肺、目系、喉咙等部位，对改善今年春季流行性疾病引起的咳嗽、胸闷、咽痛、乏力有一定效果。

拍打方法：五指并拢，以指尖处轻轻拍打。拍打路线自腋下起，沿上肢内侧后边，至肘中，再沿前臂内侧后边，到手掌后豌豆骨突起处为止。共 8～12 遍。

【手少阴心经】见附图 –13。

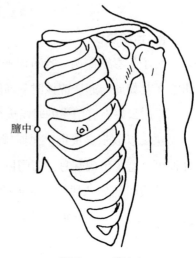

附图 –12　膻中穴

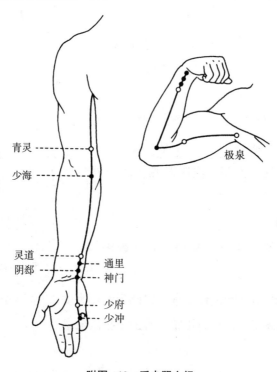

附图 –13　手少阴心经

▶ **推荐导引**

【抱巅瞑目敛阴阳】

根据运气学理论，本季度气候以寒为主。由于去年冬季气候偏温，冬不藏精，今年春季人体容易出现正气不足，导致肝气不畅，邪气容易入侵，形成外感发热疾病。建议今年春季锻炼导引功：按枕摇脊升阳功。

本导引功改编自古籍《诸病源候论》。在进行这套导引锻炼的过程中，可按摩到头项部的风池穴、风府穴、哑门穴、大椎穴等穴位，以及刺激督脉、膀胱经、胆经等经络，起到升阳发陈、益气固表、舒筋解肌的作用，因此非常适合春季锻炼。具体步骤如下：

预备式　两脚平行站立，与肩等宽，两臂自然下垂，头中正，两眼平视前方，自然呼吸（用鼻腔吸气，用口腔呼气），安静放松。

第一式　两手从体侧抬起，至头顶上方，十指交叉，移于脑后，按在头后玉枕骨处，两肘尖指向身体左右方向。吸气时头部用力后仰，两手用力前推，互相对抗，呼气时放松。重复以上动作8次。

第二式　维持第一式头与手紧密接触的状态。吸气时，左肘尖缓缓向左下方画弧转动，带动头颈、躯干与右手臂一同向左侧倾斜，停留片刻，以对侧背部、侧腰部有舒适的抻拉感为度。呼气时，以右肘尖带动，向右转动，让躯体回复中正位置。重复以上动作8次。

第三式　维持第二式头与手紧密接触的状态。吸气时，右肘尖缓缓向右下方画弧转动，带动头颈、躯干与右手臂一同向右侧倾斜，停留片刻，以对侧背部、侧腰部有舒适的抻拉感为度。呼气时，以左肘尖带动，向左转动，让躯体回复中正位置。重复以上动作8次。

第四式　接着第三式头与手紧密接触的状态，交叉的双手向下滑动，按于大椎穴附近。吸气时，颈部稍用力后仰，两手用力前推，同时两肘尖向前稍作并拢，停留片刻，以颈部有一定的按压感为度。呼气时，两肘尖向两侧轻轻展开。重复以上动作8次。

收功　第四式结束后，回到预备式，自然呼吸片刻即可。

中医健康调养咨询方案（阶梯篇）

▶ **起居宜忌**

【春分之前（2月4日～3月21日）】

按照运气学说，在这段时间，主气为"风"，而"风"受客气"寒"的影响，变为风寒，且兼有雨湿，天气像一个冰箱，人体肝气被郁而不得宣发，容易出现咳嗽、胸闷、腹胀、呕逆的现象。您属于湿热体质，还需要预防瘀血内结。这段时间尤其需注意保暖，避免寒邪入侵。建议居住在周密处，微开门窗，以避寒气。日常出门建议戴口罩，不宜多讲话，不宜讲话过快，以防寒邪侵入肾经（少阴经），影响身体免疫状态。此外，这段时间心态宜放轻松，不宜劳神、动怒。

【春分之时（3月20日～4月3日）】

到了3月下旬，春天有了暖意，寒气逐渐减轻，阳气得以舒布，风气得以流行，所以人们感到平和。但须注意，这种状况可能只是暂时的。如果这段时间没有保护好身体的正气，出汗过多，或者恣食生冷，耗伤体内阳气，则到了4～5月份可能会出现外感疾病，或者胃肠疾病。因此，切记，这段时间应该避免过度疲劳，避免过度出汗，避免进食难消化食物，避免大声或者长时间说话，避免过度思虑或者经常玩手机等耗神行为。

【春分之后（4月4日～5月4日）】

这段时间风寒气候有所反复，容易导致体内再次形成结热。对湿热质来讲，要警惕感染流行性疾病。在起居上，一方面要适当增加活动时间以促进气血流通，减少瘀血产生；另一方面，不建议频繁出汗或者过度劳累，减少体内热毒。穿衣建议以下厚上薄为主，以过渡到夏季。

▶ **调神之道**

庚子年的春天少阴君火司天，气候以寒为主，兼风夹湿，人体阳气容易被郁。对于您来讲，可能气郁或者烦闷的情况较明显，应该注意调节情绪，避免过度关注自己，避免思虑耗神。学习静坐或者阅读轻松文字会有一定益处。

若出现以下情志失调，可以相应进行调理：若表现为诸事不如意感，对生活无力感，经常叹气，建议用党参 30 克，桑寄生 5 克，巴戟天 5 克，煮水代茶喝；若表现为容易烦躁，不耐烦，失眠，建议用丹参 10 克，合欢皮 10 克，麦芽 5 克，煮水代茶喝。

睡眠对精神的恢复是非常重要的，保证充足睡眠，以恢复精气神，对痰湿体质的您来讲，很有益处。

睡眠时间如下安排：

建议睡觉的时间为：晚上 10：00 ～ 10：30 入睡，早晨 6：30 ～ 7：00 起床。午睡大概 30 ～ 40 分钟。

庚子年春季睡眠不佳者，也可以用陈醋 1 勺，生姜 10 克，麦芽 10 克，面条少量，加适量清水熬汤，晚餐后 1 小时喝约 100mL 汤（无须吃渣）。

▶ **特殊症状须知**

庚子年为金气太过之年，对湿热质的人，在上半年容易因为气候偏寒引起热毒内结。因此，要多关注鼻咽、肺脏、胃肠、关节的状况，注意补充津液。

【春分之前（2 月 4 日～ 3 月 21 日）】

对您来讲，这段时间容易出现心烦、咽干、胸闷、咳嗽、肝区不适、尿黄等外寒内热表现。除了注意保暖，也要避免进食辛辣食物。一旦出现上述不适症状，可以饮用"调症篇"的调和饮。

【春分之时（3 月 20 日～ 4 月 3 日）】

对您来讲，这段时间容易因为天气转温，气血外行，而出现胃肠疾病。因此，建议饮食不宜太饱，每餐种类不宜太多。一旦出现上述不适，可以饮用"调症篇"的安中饮。

【春分之后（4 月 4 日～ 5 月 4 日）】

对您来讲，这段时间由于气候影响，可能出现呼吸道或者关节疾病，症状反复出现。因此，要根据天气变化及时增减衣服，同时可以增加每日活动时间，以促进身体气血流通。一旦出现上述不适，仍可以饮用"调症篇"的调和饮。

中医健康调养咨询方案（调症篇）

【春季调和饮】

材料：紫菀 5 克，北杏仁 10 克，桑寄生 5 克，黄芪 10 克。

做法：煮水 20 分钟，代茶喝。

功效：调和脾肺。

【春季安中饮】

材料：海螵蛸 5 克，乌梅 5 克，炒神曲 5 克，麦芽 5 克。

做法：煮水 20 分钟，代茶喝。

功效：安中调胃。

后 记

疫苗接种、母婴传播阻断、抗病毒药物的应用，使慢性病毒性肝病的治疗获得了巨大进步。然而，肝病病因的复杂、治疗手段的相对单一、疾病的多系统相关与医学专业的日趋细化，依然是影响肝病疗效和预后的重要因素。人民群众不断提高的健康需求与当前尚未从根本上扭转病情发展之间存在着矛盾。

因此，如何为慢性肝病患者提供全方位、多维度的健康服务，同时对各种危险因素进行积极的预防干预，成为慢性肝病防治的重要课题。慢病管理无疑是解决这个问题的重要手段，而中医药特色与慢病管理的融合则为解决这个问题提供了更完美的方案。

早在 2004 年，广东省中医院肝病科就开始对慢病管理的实施进行探索，并逐步形成了肝病多维立体系列疗法体系之慢病管理系列的雏形。2009 年，在广东省中医院大力推广疾病慢病管理的氛围下，肝病科经过 3 年多时间的文献整理、临床调研等的筹备工作，在 2012 年初成立肝病专科慢病管理中心，中心设立了"慢病门诊""慢病中心医患窗口""话疗室""养生大厅"等配套设施，以及"养生墙""健康宣教栏""养生阁""外治长廊"等宣传板块。

如今，肝病专科慢病管理中心为超过 2 万名患者建立了个人档案，建立了有近 6000 例患者的长期随访队列；参与了国家"十二五""十三五"科技重大专项等 10 余个科研项目；每年有超过 3000 名患者前来完善健康调养方案，每月随访患者近 500 人次。此外，为了缓解肝病患者这一特殊群体所承受的对疾病的长期恐惧、忧虑等心理压力，引导他们走向积极健康的人生之旅，肝病专科慢病管理中心在 2012 年建立了蒲公英健康学校，坚持风雨无阻地举办健康养生讲座，传播健康理念、健康知识。如今，蒲公英学校课程已举办了近 200 期，深受患者朋友们的喜爱，受益人数达上万人，并培养了多名"内行"患者。2015 年，肝病专科的慢病管理经验——"药膳治疗各种慢性肝病方案"被纳入"广东省适宜技术推广项目"，并编入教材，通过讲座、问答交流等形式，向县级以上医疗机构、乡镇卫生院、村卫生室和社区卫生服务中心、社区卫生服务站的中医（中西医结合）人员，以及从事肝病治疗的中医药技术人员、从事药膳食疗工作及相关工作的人员进行推广，反响热烈，取得良好的效果。

本书的编者均为肝病专科慢病管理中心团队的成员。在近十年的中医特色慢病管理实践中，团队成员深深体会到，中医学提倡的个体化、整体观、治未病等理念，有着先天的优势。中医药介入慢病管理，可深入"全生命周期"和"全疾病过程"，具有明显的全程管理优势。通过慢性肝病中医特色慢病管理门诊，可以提高患者的配合度及临床疗效，还能够有效管理和规范患者的随访与治疗，提高患者的依从性，降低失访率。此外，还可开展更多的中医慢病管理的队列研究，更有助于推动与完善中医特色慢病管理在肝病中的应用。

当然，我们也深刻认识到，目前慢病的状况仍然严峻，且随着社会的发展，其对患者的影响不再局限于对患者的身体器官、组织功能的危害，同时也严重影响患者的生活能力、工作能力和社会、心理行为。放眼未来，慢病管理是一项长期事业。中医慢病管理领域需要同时具备较高的临床技能和中医药文化素养的综合型人才，但当前医疗行业慢病管理建设热衷于追求技术化保障、安全化保障、标准化保障、制度化保障、共享化保障等行为，如强调利用信息化手段和智能化工具实现慢病风险评估、追求可穿戴设备和智慧健康线上服务，或者强调大数据分析技术实现慢病风险评估、慢病高危筛查、精准健康管理、个性诊疗方案、管理效果评估应用服务等，无疑更削弱了慢病管理人才的培养这一关键环节，而后者才是慢病管理事业的"中流砥柱"。

因此，我们在实践肝病多维立体系列疗法体系之慢病管理系列的过程中，将点点体会进行总结和反思，集腋成裘，形成本书。一则希望能为慢病管理后备军的形成贡献一点心力；二则希望能抛砖引玉，使同行"互美"，得天下大美。

在实践肝病多维立体系列疗法体系之慢病管理系列的过程中，我们也得到了各地同仁的大力支持，尤其是在国家"十三五"科技重大专项课题——中医阻断慢性乙型肝炎轻症肝纤维化的特色慢病管理研究等相关工作中，全国共计 10 余个研究中心给予了我们大力支持，这些兄弟单位分别是：广西中医药大学第一附属医院、重庆市中医院、广州市第八人民医院、首都医科大学附属地坛医院、佛山市中医院、陕西省中医医院、西南医科大学附属中医医院、上海市中医医院、西安市中医医院、天津中医药大学第一附属医院等。在此，对他们的实践与付出表示感谢！此外，除了编委会成员的辛勤付出外，本科室的其他同事也做了大量工作，蒋俊民、吴树铎、陈洁真、陈惠军、黎英贤、徐婵媛、张秀娟、梁宏才、曹敏玲、欧金龙、吴晓菊、韩梦玲、杨小丽、陈沿任、石美凤、林明等，在临床实践中积极推动中医特色慢病管理的应用；袁美玲、黄彦、张焕娟、邝彩梅等，在中医特色慢病管理的建档、评估、随访等工作中做了大量工作。在此，也一并向他们表示衷心的感谢！

本书的完成，得益于广东省中医院领导及医院宣传部的大力支持，同时也有赖于许多同仁的认可、支持与帮助。在此，我们向医院领导、医院宣传部及各位同仁致以最诚挚的感谢！